건강한 식생활

건강한 식생활

초판 인쇄 2011년 1월 28일 | **초판 발행** 2011년 2월 18일

지은이 정효숙 · 강옥주
펴낸이 박재규 | **펴낸곳** 경남대학교 출판부

주소 경남 창원시 마산합포구 월영동 449 | **전화** 055-249-2075
팩스 0505-999-2115 | **전자우편** ko10@kyungnam.ac.kr

ISBN 978-89-8421-330-2-03570

HEALTHY DIETARY

健强食 건강한 식생활

정효숙 · 강옥주 지음

경남대학교 출판부

머리말

경제력의 향상으로 식생활의 질과 보건 수준이 높아짐에 따라 우리나라 국민의 평균수명이 80세 이상으로 연장되었다. 건강에 대한 사람들의 관심은 어느 때보다 커지고 있으며 누구나 노화를 지연시키면서 건강하게 오래 살 수 있기를 바라고 있다. 또한 질병의 발생 후 치료보다 예방의 중요성이 더욱 강조되고 있다.

인간의 생명유지와 성장, 그리고 건강을 위하여 가장 중요한 것은 식생활이다. 식생활은 개인의 영양상태를 좌우할 뿐만 아니라 질병의 발생과 그 패턴에도 영향을 미친다.

우리 인체의 생리구조, 영양소의 체내기능과 필요량, 출생에서 노인에 이르기까지의 각 주기별 생리적 특징과 영양 소요량 등에 대해 충분한 지식을 가지고 관리하는 건전한 식생활은 건강을 지켜주고 질병의 예방과 회복에 도움을 준다. 반면 안이하게 생각하고 행하는 식생활은 지나친 열량섭취나 영양의 불균형을 초래하기 쉬우며 건강을 해치고 때로는 질병의 원인이 되기도 한다.

특히 점차 풍족해지고 서구화되고 있는 현대의 식생활은 비만, 당뇨병, 동맥경화 등 만성 성인질환을 유발하는 원인이 되고 있다. 약물요법으로 단기간에 치료되기 어려운 이러한 만성 성인질환의 예방과 치료에 있어 식사관리의 중요성은 매우 크다.

이 책은 식품영양학을 전공하지 않는 학생들이 영양에 대한 기초지식을 가지고 건전한 식생활관리를 할 수 있도록 하기 위한 교양교재로 쓰여 졌다. 식생활의 중요성, 영양소의 종류와 기능, 한국인의 영양섭취기준, 신체 변화에 따른 영양요구량을 알고 실제의 식생활에 활용하여 올바른 식생활 관리를 할 수 있도록 하였다. 또한 비만, 암, 당뇨병 등의 여러 질환과 식생활의 관련성을 파악하고 이들 질환의 예방과 치료에 이용할 수 있도록 하여 건강한 식생활 관리에 실제적인 도움이 되도록 하였다. 끝으로 환경오염과 더불어 증가하는 식품오염에 대한 정확한 지식을 제공하여 식생활의 안전성을 도모하고 미래의 식생활에 대해 보다 넓게 이해하고 참고할 수 있도록 하는 내용을 담았다.

이 책의 여러 내용들은 아직 미비한 점이 많지만 교양과목을 이수하는 여러 대학생들과 이 분야에 관심을 가지고 있는 많은 분들에게 좋은 참고 자료가 되기를 바라는 마음이다.

이 책을 발간하기까지 애써주신 경남대학교 출판부 관계자 여러분에게 진심으로 감사를 드린다.

2011년 2월

정효숙 · 강옥주

차례

H E A L T H Y   D I E T A R Y

健强食

제1장

식생활과 건강

건강은 생명을 유지하고 성장을 이루기 위한 기본 요소인 동시에, 삶을 가치 있게 영위할 수 있게 하는데 가장 중요한 요소이다. 세계보건기구에서는 "건강이란 신체적, 정신적 그리고 사회적으로 완전하게 양호한 상태이며, 단지 질병이 없거나 허약하지 않다는 것만은 아니다"라고 정의하였다.

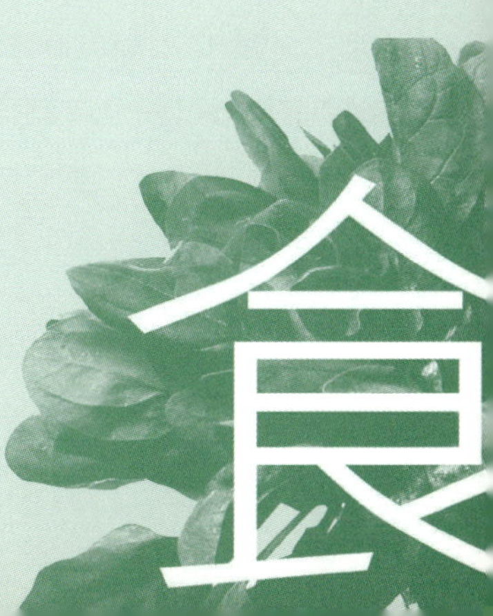

제1장 식생활과 건강

1. 식품의 중요성

1.1 식품은 왜 중요한가?

인간은 식품섭취를 통하여 영양을 공급받고 생명을 유지하게 되므로 인간에게 있어서 식품의 섭취는 생명과 건강을 유지해 주는 필수 요건이라 할 수 있다. 따라서 현명한 식품 선택과 균형 잡힌 식생활은 건강을 유지하는데 매우 중요한 일이며, 잘못된 식품섭취는 오히려 생명과 건강을 위협할 수도 있다.

건강은 생명을 유지하고 성장을 이루기 위한 기본 요소인 동시에, 삶을 가치 있게 영위할 수 있게 하는데 가장 중요한 요소이다. 세계보건기구(WHO)에서는 "건강이란 신체적, 정신적 그리고 사회적으로 완전하게 양호한 상태이며, 단지 질병이 없거나 허약하지 않다는 것만은 아니다(Health is complete state of physical, mental and social well-being and not merely the absence of disease or infirmity)."라고 정의하였다.

인류의 역사는 식량을 찾고 확보하는 식(食)의 역사라 해도 과언이 아닐 만큼 인류의 생존에 먹는 것은 필수적 요소였다. 농경이 발달하고 정착생활을 할 수 있게 되면서 인류생명의 원동력인 식품의 확보가 가능해졌고, 인류의 생활도 발달하기 시작하였다. 이러한 인류의 역사 속에서 식생활도 끊임없이 발전 계승되어 왔다.

오늘날 인구의 폭발적 증가, 사회변화로 인한 생활양상의 변화, 과학기술의 발전에 따른 식품산업의 발달 등으로 우리의 식생활은 매우 다양하고 풍요롭게 발전되고 있다. 식량의 생산에서 유통을 거쳐 우리가 식품을 섭취하는데 이르기까지의 식생활 분야의 다양한 학문이 연구 발전되고 있다. 최근에는 식생활이 인류의 신체적 성장과 건강에 유익함과 동시에 정신적, 정서적 발달에도 영향을 미친다는 견해가 있다. 서양 속담인 "Man is what he eats" 그 사람이 평소에 매일 섭취하는 식품의 종류가 성격이나 지능 등의 정신적 활동에 영향을 미친다는 것이다.

1.2 식품과 영양의 개념

사람은 생활에 필요한 모든 자원을 복잡한 화합물로 몸속에 저장하고 있으며, 이것을 소비하여 생명을 유지하고 있다. 정상적인 생명현상을 유지하기 위해 필요한 물질은 식품을 통하여 외부로부터 얻고 있다. 식품이란 사람에게 필요한 영양소를 한 가지 이상 함유하고 있으면서 인체에 유해하지 않은 것으로 천연식품, 반조리식품, 조리식품 및 가공식품을 총칭하는 말이다. 우리나라 식품위생법에서는 "식품이란 모든 음식물을 말한다."고 정의하고 있으며, FAO/WHO에서는 "인간이 섭취할 수 있도록 완전 가공 또는 일부 가공한 것 또는 가공하지 않아도 먹을 수 있는 것"으로 규정하고 있다.

외부에서 식품을 통하여 인체에 섭취되어 쓰이고 있는 식품성분을 영양소(nutrient)라 하며, 이 영양소들은 우리 몸 안에서 복잡한 변화를 일으켜 우리의 생명현상을 정상적으로 유지시키는 원동력이 된다. 식품을 통하여 섭취한 영양소들은 성장·발육과 같이 우리 몸을 만드는 작용이나 몸을 움직이는데 필요한 에너지 발생과 같은 신진대사(metabolism)에 쓰이게 된다.

인체의 건강을 증진시키고 체력을 강화시키기 위해서는 원활하고 왕성한 체내 신진대사가 필요하며 이를 위해서는 양적으로나 질적으로 잘 배합된 영양소의 섭취가 중요하다. 우리 인체에는 어떠한 영양소가 얼마나 필요한 지를 충분히 파악하고, 그러한 영양소를 함유하고 있는 식품을 얼마나, 어떻게 섭취할 것인가를 결정하여야 한다.

2. 건강한 식생활

2.1 식품이 갖추어야 할 조건

인체는 식품을 통하여 생명을 유지하는데 필요한 영양소를 공급받기 때문에 식품

속에는 반드시 생명현상을 유지하는데 필요한 영양소가 골고루 적당량 함유되어 있어야 한다. 또한 식품은 인체에 유해한 성분을 가지고 있지 않아야 하며, 사람들이 좋아하는 맛을 가지고 있으면서도 쉽게 구할 수 있는 것이어야 한다.

그러나 오랜 세월동안 여러 가지 방법으로 음식물을 섭취해 오는 가운데 식품섭취의 본래 목적을 잊어버리고 각자의 식품기호와 식습관에 따라 습관적으로 식생활을 영위하는 경우가 많다. 좋은 식품이 갖추어야 할 다음과 같은 조건들을 다시 한번 고려해 보아야 할 것이다.

(1) 영양적 가치

사람이 살아가는데 필요한 여러 가지 영양소를 가능한 골고루 많이 함유하여야 하며 이들 영양소는 소화 흡수가 용이하고 체내 이용률이 높은 것이어야 한다.

(2) 경제적 가치

지나치게 가격이 비싸거나 구하기 어려운 것은 식품으로서의 가치가 적다고 할 수 있다. 식품의 생산은 그 지역의 자연 환경과 관련이 있으므로 그 지역에서 많이 생산되어 적당한 가격으로 쉽게 구입하여 이용할 수 있는 것일수록 가치가 있는 것이다. 더불어 보관과 운반이 쉬우며 누구나 쉽게 요리할 수 있는 식품일 경우 더욱 가치가 큰 것이다.

(3) 기호적 가치

영양적 가치가 높은 식품이라도 섭취하는 사람의 기호에 맞지 않아 섭취하지 않게 되면 그 식품은 식품으로서의 가치를 발휘하지 못하게 된다. 식품에 대한 기호는 사람에 따라서 차이가 많고 변화도 심하므로 모든 식품이 많은 사람의 기호를 모두 충족시키기는 어렵다.

식품을 조리함으로써 섭취하는 사람의 기호를 더 충족시키고 식욕을 자극하게 하는 것도 기호적 가치를 높이는 방법 중 하나일 것이다.

(4) 위생적 가치

식품을 섭취했을 때 그 식품으로 인하여 건강상의 해를 입게 되어서는 안 된다.

식품에 본래 함유된 자연적인 독성분은 물론이고 외부로부터 유입된 해로운 미생물, 식품첨가물 등이 없는 위생적인 식품이어야 한다.

2.2 건강한 식생활

인간은 그들이 자주 먹는 음식에 길들여지게 되고, 이것이 그 사람의 식습관을 형성하게 된다. 한 개인의 식습관은 그 나라의 자연환경이나 사회적, 문화적 환경의 영향을 받아서 형성되며 개개인의 식습관이 결국 그 가정이나 사회, 혹은 국가의 독특한 식문화를 형성하는데 기본이 되는 것이다. 오랜 세월에 걸쳐 이루어진 식습관이 양호한 것인가, 혹은 불량한 것인가에 따라 개인의 건강은 물론 가정의 행복, 더 나아가 그 민족의 건강정도가 결정되어지는 것이다. 국민의 건강정도는 국가 전체의 의료비용과도 관련이 있으며 결국 국민의 삶의 질을 결정하는 요인이 되는 것이다.

우리가 매일 섭취하는 식품은 여러 가지 성분으로 이루어져 있고 각각의 성분들이 갖는 기능이 각기 다르며 식품에 따라 구성성분의 종류와 함량에도 차이가 있다. 이들 식품 중에서 무엇을 얼마나 어떻게 섭취하여야 하는가를 결정하는 문제는 매우 복잡하다.

개인의 올바른 식습관의 형성은 바로 그 국민의 건강과 직결되는 문제이므로 건강한 식생활을 위해서는 많은 식품과 그 속의 영양소에 대하여 바르게 이해하는 일이 선행되어야 한다. 식품이 갖는 영양적, 기호적, 생체 조절적 기능에 대하여 바르게 이해하는데서 시작하여 각 식품에 함유되어 있는 영양소의 종류와 양, 이들 영양소의 생리적 기능까지를 파악하는 일이 중요하다.

보건복지부(2002)에서는 우리나라 사람들의 식생활에서 공통적으로 나타나는 잘못된 점을 바로잡고 어느 계층이나 연령층 모두가 건강을 유지할 수 있게 하기 위한 식생활 목표로서 다음과 같은 몇 가지 식생활 방향을 제안하고 있다.

(1) 여러 가지 식품을 골고루 먹자.

(곡류, 채소, 과일류, 어육류, 유제품 등 다양한 식품을 섭취하자.)

인체가 생명을 유지하고 건강한 생활을 영위하기 위해서는 약 40여종의 영양소를 필요로 하므로 이들 영양소를 균형 있게 섭취하여 영양 항상성을 유지해야 한다. 인체에 섭취된 몇몇 영양소는 우리 몸에 저장되었다가 공급이 부족 할 때 이용되기도 하지만 그 양은 대부분 단기간 활용을 위한 정도이고 지속적이지 못하다. 그러므로 우리는 모든 영양소의 적정량을 매일 매일 공급받아야만 건강한 신체를 유지 할 수 있다.

우리가 실제로 섭취하는 식품들은 각기 여러 가지 영양소들을 함유하고 있으나 한 가지 식품에 우리 몸이 필요로 하는 모든 영양소를 충분히 다 함유하고 있는 경우는 없다. 예를 들면 쌀이나 밀에는 탄수화물, 단백질, 지방, 비타민, 무기질 등의 모든 영양소가 함유되어 있다. 그 중 탄수화물의 함량은 충분하지만, 다른 영양소는 그 함량이 상대적으로 적어서 이들 곡류만으로는 우리가 필요로 하는 영양소들을 충분히 공급받을 수 없다. 곡류, 채소류, 과일류, 어육류, 유제품 등의 식품을 다양하게 배합하여 섭취함으로써 개별 식품에서 부족한 영양소를 서로 보완 공급할 수 있는 것이다.

각각의 식품마다 함유되어 있는 영양소의 종류와 양이 다르므로 매일 섭취하는 식품으로부터 각 영양소의 섭취량을 계산하여 이를 인체의 필요량과 맞추기는 어렵다. 그러므로 영양소의 조성이 비슷한 식품들을 하나의 식품군으로 묶어서 각 식품군에 속한 식품들을 골고루 섭취하면 대체로 필요한 영양소를 얻을 수 있도록 하였다.

식품구성자전거는 영양소의 조성이 비슷한 식품들을 6개 식품군으로 묶고, 자전거 바퀴의 면적을 각 식품군의 권장 섭취 횟수와 분량에 비례하도록 분할하여 배치함으로써 일반인들이 보다 쉽게 활용할 수 있도록 한 그림이다. 그러나 같은 군에 속해 있는 식품들 사이에도 영양소 조성에는 서로 차이가 있으므로 영양소의 균형을 이루려면 여러 가지 식품을 골고루 섭취해야 한다. 이는 과식을 의미하는 것이 아니라 한 끼의 식사로 정해진 적정량을 섭취하는데 있어서 가능한 음식의 가짓수를 늘려서 섭취하라는 의미이다. 이 방법은 자칫 낭비를 초래할 수도 있으므로 평소의 일상식에서 매끼의 음식 가짓수를 3~5가지로 하고, 매끼마다 각 식품군에서 식품을 다양하게 선택하여 균형 있는 영양소의 섭취와 식단의 변화를 꾀하도록 하는 방법이 좋다.

(2) 정상 체중을 유지하도록 활동량은 많게 하고, 음식은 알맞게 먹자.

경제 수준의 향상과 식생활의 서구화로 체중이 증가하는 사람들이 많아지면서 성인병의 발병률이 높아지고 이로 인한 사망률이 증가되는 추세이다. 특히 비만은 각종 성인병의 원인이 되므로 섭취 열량과 소비 열량의 균형을 맞추어 정상 체중을 유지하는 일이 매우 중요하다. 체중이 증가하면 에너지 섭취량을 줄이고 일상생활 중의 활동량을 늘려 에너지 대사의 균형을 유지해야 한다. 그러나 정상 체중 이하로 체중을 줄이는 것은 건강을 해칠 우려가 있으므로 조심하여야 한다.

정상체중을 유지하기 위해서는 다음 사항에 유의하도록 한다.

- 에너지 함량만 특히 높은 당류 식품(사탕, 초콜릿, 설탕 등)이나 지방 식품(땅콩류, 유지류, 튀긴 음식, 지방질이 많은 육류) 등을 절제한다.
- 제한된 음주로 알코올에 의한 에너지 섭취를 줄인다.(알코올 섭취를 1일 14g 이하로 제한한다.)
- 에너지는 낮으면서 만복감을 쉽게 주는 다양한 채소나 과일의 섭취를 늘려서 비타민, 무기질의 섭취와 함께 섬유질을 공급 받도록 한다.
- 에너지 섭취를 줄일 때도 각 식품군을 균형 있게 섭취하여야 한다. 규칙적인 식사, 적당한 식사량, 충분한 식사시간 등으로 좋은 식습관을 형성하도록 하여 체내의 지방축적을 줄이도록 한다.
- 일상생활에서 걷기, 조깅, 등산과 같은 적당한 운동을 하여 에너지 소비를 증진시키고 동시에 생활에 활력을 주도록 한다.

(3) 짠 음식을 피하고 싱겁게 먹자.

한국인은 오랫동안 곡류를 과잉으로 섭취하는 식생활을 영위해 오면서 매우 짜게 먹는 식습관을 형성해 왔다. 식염의 구성분인 나트륨(Na)은 체내 대사에 꼭 필요한 무기질이지만 과잉으로 섭취하면 고혈압의 발생 빈도를 높이고 고혈압으로 인한 다른 합병증도 유발시킬 수 있는 물질이다.

우리나라 사람의 1일 평균 식염 섭취량은 20g을 넘어 우리 몸이 필요로 하는 생물학적 요구량의 무려 40배에 달하고 있으며, 이는 세계 어느 나라보다도 높은 섭취량이다. 국민 전체의 짜게 먹는 식습관을 고쳐서 소금의 섭취량을 1일 5g 이하로 줄이도록 하여야 한다. 나트륨 섭취를 줄이는 것만으로도 고혈압의 예방과 치료에 크게 도움을 주게 될 것이다. 짜게 먹는 식습관은 후천적으로 형성되는 것이므로 유아기 때부터 짜게 먹는 식습관을 갖지 않도록 하는 가족들의 노력이 필요하다. 모든 식생활을 가능하면 가정 중심으로 영위하면서 직접 싱겁게 양념하여 조리하는 것이 바람직하며, 특히 우리 식생활에서 가장 많이 쓰이는 간장, 고추장, 된장 등의 사용량을 조정하고, 젓갈류와 같이 식염을 이용한 가공 식품이나 화학조미료의 사용을 제한해야 한다.

(4) 식생활은 위생적으로, 음식은 필요한 만큼 준비하자.

건강한 식생활이란 바로 위생적인 식생활을 의미한다고 해도 과언이 아닐 것이다. 비위생적인 음식물 섭취로 인한 피해를 줄이기 위해서는 식품을 구입 시부터 올바르게 선택하고 적합한 조리방법과 취급방법을 사용하여 미생물의 증식조건을 억제하여 위생적인 식생활이 되도록 해야 한다.

- 위생적인 식품을 구입한다.

우리가 매일 구입하여 사용하는 다양한 식품들에 대하여 각 식품의 현재의 상태뿐만 아니라 그 식품의 생산과정, 유통과정, 판매상태 등을 상세히 살펴볼 필요가 있다. 국내의 각지에서 생산되는 식품뿐 아니라 세계 각지에서 수입되는 식품들의 성분이나 위생조건들 중에는 실제 우리의 식생활에 상당히 위협적인 요소들이 많이 있을 수 있기 때문이다.

식품의 생산지, 가공방법, 첨가물, 포장상태, 유통과정, 판매장소의 시설 등에 대하여 여러 각도에서 그 식품의 위생상태를 충분히 점검한 후 구입하는 일은 매우 중요하다.

- 식품을 위생적으로 처리하고 저장한다.

구입한 식품은 각 식품의 특성에 맞는 방법으로 위생적으로 처리되어야 한다. 식품이 자연적으로 가지고 있는 독성분이나 생산, 유통과정에서 발생한 위해요소가 완전히 제거될 수 있는 방법으로 처리되고 조리되어야 한다. 식품은 가족 수에 알맞게 적당량씩 구입하여 빨리 소비하는 것이 가장 좋은 방법이지만 부득이 식품 자체로, 또는 음식물로 만들어 저장해야 할 경우에는 각 식품이 가지고 있는 영양소나 맛에 변화가 적은 방법으로 저장하여야 한다.

식품의 품질과 안전성을 유지하기 위하여 많이 사용되고 있는 냉장저장법은 식품의 향미 유지, 과일과 채소 등의 신선도 유지, 폐기율의 감소, 영양소 손실 방지 등 여러 가지 이점을 가지고 있다. 그러나 냉장고에 저장한 음식이라도 일정기간이 지나면 변질되기 시작하여 위험도가 증가하므로 가능한 빨리 이용하여야 한다. 장기간 저장하기 위한 방법으로 냉동저장의 사용이 증가하고 있지만 해동 후 품질 변화가 초래될 수 있으므로 식품에 따라 적절한 주의가 요구된다.

- 식품 관리자는 철저한 위생관념을 가져야 한다.

식품을 다루는 사람은 건강해야 하고, 항상 청결을 유지하여야 하며, 특히 호흡기나 피부에 질환이 있을 때나 전염병이 있을 때는 식품을 다루지 않도록 해야 한다. 식품의 구입, 조리, 뒷정리까지의 모든 과정이 위생적으로 처리되도록 하고, 식품의 저장에도 관심을 가져야 하며 주방설비나 도마, 식기 등의 청결을 위해서도 노력하여야 한다.

손 씻기를 생활화하고 특히 애완동물을 기를 때는 주방의 위생에 더욱 유의하여야 한다.

- 식품의 낭비를 줄여야 한다.

식품의 낭비를 줄이기 위해서는 식생활을 계획성 있게 영위해야 한다. 식품을 구입할 때는 가족의 식품 필요량을 정한 뒤 구입할 식품의 종류와 양에 대한 목록을 만들고 그에 따라 식품을 계획적으로 구입하도록 한다. 신선도, 위생상태, 가격 등에 유의해서 식품을 선택하고, 가공식품은 품질 내용 표시와 유통기간 등을 잘 살펴야 하며 구입한 식품은 식품의 폐기량이 최소화 되도록 보관하여야 한다.

음식의 종류와 양은 가족들이 먹을 수 있을 만큼으로 조절하여 준비하도록 하고, 식사 시 개인접시를 사용하여 각자 자기 분량만큼씩 덜어서 먹는 식습관을 갖는다면 식품의 낭비를 줄이고 음식물 쓰레기도 줄일 수 있다.

음식물 쓰레기의 발생량이 세계 어느 나라보다 많이 발생하고 있다는 것은 우리나라 식생활에서 가장 큰 문제점 중의 하나로 지적되고 있다. 음식물 쓰레기는 식량낭비라는 경제적 손실의 측면과 환경오염이라는 두 가지 측면의 심각한 문제를 내포하고 있다. 낭비되는 식품비에 쓰레기 처리 비용까지를 더한 경제적 손실은 해마다 증가하고 있으며, 우리의 기본적 생존권이라고 할 수 있는 생활환경에 대한 위협도 점점 심해지고 있는 실정이다. 음식유형에 맞게 반찬 가짓수를 적절하게 조정하여 마련하고, 먹고 남기지 않을 만큼의 음식을 개인별로 가급적 소형 그릇에 담아 제공하고, 모자라면 추가로 더 덜어 먹도록 하는 것이 자원의 낭비를 줄이고 환경보존에 기여하는 길이라 하겠다.

(5) 식사는 규칙적으로 즐겁게 하고 아침을 꼭 먹자.

한 두 가지의 영양소가 편중되어 있는 음식물을 다량 섭취하는 일이 없도록 하고, 식사의 질과 양, 활동량과 운동량을 조절함으로써 건강을 유지하여야 한다. 식사, 배설, 수면을 규칙적으로 취하여 일상생활과 식생활에 있어서의 항상성을 유지해야 한다. 원만한 식생활은 일상생활의 성취감에 중요한 영향을 미치므로 규칙적인 식사, 균형 잡힌 식사, 유쾌한 식사가 되도록 노력해야 한다.

여러 가지 식품을 다양하게 선택하여 영양 손실을 줄이고, 소화율을 높이면서 가족의 기호를 만족시킬 수 있는 방법으로 조리하는 일이 중요하다. 가족들이 한자리에 모여 정성껏 만든 음식을 즐겁게 먹을 때 가정 내에는 사랑과 존경이 넘치고, 식사 시간은 하루 생활을 즐겁게 만드는 원동력이 될 수 있고, 더 나아가 밝은 사회의 기초가 될 것이다.

사람의 뇌는 중추신경을 통하여 직접적으로 에너지를 공급받게 되며 에너지를 축적해 두지는 않는다. 낮에 두뇌활동을 원활하게 하기 위해서는 밤 동안 소비된 에너지를 보충해 주어야 하며 이를 위해서는 반드시 아침을 먹어야 한다. 바쁜 현대인들이 아침식사를 소홀하게 되면 두뇌가 활발하게 활동하여야 하는 오전시간 동안의 원활한 두뇌 활동을 기대하기 어려워진다.

핵가족화, 맞벌이 가정의 증가, 도시의 주거문제 등으로 인하여 청소년과 직장인들의 아침결식 비율이 높아지고 있으며, 이는 청소년들의 학력 저하나 생산현장의 생산성 저하로도 이어질 수 있는 문제이다.

(6) 술, 담배, 카페인 음료 등을 절제하자

알코올 음료는 다른 영양소는 거의 가지지 않고 에너지를 생성할 뿐이다. 오히려 다른 몇 가지 필수 영양소의 흡수를 방해하고 식욕을 감퇴시키기도 하므로 알코올 음료를 많이 섭취하면 비타민, 무기질 등의 결핍 증상을 보이기 쉽다. 만성적 과음자는 간경변이나 지방간 등의 간장질환의 발생 위험이 높으며, 임신 중에 알코올을 섭취하면 기형아 출산의 확률도 높아진다.

흡연은 폐포대식세포에 과산화수소의 발생을 증가시켜 폐기종을 유발시키기 쉽다. 담배 중의 니코틴은 아주 적은 양으로도 중추 및 말초신경을 흥분시키고 혈관을 수축시켜 혈압상승의 원인이 되는 물질이다. 또한 혈중의 HDL-콜레스테롤 농도를 저하시켜 동맥벽에 콜레스테롤의 침착을 촉진시키고 혈전을 쉽게 일으키게 함으로서 동맥경화나 심근경색을 촉진시키는 인자가 된다. 흡연 시 연기에 섞여 나오는 일산화탄소는 적혈구내의 헤모글로빈과 쉽게 결합하여 CO-헤모글로빈(HbCO)을 형성함으로써 혈액의 산소와 탄산가스 운반 능력을 저하시킨다.

커피, 홍차, 초콜릿, 콜라 등에 많이 함유되어 있는 카페인은 중추신경 자극, 이뇨촉진, 혈압상승, 철분 흡수방해, 불면증 유발 등의 부작용을 초래할 수 있는 물질이므로 과량 섭취는 피하여야 한다.

(7) 밥을 주식으로 하는 우리 식생활을 즐기자.

우리나라는 신석기 시대부터 벼농사를 짓기 시작하여 오늘날까지 벼농사 국가로 이어져 오면서 곡류가 우리의 주식으로 자리 잡게 되었다. 곡류는 탄수화물을 주성분으로 하며 쉽게 에너지를 공급하는 식품으로써 우리 식생활의 중심적 식품이었다.

현대에 와서 국민들의 경제적 수준이 높아지고 육식의 비율이 높아져 식생활의 서구화 경향이 커지면서 동물성 식품의 섭취가 증가하고 있다. 충분한 필수아미노산 공급을 위해서는 양질의 동물성 단백질 섭취가 필요하다는 인식이 높아지면서 동물성 식품의 선호도와 섭취비율은 점점 많아지고 있지만 상대적으로 곡류의 섭취량은 감소하고 있는 실정이다.

동물성 식품의 섭취량 증가는 다량의 동물성 지방의 공급을 수반함으로써 심장병, 비만, 고혈압 등의 여러 질환의 원인이 되고 있다. 특히 오랜 세월 동안 곡류를 주식으로 하는 식생활에 적합하게 만들어진 한국인의 생체 구조는 식이섬유소를 함유하고 있지 않은 동물성 식품의 폐해를 더 많이 받게 되는 것이다. 동물성 식품을 지나치게 많이 섭취하는 일을 지양하고 곡류 섭취와의 균형을 유지하게 함으로써 이러한 부작용을 줄여야 할 것이다.

우리 지역에서 생산되는 우리 식품을 위주로 하는 식생활이 장기적으로 우리에게 가장 좋은 식생활이라는 인식을 갖는 것이 중요하다.

HEALTHY DIETARY

健强食

제2장

식품 중의 필수 영양성분

우리가 먹는 식품 성분 중에서는 물의 함량이 가장 많다. 물을 제외한 식품의 고형 성분은 탄수화물, 단백질, 지방, 미량의 비타민과 무기질로 이루어져 있다. 그 외에 영양적으로 중요한 성분으로 식이섬유소와 피토케미컬 성분을 들 수 있다.

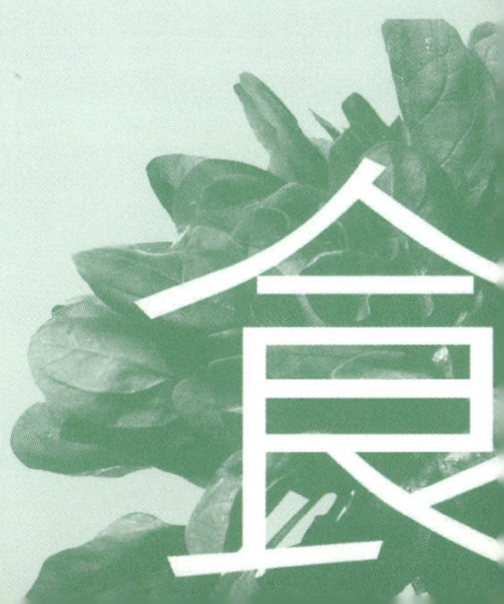

제2장 식품 중의 필수 영양성분

우리가 먹는 식품 성분 중에서는 물의 함량이 가장 많다. 물을 제외한 식품의 고형 성분은 탄수화물, 단백질, 지방, 미량의 비타민과 무기질로 이루어져 있다. 그 외에 영양적으로 중요한 성분으로 식이섬유소와 피토케미컬 성분을 들 수 있다.

동물이나 인체의 구성성분도 우리가 먹는 식품들과 거의 유사한 성분으로 되어 있다. 건강한 성인의 몸은 70% 정도의 물로 되어 있고 나머지가 지방, 단백질, 탄수화물, 무기질 등으로 되어 있다. 이러한 성분들이 바로 식품의 구성성분이자 인간이 섭취해야 할 영양소인 것이다.

탄수화물, 단백질, 지방의 3대 영양소는 우리 몸에 에너지를 공급하며 활동력을 제공한다. 단백질, 무기질, 물은 신체를 구성하며, 비타민과 무기질은 생체의 기능을 조절하는 역할을 한다.

표 2-1-1 여섯 가지 식품군에 함유된 주요 영양소 및 식품의 종류

식 품 군	주요 영양소	식품 종류
Ⅰ. 곡류	탄수화물	곡류, 면류, 떡류, 빵류, 시리얼류 감자류, 밤, 과자류
Ⅱ. 고기, 생선, 계란, 콩류	단백질, 비타민, 무기질	육류, 어패류, 난류, 콩류, 견과류
Ⅲ. 채소류	비타민, 무기질	채소류, 해조류, 버섯류
Ⅳ. 과일류	비타민, 무기질	과일류
Ⅴ. 우유 및 유제품류	칼슘, 단백질, 비타민 B_2	우유, 유제품
Ⅵ. 유지, 당류	지방, 탄수화물	유지류, 당류

1. 탄수화물(carbohydrate)

탄수화물(carbohydrate)은 주로 식물체에 존재하는 엽록소(chlorophyll)에서 공기 중의 이산화탄소(CO_2)와 토양 중의 물(H_2O) 그리고 태양 에너지의 광합성 작용(photosynthesis)에 의해 합성된다. 탄수화물은 당질(glucide)이라고도 부르며, 탄소(C), 수소(H), 산소(O)로 구성되어 있고, 그 일반식은 $Cn(H_2O)n$이다. 탄수화물은 지구상에 가장 많이 존재하는 유기물로 모든 동물의 주요 에너지원이며, 동물체 내에서는 에너지의 저장형태로 함유되어 있다.

식품 중에서는 포도당, 설탕, 전분 등 여러 가지 형태로 함유되어 있다. 곡류, 서류 중의 당질은 주로 전분의 형태로 존재하며, 바나나, 사탕수수와 같은 식품 속에서는 당분의 형태로 존재한다. 이렇게 태양으로부터 온 강력한 에너지가 당질이라는 영양소의 형태로 식물체 속에 저장되어 있다가 이것을 우리가 섭취하면 우리 몸속에서 일련의 화학반응을 거쳐 완전히 분해되면서 에너지를 방출하게 된다. 그러므로 당질에는 잠재 에너지가 들어 있는 것이다.

1.1 탄수화물의 분류

탄수화물은 가수분해에 의해 생성되는 당의 분자수에 따라 단당류(monosaccharide), 소당류(oligosaccharide), 다당류(polysaccharide)로 분류한다.

(1) 단당류(Monosaccharide)

단당류는 탄수화물이 분해되어 더 이상 가수분해 되지 않는 당을 말하며, 모든 탄수화물은 단당류까지 분해되어 소화 흡수된다. 단당류는 탄소수가 3개에서 7개인 것까지 있으며, 이 중 가장 간단한 것은 탄소 3개인 3탄당(triose)이나, 식품 중에는 그리 흔하지 않다. 동식물 식품에 주로 많이 함유되어 있는 것은 5탄당(pentose)이나 6탄당(hexose)이며 영양상으로도 이들이 가장 중요하다.

식품 중의 대표적인 단당류로는 포도당(glucose), 과당(fructose), 갈락토오스(galactose), 만노오스(mannose)가 있다.

포도당(glucose)은 영양적으로 가장 중요한 단당류로서 자연계에 널리 존재한다. 특히 과일, 벌꿀 등에 많고, 사람의 혈액에도 약 0.1% 정도 혈당(blood glucose)으로 함유되어 있다. 포도당은 우리 몸 안에서 우선적으로 에너지를 생성하는데 사용되고, 남은 것은 근육이나 간에 글리코겐(glycogen)의 형태로 저장되거나 에너지로 저장되기 위하여 지방으로 전환된다.

과당(fructose)은 천연 당류 중 가장 단맛이 큰 단당류로서 과일, 벌꿀 등에 유리형태로 많이 함유되어 있다. 결합상태로는 포도당과 결합한 설탕(sucrose)이나 inulin 등에 들어 있다.

갈락토오스는 유리상태로는 거의 존재하지 않고 포도당과 결합된 젖당(lactose)의 형태로 포유동물의 유즙에 존재한다. 동물조직 중에는 당단백질과 당지질인 cerebroside, ganglioside 등의 구성분으로서 뇌, 신경조직 중에 많이 함유되어 있다. 한천 등의 해조류에 중합체로도 존재한다. 만노오스(mannose)는 당밀에 많이 존재한다. 과당과 갈락토오스는 인체 내에서 쉽게 포도당으로 전환될 수 있다.

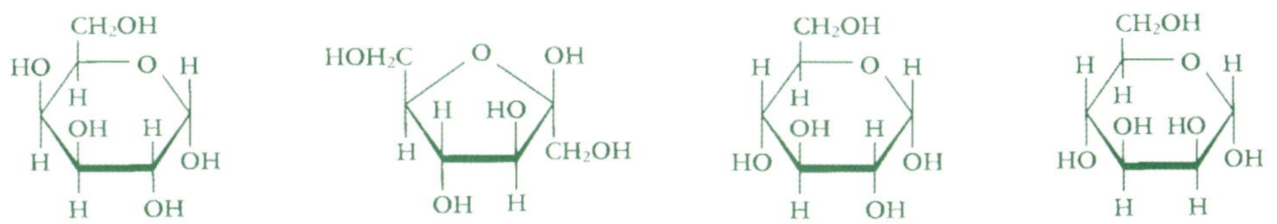

α -D-포도당 α -D-프락토오스 α -D-갈락토오스 α -D-만노오스

▌그림 2-1-1▐ 단당류의 구조

(2) 이당류(Disaccharide)

이당류는 단당류 2분자가 결합된 것으로 자당(sucrose), 맥아당(maltose) 및 젖당(lactose) 등이 이에 속한다.

자당(sucrose)은 설탕이라고도 하며 식물계에 널리 분포되어 있고 특히 사탕수수와 사탕무에 많이 들어 있으며 조리, 가공 시 감미료로 주로 사용되고 있다. 감미가 안정되어 있어 설탕의 감미도를 100으로 하여 감미도의 표준으로 삼는다. 자당은 포도당과 과당이 각각 1분자씩 모여서 만들어진 이당류로 묽은 산 또는 효소(invertase, sucrase)의 작용에 의해 쉽게 가수분해 되어 포도당과 과당의 등량혼합물인 전화당(invert sugar)

이 된다. 전화당은 벌꿀에 많이 들어 있으며 설탕보다 감미가 강하다.

맥아당(maltose)은 2분자의 포도당으로 구성된 것으로 엿기름과 물엿에 많이 함유되어 있으며 주로 고분자 다당류인 전분이 분해될 때 생성된다. 맥아당은 산 또는 가수분해 효소(amylase)에 의해서 두 분자의 포도당으로 분해된다. 소화관 내에서도 포도당으로 분해되기 쉬우므로 소화흡수가 잘 된다. 감미도가 60정도이므로 의약용이나 감미료로 쓰인다.

젖당(lactose)은 포도당 1분자와 갈락토오스 1분자가 결합된 이당류이며, 소화되면 포도당과 갈락토오스로 분해된다. 식물계에서는 발견되지 않고 주로 포유동물의 유즙 중에 존재하므로 젖당이라고 한다. 우유에 3~4%, 모유에 5~8% 함유되어 있으며 냉수에는 녹지 않고 감미도는 27 정도로 별로 달지 않다. 젖당의 분해 산물인 갈락토오스는 어린이의 뇌신경 발육에 도움을 주므로 성장기 아동에게 아주 중요한 영양소이다. 식품 내에 젖당이 존재하면 유산균의 발육이 촉진되어 유해세균의 발육이 억제되므로 정장의 효과가 있다.

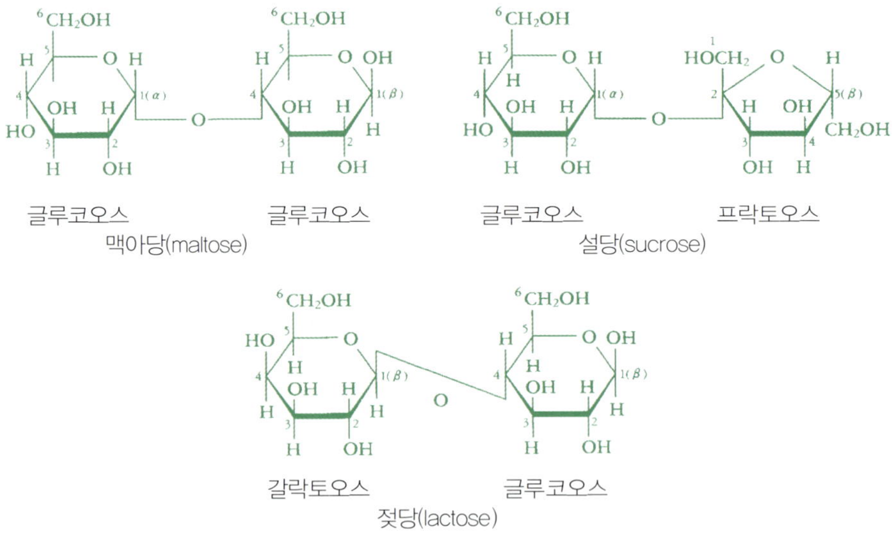

그림 2-1-2 이당류의 구조

(3) 올리고당(Oligosaccharide)

단당류가 3개에서 10개 정도까지 모여 만들어진 소당류를 올리고당이라 하며 약

500여종이 있다. 식품 중에는 많이 들어있지 않고 탄수화물의 소화과정에서 주로 형성되며, 설탕과 비슷한 단맛과 물성을 가진 저에너지 감미료이다.

자연식품 중의 올리고당은 대부분 사람의 소화효소에 의해 분해되지 않고 대장에 있는 박테리아에 의해 분해된다. 장내에서 칼슘과 마그네슘의 흡수를 촉진하고, 대장에서는 유산균을 활성화 시키고 대장암을 예방하는 등 장의 건강유지에 도움을 준다. 밀, 호밀, 양파 등의 자연식품에 많이 함유되어 있으며, 최근에는 기능성 식품재료로서 유제품, 유아용 식품 등에 많이 이용되고 있다. 종류로는 프락토올리고당, 이소말토올리고당, 갈락토올리고당 등이 있다.

(4) 다당류(Polysaccharide)

다당류는 단당이 수십 개 또는 그 이상 수천 개 축합되어 만들어진 고분자 화합물을 말하며 자연계에 널리 분포되어 있다. 다당류는 일반적으로 물에 용해되지 않고 무미, 무취, 무색이다. 같은 종류의 단당류로만 이루어진 단순다당류(simple polysaccharide)로는 전분(starch), glycogen, cellulose 등이 있고, 다른 종류의 단당류가 혼합되어 이루어진 복합다당류(complex polysaccharide)로는 pectin, chitin 등이 있다. 다당류 중 영양상 가장 중요한 것은 전분이다.

● 전분(starch)

전분은 식물조직에 포도당의 저장형태로 들어 있다. 곡류, 감자류의 주성분으로 우리가 섭취하는 당질의 대부분을 차지하는 것으로 물에 쉽게 녹지 않으며 단맛도 없다. 전분은 수백 개에서 수천 개의 포도당 분자가 모여서 된 것으로(포도당의 α-1,4결합) 구조가 서로 다른 아밀로오스(amylose)와 아밀로펙틴(amylopectin)이 서로 섞여서 micell을 형성하고 있다. 전분 분자 내에서 포도당 분자가 서로 직선으로 연결 배열되어 있는 성분을 아밀로오스(amylose)라 하고, 가지 모양의 연결을 가진 성분을 아밀로펙틴(amylopectin)이라 한다. 이들은 영양학적 기능에서는 동일하나 물리적인 성질이 다르므로 식품 중 이들 함량은 조리, 가공 시 중요한 역할을 한다. 식품 중의 아밀로오스는 겔(gel)을 형성하는 성질이 있으며 아밀로펙틴은 점성이 있고 음식을 걸쭉하게 하는 성질이 있다. 일반적으로 쌀전분은 80%의 amylopectin과 20%의 amylose로 구성되어 있으며, 찹쌀이나 찰옥수수의 전분은 100%의 amylopectin으로 구성되어 있다.

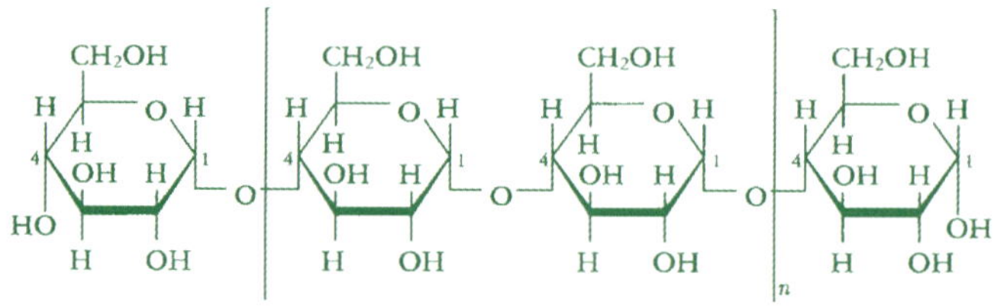

[아밀로오스]

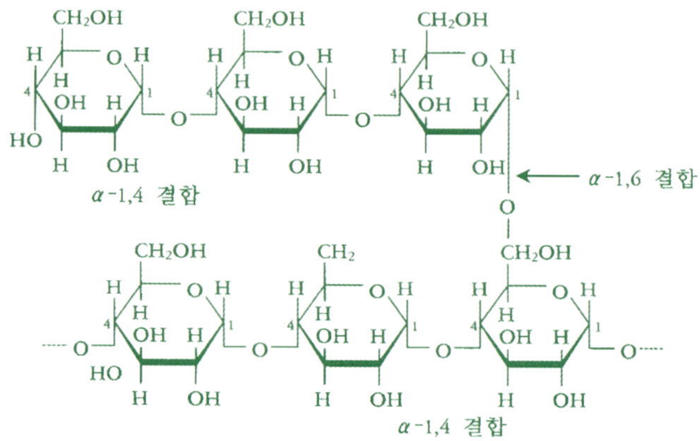

[아밀로펙틴]

▌그림 2-1-3▐ 아밀로오스와 아밀로펙틴의 구조

- 전분의 호화(α화)와 노화(β화)

천연의 전분입자는 amylose와 amylopectin 분자 상호간의 강한 결합력에 의하여 규칙적이고 정확하게 모여진 micell 구조로 되어 있다. 이러한 전분입자를 β-전분(생전분)이라 하며, 익힌전분을 α-전분이라 한다. β-전분에 물을 붓고 가열하면 전분입자가 팽윤하여 micell이 파괴되면서 반투명의 점성이 높은 colloid 상태의 α-전분이 된다. 이 현상을 전분의 호화(gelatinization)라 하며, 호화된 전분은 맛이 좋아지고 소화효소의 작용을 쉽게 받아 소화가 잘 된다.

호화된 α-전분을 상온에서 방치하면 파괴되었던 micell의 일부가 다시 형성되면서 β-전분으로 전환되는데 이러한 현상을 전분의 노화(retrogradation)라 한다. 전분의 노화는 수분함량 30~60%, 온도가 0~4℃일 때 가장 잘 일어난다.

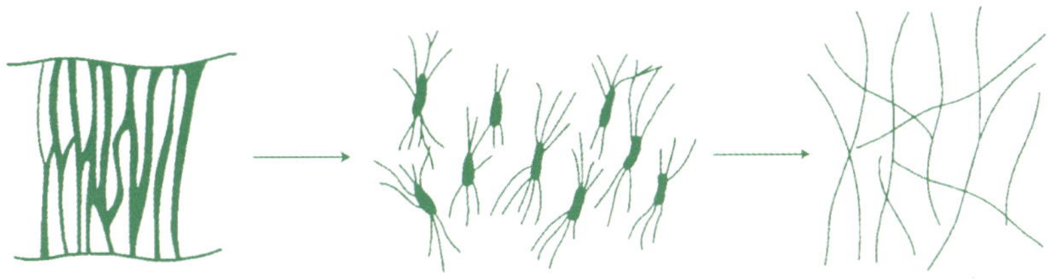

그림 2-1-4 전분의 미셀과 호화

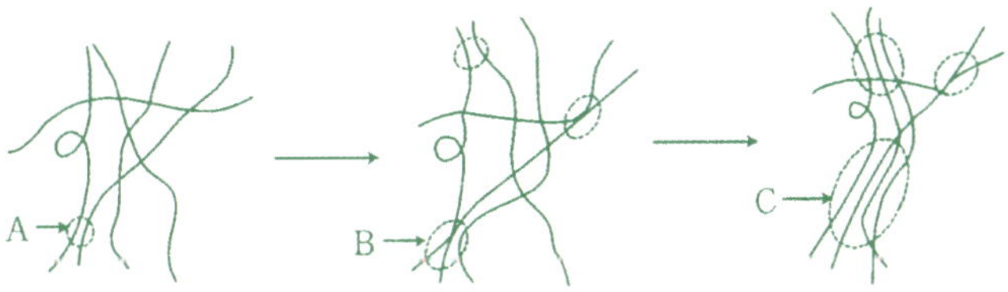

그림 2-1-5 전분의 노화 모형도

- 덱스트린(Dextrin, 호정)

전분을 열, 산, 효소 등으로 분해시키면 맥아당 또는 포도당으로 분해된다. 전분이 가용성전분을 거쳐 맥아당이 되는 중간과정에 생성되는 것이 덱스트린이다. 덱스트린은 전분이 분해된 정도에 따라 amylodextrin, erythrodextrin, achromodextrin, maltodextrin으로 구분되며 분자의 크기는 전분의 1/5 정도로서 비교적 소화되기 쉽고 맛도 좋다.

- 섬유소(Cellulose)

섬유소(Cellulose)는 식물 세포벽을 구성하는 주성분으로 포도당이 β-1,4결합에 의해서 직쇄상으로 연결된 구조를 하고 있다. 섬유소는 포도당으로만 구성되어 있는 점에서는 전분과 같으나 포도당이 연결되는 방식에 차이가 있어 독특한 성질을 나타내며, 인체에는 이 연결을 끊어주는 효소(cellulase)가 존재하지 않아서 소화되지 않는다.

섬유소는 소화관의 연동운동을 촉진하여 변통을 좋게 하고 대장암을 예방하며, 콜레스테롤 저하작용이 있고, 인슐린을 천천히 분비하게 하여 당뇨를 조절하는 효과가 있다. 또한 흡습성이 크고 난소화성인 성질을 이용하여 저칼로리식품 제조에, 염색성이 좋아서 식품첨가물용 착색 안료로, 보향성이 좋아서 식품에 첨가하는 보향제 제조에 이용된다.

● 글리코겐(glycogen)

글리코겐은 동물의 저장 다당류로서 동물의 간장과 근육 등에 함유되어 있을 뿐 식물성 식품에는 존재하지 않는다. 포도당으로 구성되어 있고 가지가 많이 나 있는 구조가 아밀로펙틴과 유사하므로 동물성 전분이라고도 부른다.

글리코겐은 산이나 효소의 작용에 의해 포도당으로 분해되며, 전분과는 달리 냉수에 잘 녹는다. 인체 내에 저장되어 있는 글리코겐은 절식 또는 근육운동 시 바로 포도당으로 분해되어 에너지원으로 이용되므로 생리상태의 변화에 따라 체내의 함량은 증감한다.

● 펙틴질(pectic substances)

펙틴(Pectin)은 과일이나 채소류 등 식물조직의 세포와 세포를 연결하는 세포간질과 세포벽을 구성하고 있는 난소화성 복합다당류이다. polygalacturonic acid로서 레몬이나 오렌지 껍질의 안쪽 백색부에 많이 들어있다.

펙틴은 적당량의 당(약 65%)과 산(pH 3.5)이 존재할 때 gel을 형성하는 성질이 있어서 과일잼이나 젤리의 제조에 필수적 성분이다.

1.2 탄수화물의 기능

(1) 에너지 공급원

탄수화물은 신체에 에너지를 공급하는 필수영양소로서 1g당 4kcal의 열량을 낸다. 음식물로부터 섭취된 탄수화물은 소화과정을 통하여 단순당으로 분해되어 흡수된 후 혈액을 통하여 신체 각 부분의 세포로 이동되어 이용된다. 세포 내에서 포도당은 에너지로 직접 쓰이고 나머지는 글리코겐으로 합성되어 저장된다. 에너지 대사과정 중 포도당 분자는 특별한 화학반응을 통하여 분해되는데, 이 때 생성된 에너지는 세포의 여러 가지 기능의 원동력으로 사용된다. 체내의 탄수화물 함량은 355g 정도로 주로 간, 근육조직 및 혈액 속에 함유되어 있으며, 이는 약 13시간의 중등노동에 이용될 수 있는 에너지에 불과하다. 따라서 탄수화물은 신체의 에너지 요구량을 충족시키기 위해 일정한 간격을 두고 규칙적으로 섭취해야 한다.

정상적인 상태에서 과량으로 공급된 당은 글리코겐으로 전환되어 저장되며, 저장용량이 초과되면 당은 곧바로 지방으로 전환되어 피하의 지방조직에 중성지방 형태로 저장된다. 이 과정이 바로 우리가 당질을 과잉으로 섭취했을 때 체지방이 증가하고 비만이 되는 이유이다. 만약 포도당의 공급이 부족할 때에는 글리코겐 저장고가 신호를 받아 저장되어 있던 글리코겐이 다시 포도당으로 전환되어 에너지로 사용된다.

장기적으로 당질을 불충분하게 섭취하거나 글리코겐 저장량이 고갈되면 신체는 보통 때보다 더 많은 지질을 대사하여 에너지로 쓸 것이다. 결과적으로 지질의 불완전 연소가 일어나게 되어 케톤체(ketone bodies)라 불리는 산성 부산물이 생성된다. 케톤체는 신체 체액을 산성화하며 유해한 결과를 가져온다.

(2) 단백질 절약작용

정상적인 상태에서 단백질은 성장과 조직세포의 보수에 핵심적인 역할을 한다. 당질의 적당한 섭취는 단백질이 본연의 역할을 잘 수행할 수 있도록 하여 조직단백질 유지에 도움을 준다. 식사 중 당질을 통하여 공급되는 열량이 부족하여 요구량에 미달되면 체조직을 구성하고 보수하는데 사용되어야 할 단백질이 우선 열량원으로 사용되어 버리므로 신체 내의 근육 단백질은 일시적으로 감소되는 현상을 나타낸다. 당질 섭취가 장기간 부족하게 되면 근육조직이 심각하게 감소되고, 단백질 분해로 생기는 질소를 포함한 부산물을 걸러내야 하는 신장은 큰 부담을 지게 된다.

(3) 중추신경계의 연료

일정한 양의 탄수화물은 중추신경계의 적당한 기능 유지에 필요하다. 정상적인 상태에서 뇌는 혈액으로부터 포도당을 공급받아 연료로 사용하지만 뇌에는 포도당의 저장고가 없으므로 혈액으로부터의 지속적인 공급이 필요하다. 혈액에는 약 0.1%의 포도당(70~120mg/100mℓ)이 함유되어 있다. 만약 혈당치가 80mg% 이하로 떨어지면 뇌는 정상적인 기능을 상실하고 심한 손상을 일으키는 hypoglycemic shock에 빠지게 된다. 혈당은 신경조직이 사용하는 필수적인 에너지원이므로 항상 정상범위 수준으로 유지되어야 한다.

(4) 식생활에 감미(甘味)를 제공함

설탕, 맥아당, 포도당, 전화당 등은 감미료로 사용되면서 식욕을 증진시켜 주고 음식의 맛과 영양면에도 많이 기여하고 있다. 식생활 속에서 당질식품을 사용할 때는 적절한 섭취량을 지켜야 하고 지나치게 정제하지 않은 자연식품 형태로 섭취해야 함을 명심하여야 한다.

1.3 탄수화물의 섭취기준

탄수화물은 인체에 에너지를 제공하고 특히 뇌와 같이 포도당을 에너지원으로 사용하는 조직에는 필수적 영양소이다. 인체에서는 어느 정도의 포도당이 합성되므로 그 동안 탄수화물의 최소 필요량이나 적정 섭취량에 대한 관심이 별로 크지 않았다. 그러나 최근 저탄수화물 식사를 했을 때, 굶어서 탄수화물 섭취가 부족할 때, 고 탄수화물 식사를 했을 때 등의 위험성이 재인식 되면서 탄수화물 섭취기준에 대한 관심이 커지고 있다.

저탄수화물 식사로 인하여 탄수화물 섭취가 부족하여 간과 근육에 저장된 글리코겐이 고갈되면, 체내 중성지방이 분해되어 지방산의 산화가 증가되고 케톤체의 축적이 일어나서 체단백 분해, 탈수, 나트륨 손실 등이 가속화 된다. 이러한 케톤증은 약 50~100g의 탄수화물 섭취로 예방이 가능하며, 한국인의 경우 밥 1공기(탄수화물 약 66g 함유)를 먹으면 비교적 쉽게 이 양을 섭취할 수 있다. 탄수화물의 섭취가 부족하면 상대적으로 지방이나 단백질이 과잉으로 섭취되기 쉬운 반면 섬유소의 적정 섭취 확보에는 어려움이 발생하게 된다.

고 탄수화물 식사가 비만, 당뇨병, 관상동맥질환의 발생 위험성을 증가시킨다는 부정적 측면이 재인식되면서 만성질환 예방과 관련하여 탄수화물의 양적 측면뿐만 아니라 질적인 측면도 중요시 되고 있다. 탄수화물의 생리학적인 질을 평가하는 혈당지수(glycemic index)나 탄수화물의 질과 양적인 측면을 모두 평가할 수 있는 혈당부하지수(glycemic load)를 이용하여 탄수화물 식품을 분류하고 아울러 이들 지표와 혈청지질 수준 및 만성질환과의 관련성에 대한 연구가 많이 진행되고 있다. 탄수화물의 과잉섭취는 상대적으로 지방 혹은 단백질의 섭취 감소를 초래할 수 있어 만성질환의 예방을 위해서는 지방, 단백질, 탄수화물의 3가지 영양소를 적정한 비율로 섭취하여야 한다.

쌀을 주식으로 하고 있는 우리나라 국민들의 1일의 탄수화물 평균 섭취량은 315g(보건복지부, 2002)으로 전체 에너지에 대한 구성비로 볼 때 65.6%에 해당하는 것으로 조사되었다. WHO에서는 총열량의 50~70%를 복합당질에서 섭취할 것을 제안하고 있다. 복합당질은 체중의 과도한 증가를 방지하고 고지혈증과 당뇨병을 관리하는데 효과적이며, 암의 발병을 낮추는데도 유용하다. 덜 정제된 곡류, 과일, 채소, 두류, 해조류 등에서 탄수화물을 섭취하는 것이 바람직하다.

1.4 탄수화물의 급원식품

탄수화물은 대부분 식물성 식품으로부터 공급된다. 탄수화물의 주요 공급 식품은 백미, 라면, 빵을 비롯한 곡류, 감자류, 설탕, 꿀 등의 당류, 귤, 감, 사과 등의 과일류가 주종을 이루고 있다. 곡류는 전분과 섬유소를 많이 포함하고 있는 대표적인 식품이며, 과일이나 채소류는 섬유소의 좋은 급원으로 특히 과일에는 단순당이 많이 함유되어 있다. 우유나 유제품은 동물성 식품으로 이당류인 젖당의 좋은 급원식품이다.

1.5 탄수화물의 소화와 흡수

탄수화물의 소화는 입에서부터 시작된다. 턱 밑에 있는 침샘은 음식을 씹는 동안 윤활유인 점액을 계속해서 분비하여 음식물의 연하와 물리적 분해를 도우며 침샘에서 분비되는 타액 아밀라아제(salivary amylase)는 전분을 덱스트린이나 맥아당으로 분해시킨다. 위에서 위산(HCl)이 분비되어 산성이 강해지면 아밀라아제는 바로 불활성 상태가 되므로 위에서의 탄수화물의 분해는 더 이상 일어나지 않는다. 유미즙이 되어 소장에 도달한 덱스트린 등의 탄수화물은 췌장에서 분비되는 강력한 소화효소인 췌장 아밀라아제에 의해 맥아당까지 소화된다. 아밀라아제에 의해 모두 이당류가 되면 소장의 점막세포에 있는 이당류 분해효소(maltase, sucrase, lactase)들에 의해 단당류 2분자

씩으로 분해된다.

탄수화물은 주로 단당류인 포도당의 형태로 소장에서 흡수된다. 소장에서 흡수된 단당류는 문맥을 통해 곧바로 간으로 간다. 간에서 과당이나 갈락토오스는 포도당으로 전환되며, 포도당은 글리코겐으로 전환되어 간에 저장되어 있다가 필요에 따라 다시 포도당으로 분해되어 이용된다.

완전히 소화되지 못한 당질과 섬유소는 최종적으로 대장으로 들어간다. 이곳에서 장내 박테리아에 의해 약간의 섬유소가 분해되며 물의 흡수도 일부 일어난다. 그리고 나머지 물질들은 대장의 연동작용과 분할작용에 의해서 직장으로 가서 항문을 거쳐 배설된다.

2. 단백질(Protein)

단백질은 우선적으로 신체를 구성하는 구성소로서의 기능과 에너지를 내는 열량소로서의 기능을 가진 영양소로서 물을 제외하고는 우리 신체에서 가장 많은 부분을 차지하고 있다. protein(단백질)이란 말은 희랍어의 "제 1의 것"이라는 의미를 지닌 말에서 유래된 이름이다. 단백질은 동식물 조직의 모든 세포의 구조적, 기능적 특성에 필수적인 역할을 담당함으로써 모든 생물의 생명유지에 필수적인 영양소이다.

단백질은 고분자 유기물질로서 탄수화물이나 지질과는 달리 탄소(C), 수소(H), 산소(O) 외에 약 16% 정도의 질소(N)를 포함하며, 때로는 유황(S), 철(Fe), 구리(Cu) 등을 함유하기도 한다. 살아있는 조직은 각각의 조직에 따라 양과 특성이 다른 단백질을 함유하고 있다. 동물의 근육은 myosin, myoglobin, actin과 같은 단백질을 20% 정도 함유하고 있으며, 피부, 머리카락, 손톱 등은 대부분 keratin으로 되어 있다. 혈액에는 hemoglobin과 같은 색소단백질이 있으며, 효소, 호르몬, 면역체도 단백질로 구성되어 있고 뼈에도 collagen이라는 단백질이 있다.

단백질의 가장 작은 기본단위는 아미노산(amino acid)이며, 이들 아미노산은 펩티드 결합으로 서로 연결되어 단백질을 형성한다. 아미노산은 아미노기($-NH_2$)와 카복실기($-COOH$)를 가지고 있어 산 또는 염기로 모두 작용할 수 있는 양성물질이므로 체액의 중성유지에도 기여하고 있다. 단백질을 구성하는 아미노산의 종류는 약 20여 가지

이며, 이들 아미노산의 배열순서와 아미노산의 수에 따라 수많은 종류의 서로 기능이 다른 단백질들이 형성된다.

2.1 단백질의 구조

단백질은 수백, 수천 개 아미노산들의 펩티드(peptide) 결합으로 이루어진 폴리펩티드(polypeptide)이다.

단백질의 기본구조는 다음 [그림 2-2-1]에 나타난 것처럼 한 아미노산의 카르복시기(-COOH)와 다음 아미노산의 아미노기($-NH_2$)가 결합을 하면서 물 1분자를 잃고 펩티드 결합(-CO-NH-)으로 단백질을 형성하고 있는 형태이다. 이 때 아미노산이 2개 결합된 것을 dipeptide, 3개가 연결되었을 때를 tripeptide, 4개인 경우는 tetrapeptide라고 하며, 다수의 아미노산이 결합된 단백질은 polypeptide이다. 각 아미노산은 그 분자 내에 아미노기와 카르복시기를 몇 개씩 가지고 있느냐에 따라 그 아미노산이 산성인지 또는 염기성인지가 결정되며, 단백질의 성질도 구성하고 있는 아미노산들의 종류와 양에 따라 달라진다.

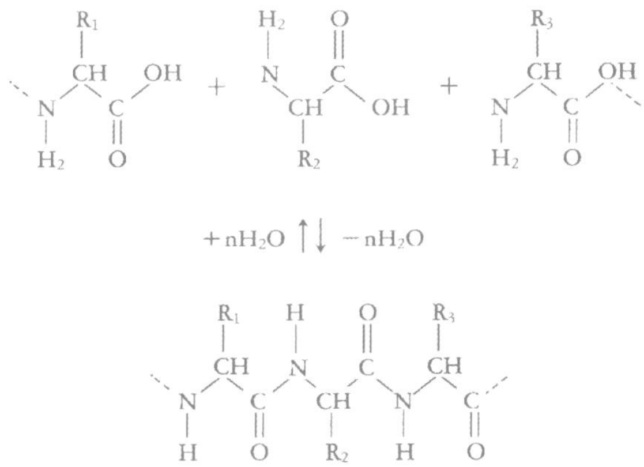

그림 2-2-1 폴리펩티드의 구조

2.2 단백질의 분류

(1) 아미노산의 분류

구조상으로 분류할 때 아미노산은 그 분자 내에 아미노기와 카르복시기를 몇 개씩 가지고 있느냐에 따라 중성아미노산, 산성아미노산, 염기성아미노산 등으로 나눈다.

모든 아미노산은 우리 몸의 조직을 만들고 유지하는데 필수적이다. 이들 아미노산 중에는 충분한 질소와 아미노산의 탄소골격만 있으면 체내에서 합성이 가능한 불필수아미노산(nonessential amino acid)과 체내에서 합성이 불가능한 필수아미노산(essential amino acid)이 있다. 필수아미노산은 체내에서 합성되지 않기 때문에 정상적인 성장과 대사를 위해서는 반드시 식사를 통하여 공급해 주어야 하는 것으로 9종류(lysine, methionine, tryptophan, histidine, phenylalanine, threonine, valine, leucine, isoleucine)가 있다([표 2-2-1]). 이들 필수아미노산 중 하나라도 빠지거나 부족할 경우에는 대사가 제대로 되지 못하여 질소평형을 이루지 못하게 되어 단백질 합성에 문제가 생기고 궁극에는 성장도 지연된다.

표 2-2-1 필수아미노산과 불필수아미노산

필수아미노산	불필수아미노산
leucine	alanine
isoluicine	arginine
valine	asparagine
lysin	aspartic acid
methionine	cystine
phenylalanine	glutamic acid
threonine	glutamine
tryptophane	glycine
histidine	proline
	serine
	tyrosine

(2) 단백질의 분류

① 화학적 분류

- 단순단백질(simple protein)

가수분해에 의하여 단순히 아미노산과 그 유도체를 생성하는 단백질을 단순단백질이라 한다. albumin, globulin, glutelin, prolamine, albuminoid 등이 여기에 속한다.

- 복합단백질(conjugated protein)

단백질이 당질, 지질, 인산, 색소, 핵산 등의 비단백 물질과 결합되어 있을 때 이를 복합단백질이라 한다. 결합되어 있는 비단백 물질의 종류에 따라 당단백질, 지단백질, 인단백질, 색소단백질, 핵산단백질 등이 있으며 주로 체내에서 중요한 기능을 하는 단백질이 많다.

- 유도단백질(derivde protein)

단백질이 산, 알칼리, 효소 등의 작용이나 가열에 의해서 변성되거나 분해된 것을 유도단백질이라 하며 1차 유도단백질과 2차 유도단백질로 구분한다. 1차 유도단백질은 콜라겐에 물을 붓고 끓여서 만든 젤라틴이나 산이나 가열 등으로 응고된 경우와 같은 변성단백질을 말하며, 2차 유도단백질은 단백질이 가수분해 되어 생성된 proteose, peptone, peptide 등을 말한다.

② 영양적 분류

영양학적으로 식품에 함유된 단백질의 질을 평가할 때는 단백질을 구성하고 있는 아미노산의 조성에 따라, 즉 필수아미노산의 종류와 함량에 따라 평가한다.

- 완전단백질(complete protein)

동물의 정상적 성장을 돕는 필수아미노산이 인체가 필요로 하는 양만큼 충분히 함유되어 있어서 체중을 증가시키고 성장과 생리적 기능을 돕는 양질의 단백질을 말한다. 육류, 생선, 우유, 달걀 등의 동물성 단백질이 여기에 속하며, 식물성 단백질로서는 대두의 글리시닌(glycinin)이 완전단백질에 속한다.

- 부분적 불완전단백질(partial incomplete protein)

동물의 성장을 돕지는 못하나 생명 유지는 가능하게 하는 단백질로서 필수아미노산 중 몇 가지가 없거나 양이 부족한 단백질이다. 곡류, 감자류 등의 식물성 단백질이 여기에 속하며, 이때 부족한 아미노산을 제한아미노산이라 한다.

- 불완전단백질(incomplete protein)

필수아미노산이 매우 부족하여 이 단백질만 계속 섭취하게 되면 동물의 성장이 지연되고 체중이 감소되며 몸이 쇠약해진다. 불완전 단백질로는 젤라틴과 옥수수의 제인(zein)이 있다.

만일 식물성 단백질 식품을 한 가지만 계속 먹으면 체내 단백질 합성이 원활하지 못하여 성장이 지연된다. 예를 들어, 밀이나 호밀의 단백질에는 lysine의 함량이 부족한데 어린 동물에게 호밀 단백질만 계속 먹이게 되면 생명은 유지되지만 성장이 원활하지 못하고 종래에는 성장도 멈추게 된다. 그러나 식물성 식품이라도 여러 가지 식품을 서로 섞어서 섭취하거나 동물성 단백질을 적당히 보충해서 섭취하게 되면 서로에게 부족한 필수아미노산을 보강해 주고 각각의 제한아미노산을 서로 보완해 줌으로써 결국 식이 중 단백질의 질이 향상되어 성장에도 도움이 되는 것이다.

2.3 단백질의 기능

단백질은 분해되어 아미노산으로 흡수된 다음 혈액에 의해 빠른 속도로 각 조직에 운반되어 많은 역할을 한다.

(1) 새로운 조직의 합성과 보수

단백질은 인체를 구성하고 있는 세포 원형질의 주성분으로 인체의 모든 조직의 구성에 필수적 성분이므로 식이 단백질의 부족은 뇌와 근육형성, 혈액공급 등에 영향을 미치고 성장을 지연시킨다.

단백질은 근육을 형성하고 근육이 수축, 이완할 수 있도록 이를 단단하고 탄력성 있게 유지하며, 머리카락, 피부, 손톱, 발톱, 뼈, 치아 등을 구성한다. 혈관 벽을 구성하고 또 혈관에 탄력성을 주어 혈압이 정상적으로 유지되게 한다. 심한 출혈이나 화상, 외과적 수술 및 뼈 골절 등의 질환에 의해 손상된 부분의 조직 재생에도 필수적이다. 머리카락, 손톱, 발톱 같은 조직은 일생동안 계속해서 성장하며, 적혈구도 120일이 되면 파괴되고 재생된다. 모든 체내의 단백질은 그 속도는 일정하지 않지만 계속 성장, 퇴화, 재생되고 있으므로 단백질은 체내 조직을 보수하고 유지시키기 위해 계속 필요한 영양소이다.

새로운 조직을 구성하기 위해 필요한 단백질의 양은 성장속도와 보수과정에 따라서 달라진다. 빨리 성장하는 영아는 식이 단백질의 1/3이 새로운 조직을 형성하는데 이용된다.

(2) 효소, 호르몬 및 항체의 형성

인체 내에서 일어나는 여러 화학반응을 촉매하는데 필요한 각종 효소(enzyme)는 단순 또는 복합 단백질로 되어 있다. 호르몬(hormone) 중에는 단백질이나 아미노산의 유도체인 것들이 많다. 갑상선호르몬인 티록신(thyroxine)과 부신수질호르몬인 아드레날린(adrenaline)은 불필수아미노산인 티로신(tyrosine)에서 생성된다. 췌장에서 분비되는 인슐린(insulin)도 역시 아미노산의 유도체이다.

세균, 바이러스 및 다른 미생물들로부터 우리 몸을 보호하고 질병에 대한 저항력을 가지게 하는 항체(antibody)도 체내에서 단백질에 의해 만들어진다. 그러므로 적당량의 단백질 섭취 없이는 질병을 방지하기 위한 충분한 항체가 체내에서 생성되지 못한다.

(3) 혈장단백질의 형성

체내에서 새로운 조직이 형성될 때는 혈액을 통하여 단백질과 여러 영양소들이 조직에 운반되어 쓰이게 된다. 혈액 내에서 이러한 영양소를 운반하는 역할을 혈장단백질이 하고 있다. 혈액 중의 혈장단백질로는 알부민(albumin), 글로불린(globulin), 피브리노겐(fibrinogen)이 있으며, 이들은 대부분 간장에서 만들어진다. 혈장알부민은 새로운 조직을 형성할 때 제일 먼저 단백질을 공급해 주며 다른 영양소를 운반하기도 한다. 혈장알부민 다음으로는 혈장글로불린이 필요한 단백질을 조직에 공급하는데, 그 중 α-globulin은 구리를 운반하고 β-globulin은 철을 운반하며 γ-globulin은 항체로 병균을 방어하는 역할을 한다. 피브리노겐은 혈액을 응고시키는 물질이다.

(4) 체내 대사 과정의 조절

단백질은 양성화합물이므로 산과 알칼리의 평형을 조절하여 체성분을 중성으로 유지할 수 있게 한다. 세포막 내에 있는 단백질은 체내에서 무기질 평형과 수분 평형을 조절한다. 신경과 근육의 기능에 중요한 역할을 담당하고 있는 전해질의 양을 조절하고 또한 체내에서 수분 평형도 조절할 수 있다. 전해질 대사의 이상이나 단백질 결핍에 의해 혈장알부민의 양이 저하되면 체액이 조직에 축적되어 부종이 발생한다.

(5) 열량공급

단백질 1g은 4㎉의 열량을 공급한다. 탄수화물과 지질에서 충분한 열량을 공급받을 때는 단백질은 열량을 내는데 쓰이기보다 가능한 단백질 고유의 여러 생리기능에 사용될 수 있다. 그러나 식사가 충분하지 못하거나 갑상선 기능항진증이나 신진대사율 증가 등의 질병상태로 인하여 탄수화물과 지질에서 충분한 열량을 공급받지 못하게 되면 결국 식이 단백질이나 신체조직의 단백질이 열량을 위해 사용되게 된다. 단백질은 고유의 기능을 수행하지 못하고 열량으로 쓰이게 되어 결국 신체조직의 소모가 일어나고 신체는 허약하게 되기 쉽다.

2.4 단백질의 체내 이용

(1) 소화와 흡수

식품 속의 단백질이 그대로 신체 단백질을 구성하는 것은 아니다. 신체는 식품으로부터 흡수된 각종 아미노산을 이용하여 필요한 단백질을 직접 새롭게 합성한다. 단백질은 효소에 의해 dipeptide와 아미노산으로 분해된다. 위 속의 pepsin에 의해서 단백질 분자가 큰 polypeptide로 분해되면서 단백질 소화가 시작되고, 이 큰 polypeptide들은 소장과 췌장에서 분비되는 소화효소에 의해서 아미노산까지 분해된다. 단백질 분해효소로는 polypeptide 사슬의 중간을 여기 저기 분해시키는 endo-type과 polypeptide 사슬의 끝에 있는 아미노산을 하나씩 분해시키는 exo-type이 있다.

표 2-2-2 단백질 소화효소와 분해산물

소화기관	효 소	작 용
위	염산	단백질 변성, pepsinogen 활성화
	pepsin	단백질 → polypeptides
	rennin(유아)	우유의 casein 응고
췌 장	trypsin	단백질 → 작은 polypeptides
		큰 polypeptides → dipeptides
	chymotrypsin	단백질 → 작은 polypeptides
		큰 polypeptides → dipeptides
	carboxypeptidase	작은 polypeptides → dipeptides, 아미노산
소 장	aminopeptidase	polypeptides → dipeptides, 아미노산
	dipeptidase	dipeptides → 아미노산

식품 단백질은 소화과정을 거쳐 아미노산 형태로 분해되어진 후 소장 점막 세포막을 통과하여 소장내로 흡수된 후 문맥으로 흡수되고 간으로 운반된다.

(2) 체내 대사

단백질은 많은 체내 기능을 수행하기 위해 항상 아미노산으로부터 합성되거나 필요에 따라서는 아미노산으로 분해되는 과정을 반복하고 있다. 아미노산의 분해과정에서 생긴 질소는 체내 질소 균형에 따라 대사되며 매일 그 보유량이 변화되는데 성장기에는 체내에 축적되고 성인기에는 일정량을 유지하도록 대사되지만 노인이나 환자의 경우는 오히려 배설되는 질소의 양이 많아지기도 한다. 이렇게 신체 조직을 형성하고 많은 체내 기능을 수행해야 하는 단백질도 신체에 에너지가 고갈되었을 때는 포도당으로 전환되어 열량을 공급하는데 쓰이게 된다. 탄수화물이나 지질과는 달리, 여분의 단백질은 단백질로 체내에 저장되지 않으며 요소의 형태로 뇨로 배설되거나 지질로 전환되어 저장된다.

① 아미노산 풀(amino acid pool)

흡수된 아미노산은 문맥을 통해 간으로 가서 혈장단백질을 형성하여 간조직을 보수하고, 일부는 간이나 신체 각 조직에서 아미노산 풀(amino acid pool)을 형성하여 저장된다. 아미노산 풀(amino acid pool)은 단백질 합성과 그 외 체내 아미노산의 다른 필요를 위해 마련되어 있는 아미노산들의 "단기집합체"이다. 어느 때든지 풀의 아미노산 조성을 조사해보면 아미노산이 얼마나 투입되었으며, 얼마나 사용되었는가 하는 것을 알 수 있다.

우리의 체조직은 한번 형성되면 그대로 머물러 있는 정적인 상태처럼 보이지만 간, 혈액 및 조직에 있는 아미노산 풀(amino acid pool) 사이에는 계속적인 교류가 일어나고 있으며, 체단백의 분해로 인해 생기는 아미노산은 풀로 가서 그곳에 저장되었다가 단백질을 합성할 필요가 있을 때 다시 사용된다.

② 단백질 합성

단백질의 합성은 세포 내 리보좀에서 대단히 복잡한 단계를 거쳐서 매우 빨리 일어난다. 단백질이 합성되는 과정에는 아미노산 결합 순서를 위한 DNA의 염기배열, 이 유전정보를 실제 단백질 합성이 일어나는 장소로 전달하기 위한 정보전달 시스템, 그리고 단백질의 합성을 도와주는 물질들이 모두 포함된다.

사람은 서로 신체 단백질의 구조가 약간씩 다르다. 그것은 사람의 유전인자의 아미노산 배열이 조금씩 차이가 나기 때문이다. 세포핵 내에 존재하는 유전인자가 세포핵 밖의 세포기관에 유전 정보를 전달하는 과정은 다음과 같다.

- 필요한 단백질의 아미노산 배열을 세포에 전달하기 위해 핵 내에 존재하는 DNA는 이중 나선의 한 줄기를 복제하여 정보 RNA(m-RNA)에게 준다.
- m-RNA는 핵 밖으로 나가서 단백질 합성기구인 리보좀에 부착하며, 리보좀은 m-RNA에 기록된 아미노산 배열을 해석하기 시작한다.
- 수천 개의 이동 RNA(t-RNA)가 m-RNA의 정보에 따라 아미노산 풀로부터 각기 고유의 아미노산을 운반하여 m-RNA에 기록된 아미노산의 순서에 맞게 배열한다. 이때 적절한 효소와 에너지가 있으면 폴리펩티드가 만들어진다.

원하는 단백질이 합성되기 위해서는 유전정보에 의해 지시되는 개개의 아미노산이 체내 아미노산 풀로부터 동시에 충분한 양이 공급되어야 한다. 만일 한 가지의 아미노산이라도 부족하게 되면 그 단백질의 합성은 중지되고 나머지 아미노산들은 다른 목적에 쓰이게 된다. 만일 유전정보의 오류로 아미노산 배열이 달라지면 합성된 단백질의 구조가 변형되며 그 기능도 변하게 된다.

③ 포도당 신생

혈당이 내려가 조직에서 포도당이 부족할 때 간과 신장에서 포도당을 합성하는데 단백질이 사용된다. 단백질은 체내에서 1g당 4㎉의 열량을 낸다. 단백질이 열량을 내기 위해서는 우선 아미노산으로부터 질소가 떨어져 나가는 탈아미노반응이 일어나고 그 결과 케토산이 생성된다. 이 반응의 결과로 생긴 케토산은 당질대사의 회로와 지방대사의 회로에 의해서 연소되어 열량을 공급하거나 포도당을 새로이 만드는 포도당 신생합성 과정에 합류된다. 아미노산에서 이탈되어 나온 아미노기($-NH_2$)는 간에서 요소를 합성하여 소변으로 배설된다.

아미노산 중에는, 분해 대사될 때 궁극적으로 탄수화물 대사로 들어가는 당생성 아미노산과 지방 대사로 유입되는 케톤생성 아미노산으로 분류된다. 만일 에너지 섭취가 높으면 남는 아미노산은 간에서 지방으로 전환되어 저장된다.

▌표 2-2-3▐ 과식과 공복 시의 열량대사 과정의 차이

상 태	열량소 급원	분해산물	이 용
과 식	식이 탄수화물 식이 지질 식이 단백질	포도당 지방산 아미노산	글리코겐으로 저장 체지방으로 저장 체단백질로 전환
공 복	글리코겐(간, 근육) 체지방	포도당 지방산	에너지(신경, 뇌) 에너지(근육)
기 아	체단백질 체지방	아미노산→포도당 지방산→케톤체	에너지(신경, 뇌) 에너지(말초조직)

2.5 단백질 섭취기준 및 현황

단백질은 정상적인 신체 활동을 하면서 에너지 균형을 유지하는 상태에서 그 사람의 질소 배설량이 식이로 섭취하는 질소량과 평형을 이루는 최소 수준으로는 공급되어야 한다. 에너지가 충족되는 상태에서 성인은 "질소평형" 상태가 필요량의 추정점이지만, 성장, 임신, 수유기에는 필요한 단백질이 축적될 수 있도록 질소평형에 추가하여 (+)의 질소균형점을 유지해야 한다.

우리 국민들의 단백질 섭취량은 총 에너지의 15.09%를 차지하고 있으며, 전국 1인 1일당 평균 섭취량은 74.2g으로 조사되었다(2001년). 1970년대의 12.6%로부터 계속 증가하여 1985년 15.4% 수준에 달한 후 계속 유지되어 온 수준이다. 이 중 동물성 단백질의 섭취비율은 약 48%에 해당하며, 이는 육류, 어패류, 난류, 우유류의 섭취 증가에 기인한 것이라고 볼 수 있다. 즉 단백질 섭취는 과거에 비해 양적인 증가는 물론 질적으로도 우수해진 것이다.

단백질의 섭취량은 계층별로 차이가 많아서 권장량의 200% 이상을 섭취하거나 권장량의 75% 미만을 섭취하는 가구도 많은 실정이다. 섭취하는 단백질의 양과 질에서 균형을 맞추도록 노력하여야 한다.

2.6 단백질 급원식품

단백질은 여러 가지 식물성과 동물성 식품에 널리 들어 있다. 동물성 급원으로는 쇠고기, 돼지고기, 닭고기, 생선, 달걀, 우유, 치즈 등을 들 수 있으며, 이들에는 모두 완전 단백질이 함유되어 있다. 동물성 단백질 중 젤라틴은 트립토판과 라이신이 부

족한 불완전 단백질이다.

식물성 단백질은 일반적으로 동물성 단백질보다 가격이 싸면서도 상당히 많은 양의 단백질을 공급해 준다는 이점이 있지만 대부분 필수아미노산이 1~2개 부족한 부분적 불완전 단백질이다. 한국인이 주식으로 하고 있는 쌀은 그 섭취량이 많을 뿐 아니라 평균 7~8%의 단백질을 함유하고 있어 1일 단백질 섭취량의 30% 정도를 공급하는 매우 중요한 식물성 단백질 급원식품이지만 쌀 단백질에는 라이신 등의 필수아미노산이 부족하다.

두류는 곡류에 비하여 질이 좋은 단백질을 다량 함유하고 있으므로 많은 사람들에게 좋은 단백질 급원이 되고 있다. 특히 대두는 단백질을 35~40% 정도로 많이 함유하고 있으며, 식물성 식품으로는 유일하게 완전단백질을 가지고 있어 식물성 단백질 급원으로 매우 중요한 식품이다.

2.7 단백질 결핍증 및 과잉증

단백질은 효소, 호르몬, 항체 및 세포막을 구성하고 대개의 영양소 운반에 관여함으로써 대사가 가장 활발하게 일어나는 영양소 중의 하나이다. 또한 체조직 형성에 기본적인 영양소이면서 비교적 다량으로 필요하지만 지방에 비하여 상대적으로 체내에 오래 저장되지는 않으므로 매일 매일 적당량이 공급되어야 하는 영양소이다.

저개발국가나 저소득층 아동들에게 흔히 나타나는 발육부진이나 질병감염 증가 등은 대체로 단백질 결핍에서 나타나는 특징이라 할 수 있다. 단백질 결핍증의 하나인 콰시오커(kwashiorkor)는 급성장기에 있는 아동들에게서 주로 나타나는 단백질 결핍증 중의 하나이며, 선진국에서는 입원환자, 암, AIDS, 결핵, 신장질환, 간질환 환자들에서도 나타나기 쉽다. 단백질뿐만 아니라 열량까지도 충분히 공급되지 않으면 마라스무스(marasmus)라는 영양결핍증 증세를 보인다.

과잉의 단백질과 열량섭취도 바람직하지 않다. 일반적으로 단백질이 풍부한 동물성 식품은 포화지방산과 콜레스테롤 섭취도 증가시키므로 심장질환이나 암, 비만증 등의 발생과 관련이 있으며, 과잉의 질소 노폐물의 배설은 간과 신장에 부담을 줄 수도 있다. 또한 고단백질의 섭취가 칼슘의 배설을 증가시켜 성인에서는 골다공증 발병의 원인이 된다는 보고도 있다.

3. 지질(Lipids)

지질은 열량공급원으로뿐 아니라 탄수화물, 단백질과 함께 주요 생체 구성성분으로 영양상 중요한 물질이다. 지질은 탄수화물처럼 탄소(C), 수소(H), 산소(O)로 구성되어 있으나 탄소 원자당 산소 원자 수효가 상대적으로 적게 함유된 물질로서 탄수화물과는 그 성질이 크게 다른 고열량의 유기화합물이다. 물에 녹지 않고 ether, acetone, alcohol, benzen 등의 유기용매에 녹는 화합물들을 말한다. 일반적으로 국가나 지역의 경제적 수준이 높아질수록 지질의 섭취가 증가하여, 서구에서는 총 섭취열량의 40% 이상을 차지하기도 한다. 지나친 지질의 섭취는 비만, 심혈관계 질환의 원인이 되어 건강을 위협하기도 하지만 기본적으로는 인체에 꼭 필요하여 식사를 통해 반드시 섭취해야 하는 물질이다. 지질은 신체의 농축 에너지원일 뿐 아니라 지용성 비타민의 이동을 돕고 조직과 기관을 보호하는 등 중요한 기능을 수행하고 있다.

3.1 지질의 분류 및 구조

지방(lipids)이라 함은 알코올인 glycerol과 지방산의 결합으로 구성되어 있으므로 이것을 산이나 알칼리 혹은 효소로 가수분해하면 glycerol과 지방산으로 분해되는 물질이다. 일반적으로 유지는 상온에서 고체상태인 지방(fat)과 액체상태인 기름(oil)을 다 포함해서 사용하는 용어이지만 보통 지방 또는 기름을 구별하지 않고 사용하기도 한다. 지질은 크게 단순지질, 복합지질, 유도지질로 분류한다.

(1) 단순지질(simple lipid)

지질의 가장 일반적인 형태이며 glycerol에 지방산이 ester 결합하여 구성된 것이다. 중성지방(triglyceride)은 3가 알코올인 glycerol 1분자에 지방산 3분자가 결합되어 이루어지며 이때 결합되는 지방산의 종류에 따라 지질의 성질이 달라진다.

일반적으로 지질은 체내에서 유리상태로 존재하는 경우는 드물다. 지방조직에 저장되었다가 에너지원으로 사용되기 위해서 간이나 근육 또는 다른 조직으로 혈액을 통해 운반될 때에는 단백질과 결합되어 운반된다. 그러나 체내에 저장될 때는 중성지방 형태로 저장된다.

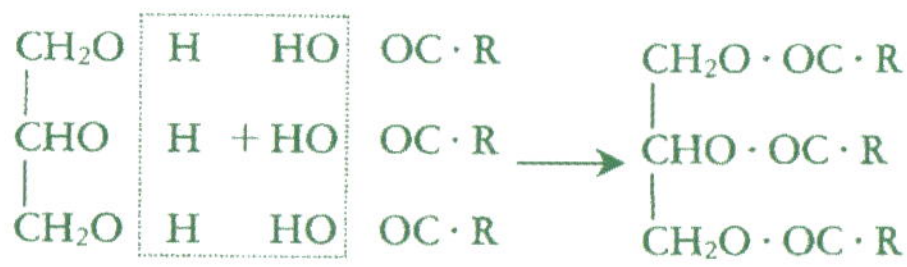

▌그림 2-3-1▐ 지방의 구조

① 지방산(fatty acid)

지방산(fatty acid)의 기본 구조는 [그림 2-3-2]과 같이 탄소와 탄소가 연속적으로 결합되어 있고 각 탄소원자에 수소원자가 결합되어 있으며 마지막 끝에는 산소를 함유한 카르복시기(carboxyl, -COOH)로 구성되어 있다. 지방산은 탄소의 결합에 따라 2가지 형태가 있는데, 탄소와 탄소의 결합이 단일결합만으로 되어 있는 것을 포화지방산(saturated fatty acids, SFA)이라 하고, 이중결합을 가지고 있는 지방산을 불포화지방산(unsaturated fatty acids)이라고 한다. 이중결합이 하나인 것을 단일불포화지방산(monounsaturated fatty acid, MUFA), 두 개 이상인 것을 다불포화지방산(polyunsaturated fatty acid, PUFA)이라고 명명한다.

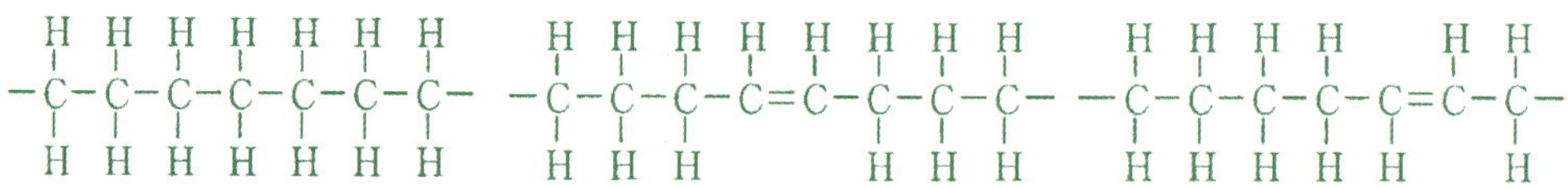

포화지방산 cis–불포화지방산 trans–불포화지방산

▌그림 2-3-2▐ 지방산의 구조

● 포화지방산(saturated fatty acids, SFA)

포화지방산은 구조 중 이중결합이 없는 지방산이며 주로 동물성 지방에 많이 함유되어 있다. 포화지방산은 탄소수가 증가함에 따라 물에 녹기 어렵고, 융점이 높아서 상온에서 고체를 유지한다. 식품이나 인체에 주로 존재하는 포화지방산에는 팔미트산(palmitic acid)과 스테아린산(stearic acid) 등이 있으며, 이들은 체내에서 합성이 가능한 지방산들로 쉽게 에너지원으로 이용될 수 있다.

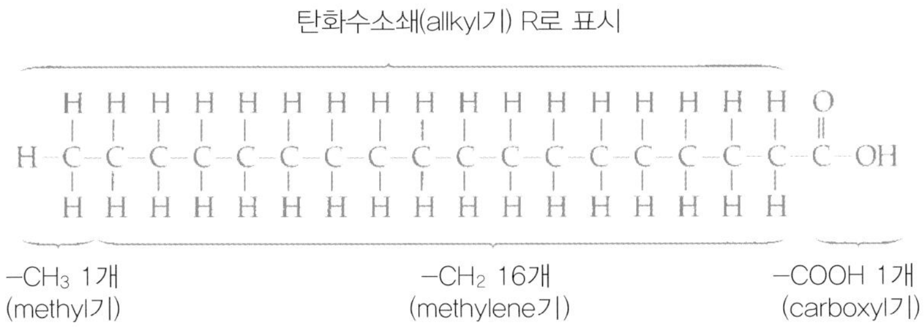

▌그림 2-3-3▐ stearic acid (C18:0)의 구조

● 불포화지방산(unsaturated fatty acids)

불포화지방산은 구조 내에 1개 이상의 이중결합을 가지고 있는 지방산으로 식물성 지방에 상대적으로 많이 들어 있다. 포화지방산보다 융점이 낮아서 불포화지방산 함량이 많은 기름은 대체로 상온에서 액체이다. 불포화지방산의 이중결합 부위는 불안정하여 산화가 쉽게 일어날 수 있으므로 수소나 할로겐을 첨가하여 포화지방산 형태로 만들어 경화유(hardened oil)를 만들기도 한다.

불포화지방산 중 신체의 성장과 여러 생리적 과정의 정상적 기능 유지를 위하여 필요한 것이지만 동물 체내에서 생합성 되지 않거나 그 양이 불충분하여 반드시 음식물로 외부에서 섭취해야 하는 지방산을 필수지방산(essential fatty acids, EFA)이라 한다. 필수지방산이 결핍되면 성장지연, 피부병 등의 증세를 나타내는데, 종류로는 linoleic acid(C18:2), linolenic acid(C18:3), arachidonic acid(C20:4)가 있다. 다행히도 필수지방산은 일반적으로 많이 사용하는 식용유에 다량 함유되어 있으므로 오랫동안 지방을 전혀 섭취하지 않는 경우를 제외하고는 결핍증세가 생길 염려는 별로 없다.

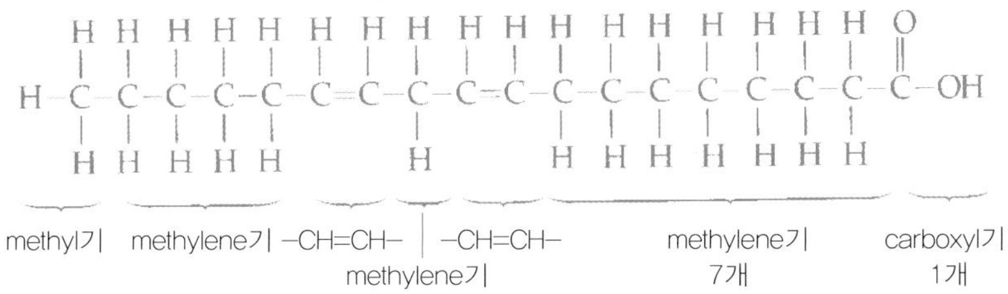

▌그림 2-3-4▐ linoleic acid (C18:2)의 구조

• 오메가지방산(omega fatty acids)

불포화지방산은 이중결합이 몇 번째 탄소에서부터 시작하는가에 따라서 체내에서의 대사과정에 큰 차이를 나타낸다. 오메가지방산은 메틸기(CH_3)의 탄소에서부터 세어서 몇 번째 탄소에 이중결합이 있느냐에 따라서 부르는 지방산의 명명법으로, 오메가3 계열, 오메가6 계열, 오메가9 계열 지방산이 있다. 오메가3 계열의 지방산으로는 α-linolenic acid(C18:3, ω-3), EPA(C20:5), DHA(C22:6) 등이 있고, 오메가6 계열의 지방산으로는 linoleic acid(C18:2, ω-6), 오메가9 계열의 지방산으로는 올리브유에 많이 들어 있는 oleic acid(C18:1, ω-9)가 있다.

이들 오메가지방산은 필수지방산으로서 중요할 뿐만 아니라 체내 콜레스테롤 저하 기능으로도 중요하다.

표 2-3-1 각 식품의 총 지방량과 지방산 조성

식품명	지방량(g)/식품 100g당	지방산(%)		
		SFA	MUFA	PUFA
쇠고기, 양고기(살코기)	5~15	50	46	4
돼지고기(살코기)	5~15	39	50	11
닭고기, 칠면조	5~15	30	50	20
소시지	30	39	50	11
계란(껍질째)	11	30	57	13
우유	3.5	62	34	4
아몬드	54	8	75	17
땅콩	51	18	55	27
호두	64	11	2	62
연어, 송어	9	17	32	51
정어리	10	30	28	42
참치, 왕새우	2	41	29	30
버터	81	62	34	4
마요네즈(콩기름 사용)	79	15	33	52

SFA: 포화지방산

MUFA: 단일불포화지방산

PUFA: 다가불포화지방산

(2) 복합지질(compound lipid)

① 인지질(phospholipids)

대표적 복합지질인 인지질은 식이지질 성분의 약 5% 정도를 이루고 있는 것으로 기능성 물질이며 신체 구성분으로서도 중요하다. 인지질은 중성지방과 달리 글리세롤 1분자에 2분자의 지방산이 결합하고 나머지 한 개에는 지방산 대신 인산(phosphate)과 염기성 질소화합물이 같이 결합되어 있는 형태의 지질이다.

인지질 중 가장 대표적인 것은 레시틴(lecithin)으로 세포막의 구성분으로 중요하다. 인지질은 물과 기름에 모두 친화력이 있기 때문에 유화제의 역할을 할 뿐만 아니라 지용성 비타민이나 호르몬 같은 지질 물질이 세포막을 쉽게 통과하도록 하는데도 관여한다. 이들 인지질은 식품에 많이 함유되어 있고, 또 체내에서 필요하다면 언제든지 합성할 수 있기 때문에 반드시 식품으로서 섭취해야만 하는 것은 아니다. 레시틴 이외에도 스핑고미엘린(sphingomyelin), 세팔린(cephalin) 등이 있다.

② 당지질(glycolipid)

당지질은 스핑고신(sphingosine)과 지방산 및 당질로 되어 있는 복합지질로 주로 뇌의 신경조직에 들어 있다. 주요한 당지질로는 동물의 뇌, 비장 등의 지방조직에 존재하는 세레브로사이드(cerebroside)와 신경조직의 신경절(ganglion)세포에 주로 존재하는 강글리오사이드(ganglioside)가 있다. 구성당질의 대부분은 갈락토오스(galactose)이다.

③ 단백지질(protolipid)

지단백질(lipoprotein)은 지질의 운반형태이다. 물과 쉽게 혼합되지 않는 지질이 혈액 내에서 운반되기 위해서는 단백질, 인지질 등과 결합하여 지단백질(lipoprotein)을 형성하여야 한다. 지단백질은 지방산, 중성지방, 콜레스테롤, 인지질 등의 지질과 단백질이 결합한 복합지질로 크기와 밀도에 따라 카일로마이크론(Chylomicron), 초저밀도지단백(Very low density lipoprotein, VLDL), 저밀도지단백(Low density lipoprotein, LDL), 고밀도지단백(High density lipoprotein, HDL) 등으로 분류한다. 지단백의 화학적 조성을 살펴보면 중성지방 함량이 많을수록 비중이 낮아 가벼우며, 반대로 단백질의 함량이 많을수록 비중이 높고 무겁다.

• 카일로마이크론(Chylomicron)

소장에서 흡수된 지질은 약간의 단백질과 결합하여 카일로마이크론이라는 지단백질을 형성하여 간으로 이동한다. 카일로마이크론은 식품으로 섭취한 중성지방을 주로 운반하는 지단백질이며 식사 직후에는 혈액 내의 농도가 높아지지만 곧 지방산이나 콜레스테롤 등으로 분해되거나 에너지로 사용되어 제거된다.

• 초저밀도지단백(Very low density lipoprotein, VLDL)

간에서 합성된 T.G(내인성 T.G)는 인지질, 단백질, 콜레스테롤 등과 결합하여 초저밀도지단백을 형성하여 혈액으로 방출된다. 이 때 단백질 영양상태가 너무 불량하여 VLDL을 형성할 아포단백질을 공급하기 어려운 상태이거나, 또는 중성지방이 너무 과잉으로 만들어져 혈액으로 운반이 원활하지 않을 때는 간에 중성지방이 축적되어 지방간이 될 수도 있다.

VLDL은 혈액으로 방출 운반되는 도중에 LPL(lipoprotein lipase)에 의해서 분해되어 대부분 LDL로 변경되어 지방이나 콜레스테롤을 말단조직으로 운반하고 대사를 조절하는 역할을 한다.

• 저밀도지단백(Low density lipoprotein, LDL)

저밀도지단백의 약 50%는 콜레스테롤로 구성되어 있으며, 콜레스테롤을 필요로 하는 조직으로 콜레스테롤을 운반해 성장과 발달을 유지하도록 하는 역할을 한다. 콜레스테롤은 꼭 필요한 물질이지만 혈액 내 LDL의 농도가 너무 높아 필요 이상으로 많아지면 혈관벽에 콜레스테롤이 축적되어 동맥경화증의 원인이 될 수도 있다. LDL이 운반하는 콜레스테롤은 동맥벽에 가장 많이 침착되어 심장질환의 원인이 되기 때문에 LDL을 "나쁜 콜레스테롤"이라고 표현하기도 한다.

• 고밀도지단백(High density lipoprotein, HDL)

고밀도지단백은 혈관벽과 같은 말초조직에 축적되어 있는 콜레스테롤을 간으로 되돌려 받아 담즙산의 원료가 되게 한다. 담즙산의 형태로 소장을 통해 배설됨으로써 혈액 내의 콜레스테롤이 제거되는 효과를 얻을 수 있도록 도와주는 역할을 한다. 즉 HDL은 말초조직의 콜레스테롤을 역이동 시킴으로써 혈액 중의 콜레스테롤 농도를 낮추어 주고 동맥벽에 콜레스테롤이 축적되는 것을 막아준다. HDL의 농도가 높을 경우 동맥경화증에 걸릴 위험도가 낮아진다고 하여 HDL을 "좋은 콜레스테롤"이라고도 부른다.

(3) 유도지질(drived lipid)

① 스테롤(sterols)

많은 사슬구조로 되어 있는 스테롤은 중성지방과는 그 형태가 다르나, 에테르와 같은 유기용매에 용해되고 물에는 불용인 유기물질로 지방과 매우 유사한 성질을 가지고 있다. 가장 잘 알려진 스테롤류는 사람을 포함해 동물 체내에서 생합성 되는 콜레스테롤(cholesterol)이다. 콜레스테롤은 간, 내장, 난황 등의 동물성 식품에만 함유되어 있는 동물성 스테롤이다.

콜레스테롤은 세포막의 구성성분이며 성호르몬, 담즙산, 부신피질호르몬, 비타민 D 등을 합성하는 원료가 되는 중요한 성분이다. 혈중 콜레스테롤 함량은 간에서 매일 합성되는 약 800~1500mg 정도의 내인성 콜레스테롤과 식사로부터 섭취되는 150~200mg의 외인성 콜레스테롤 함량에 의해 영향을 받게 된다. 음식물로 섭취되는 양에 따라서 간에서의 합성량이 조절되어 서로 평형이 이루어지게 되지만 매일 지속적으로 콜레스테롤 함량이 많은 식품을 섭취하게 되면 혈액의 콜레스테롤 수준은 높아지게 된다. 일부 콜레스테롤이 동맥벽에 쌓이게 되면 동맥경화증이 유발되고 이것은 심장질환이나 뇌졸중 등의 원인이 된다. 그러므로 평소 식사 시 콜레스테롤이 많이 함유된 식품의 섭취가 지나치지 않도록 조절하는 것이 필요하다.

표 2-3-2 중요한 식품의 콜레스테롤 함량(mg/100g)

식품명	콜레스테롤	식품명	콜레스테롤
쇠고기	90	바지락	36
돼지고기	74	굴	64
닭고기	131	대합	35
햄, 소시지	53	성게	546
계란	428	오징어(말린 것)	625
우유	11	오징어(생 것)	312
치즈	80	연어알	400
대합	35	라드	109
새우(말린 것)	469	버터	210
정어리(말린 것)	311	마요네즈	190

3.2 지질의 기능

(1) 농축된 에너지의 급원

지질은 1g이 9㎉의 열량을 내는 고열량 영양소이다. 탄수화물이나 단백질보다 2배 이상 많은 열량을 공급하므로 고지방식을 섭취하게 되면 쉽게 체중 증가를 초래할 우려가 있는 영양소이다. 체내에서 대부분 체지방조직(adipose tissue)에 저장되는 지질을 우리 신체는 무제한적으로 저장할 수 있으므로 지질의 과다 섭취는 쉽게 비만으로 이어지기 쉬운 것이다. 저장된 지질은 심장근육을 포함한 모든 근육의 수축과 이완에 이용되므로 혈액은 끊임없이 근육에 지질을 공급해야 한다. 따라서 지질은 소장세포로부터 지질조직으로, 지질조직에서 근육조직으로 계속 이동하고 있다.

(2) 필수지방산의 공급

linoleic acid와 linolenic acid 등의 필수지방산이 결핍된 식사를 장기간 지속하게 되면 어린이에 있어서는 성장지연이, 성인에 있어서는 신장기능이나 생식기능에 이상이 초래되고 피부에도 이상증상이 나타날 수 있다.

(3) 지용성 비타민의 흡수를 돕는다.

소장에서 지용성 비타민이 쉽게 흡수되기 위해서는 지질이 있어야 한다. 지질이 결핍되면 지용성 비타민의 소화, 흡수에 지장이 오고 결핍 증세를 보이게 된다. 지용성 비타민의 흡수가 정상적으로 일어나기 위해서는 지질로부터의 열량섭취가 총열량의 10~15%는 되어야 한다. 대체로 지질을 함유한 식품들은 맛과 향미가 좋고 질감이 부드럽기 때문에 사람들의 입맛을 당기게 하는 특성이 있어서 쉽게 섭취량이 증가하기도 한다.

(4) 체구성 성분

지질은 체지방조직(adipose tissue)의 구성성분일 뿐만 아니라 세포막, prostaglandin과 호르몬, 신경보호막, 비타민 D, 소화액 등의 구성성분이다. 유도지질에 속하는 cholesterol도 이러한 기능들을 유지시키는 중요한 물질이다.

(5) 생체기관의 보호

평균체중을 유지하고 있는 사람의 경우 체지방조직의 1/2 정도는 피하지방(subcutaneous fat)을 구성하고 있다. 피하지방은 신체의 내부기관을 둘러싸고 있기 때문에 외부에서 오는 충격이나 타박상을 완화시켜 중요 장기를 보호하고, 체열을 보존하는 방풍벽 역할을 함으로써 체온유지에도 관여한다.

3.3 지방질 식품 섭취기준과 건강문제

지질은 성인병 발병과 가장 밀접한 관계를 가지고 있는 영양소이므로 지질을 섭취할 때는 그 양뿐만 아니라 종류에도 관심을 가져야 한다.

(1) 1일 열량 요구량의 20%를 지방질로 섭취한다.

지질의 섭취기준이 정확하게 정해진 것은 아니지만 필수지방산과 지용성 비타민의 공급을 위해서 총열량의 20%를 지방질로 섭취할 것을 권장하고 있다. 경제수준의 향상으로 동물성 식품의 섭취가 증가하면서 지질의 섭취량도 증가하는 경향이 있어 여러 성인병의 원인이 되고 있다. 지질의 섭취량은 일단 증가한 후에는 다시 낮은 수준으로 섭취하기가 쉽지 않기 때문에 가급적 총열량에 대한 섭취 비율을 지키도록 노력하여야 한다.

(2) 지방질의 과다섭취는 성인병의 원인이 된다.

고지방식은 관상동맥심장질환의 위험을 높이며, 암, 비만 등을 유발할 수 있다. 특히 유방암, 대장암, 전립선암 등은 고지방식의 섭취와 상관성이 높은 것으로 알려져 있다. 관상동맥심장질환의 주요 원인인 동맥경화는 콜레스테롤이나 다른 지방질 성분이 혈관 벽에 침착되어 동맥 내부가 좁아지고 동맥이 탄력성을 잃게 되는 현상이다. 동맥경화를 예방하기 위해서는 대체로 콜레스테롤을 하루 300mg이하로 섭취할 것을 권장한다.

(3) 불포화지방산의 섭취를 늘이자.

동물성 지방은 대부분 포화지방산으로 구성되어 있는데, 이들은 혈중 콜레스테롤의 농도를 높이는 것으로 알려져 있다. 더욱이 콜레스테롤은 동물성 지방에만 존재하므로, 특히 동물성 지방의 과다 섭취는 피하여야 한다. 식물성 지방에는 불포화지방산이 많이 함유되어 있으므로 동물성 지방 대신 식물성 기름, 특히 PUFA의 함량이 많은 기름의 사용이 권장된다.

등푸른 생선류에 주로 많이 함유되어 있는 다가불포화지방산인 EPA(eicosapentaenoic acid)나 DHA(docosahexaenoid acid)는 혈중 콜레스테롤의 농도를 낮추거나 혈전을 녹이는 효과가 있는 것으로 알려져 있다. 이들 다가불포화지방산이 뇌조직 중에 특히 많이 존재하는 것으로 밝혀져 이들과 뇌의 기능성과의 연관성이 연구되고 있다. 그러나 불포화지방산이라 하더라도 과다한 섭취는 또 다른 건강장애를 유발할 수 있다.

(4) 가공유지의 사용에 주의한다.

식물성 기름은 불포화도가 높아서 공기 중에 노출되면 쉽게 산화되므로 이를 방지하기 위하여 수소를 첨가하여 경화유를 만든다. 이 과정에서 천연의 cis형 불포화지방산이 trans형으로 전환된다. trans지방산은 포화지방산과 마찬가지로 심장질환이나 암을 유도하는 원인물질로 지적되고 있다. 지방질 함량이 많은 식품이나 기름으로 조리한 식품을 섭취할 때는 함유되어 있는 기름의 신선도를 살펴보아야 하며, 특히 가공유지를 사용한 식품의 섭취를 가급적 피하여야 한다.

4. 비타민

조절영양소란 비타민이나 무기질처럼 직접 에너지를 생성하지는 않지만 생체 조직에서 일어나는 수많은 반응들이 쉽게 일어날 수 있도록 도와주는 역할을 하는 영양소를 일컫는다. 이들 조절영양소는 생체반응에서 촉매역할을 하는 물질들로서 대사과정에 관여한 후에 소모되어 버리는 것이 아니므로 조절영양소의 체내 필요량은 매우 소량이다.

비타민(Vitamin)은 vital amine의 의미를 가진 영양소로서 열량영양소처럼 생명에 필수적인 유기물질이며 식품으로 섭취해야 하는 필수영양소이다. 비타민은 식물과 동물에 다 함유되어 있는데 식물은 필요한 모든 비타민을 자체 내에서 합성해 내지만 동물은 비타민을 합성할 수 있는 능력이 종마다 다양하다. 예를 들어, 기니피그(guinea pig)나 사람은 비타민 C를 체내에서 합성할 수 없는 동물 중의 하나이다.

이와 같이 비타민은 인체 내에서 합성될 수 없거나 또는 체내 신진대사에서 필요한 상황에 대응해서 빠르게 만들어지지 못하므로 반드시 식사로 보급해 주어야 하는 유기물질이다. 비타민은 물과 친화력이 좋은 수용성 비타민과 기름과 친화력이 좋은 지용성 비타민으로 분류한다. 물에 대한 친화력은 비타민의 흡수, 이동, 저장, 배설에 직접적인 영향을 준다.

수용성 비타민과 지용성 비타민의 대사상 차이점을 비교해 보면 다음과 같다.

▮표 2-4-1▮ 수용성 비타민과 지용성 비타민의 특성 비교

	수용성 비타민	지용성 비타민
흡수	혈액으로 흡수	림프로 흡수
혈액이동	자유롭게 이동	단백질 운반체를 이용
저장	자유롭게 순환	지질과 함께 세포내 존재
배설	신장을 통해 뇨로 배설	쉽게 배설되지 않음
독성 (과잉섭취 시)	독성수준에 쉽게 도달하지 않음	독성수준에 쉽게 도달함

4.1 지용성 비타민

지용성 비타민은 지질과 함께 흡수된 후 림프관을 거쳐 혈액으로 가서 간조직 등에 운반되어 저장된다. 섭취량의 약 40~90%까지도 흡수되며 쉽게 체외로 배설되지 않으므로 과잉섭취 시는 독성을 나타내게 된다. 지용성 비타민은 물에 녹지 않고 지방과 같이 흡수되므로 지방 섭취가 부족한 경우나 지방흡수 부진 증후군에서는 흡수되기가 어려워서 결핍이 올 수 있다고 한다.

(1) 비타민 A(retinol, axerophthol)

비타민 A는 주로 동물성 식품에 많이 들어 있으며, 식물성 식품에는 비타민 A의 전구체인 카로티노이드(carotenoids)라는 색소의 형태로 많이 함유되어 있다. 카로티노이드 중 α, β, γ-카로틴은 세포 내에서 활성화 되어 비타민 A로 전환되는 provitamin A이다.

비타민 A는 공기 중의 산소에 의해 산화되며 광선에 의해 산화가 촉진된다. 지방에 용해되어 있을 때는 비교적 안정하지만 유지의 자동산화가 진행되면 연쇄반응으로 급속히 분해된다. 비타민 A는 동물의 간, 어유, 우유, 계란, 마가린 등에 많이 들어있고, 당근, 시금치, 호박, 깻잎, 토마토 등의 녹황색 채소에도 널리 분포되어 있다. 저개발 국가에서는 아직도 어린이에서 비타민 A 결핍으로 실명이 발생되어 문제가 되고 있는 실정이다.

비타민 A의 중요한 기능은 다음과 같다.

① 시각작용

빛에 대한 눈의 감각은 밝은 빛을 느끼는 원추세포와 어두운 빛을 느끼는 간상세포에 의한다. 비타민 A는 망막의 간상세포에서 로돕신(rhodopsin)이라는 물질을 만드는데 관여한다. 로돕신은 어두운 곳에서 물체를 흑백영상으로 옮겨 주어 구분하게 하는 시각과정에 작용하는 물질이다. 비타민 A가 결핍되면 어둠에 적응하는 능력이 떨어지고 야맹증에 걸리기 쉽게 된다. 이 때 비타민 A를 공급해 주면 빠른 회복이 가능하다.

② 세포막의 건강 유지

비타민 A는 점막이 정상적으로 점액을 생산, 분비하여 상피조직을 건강하게 유지하는데 필수적이다. 비타민 A가 결핍되면 부드러운 상피세포가 단단해지면서 건조한 각화성 조직으로 변하게 되고, 세균 감염에 대한 저항성이 약해져서 염증을 일으키기도 한다. 결국 비타민 A가 결핍되면 면역기능이 저하되어 감염에 대한 저항성이 약해진다.

③ 성장촉진과 생명유지

비타민 A는 골격의 형성에 관여하는 조골세포와 골격의 분해에 관여하는 용골세포의 형성 및 대사과정에 필수적이어서 성장기 어린이들에게 매우 중요한 영양소이다. 동물에서 비타민 A가 결핍되어 간 및 혈액의 비타민 A량이 감소되면 야맹증, 각막건조증을 일으키고 심하면 실명, 성장정지를 일으켜 사망하기에 이른다. 비타민 A의 결핍은 결국 감염성질환에 대한 저항성을 저하시켜 생명유지에 어려움을 초래하게 한다.

④ 항암효과

채소와 과일에 풍부한 카로틴은 항산화효과를 가지고 있어서 암과 그 외의 만성 질환에 대한 위험도를 낮춘다고 한다. 녹황색채소에 많은 β-카로틴이나 토마토에 함유되어 있는 라이코펜(lycopene)은 좋은 항산화제이므로 항암 효과가 있다고 한다.

비타민 A는 과량 섭취하면 골격과 근육에 통증이 오고, 입맛이 없고, 두통이 나고, 머리털이 빠지며, 간이 커지고 구토가 나지만, 일단 중단하면 서서히 문제가 없어진다. 지속적으로 과량 섭취하면 죽음을 초래할 수도 있다. 그러나 카로틴은 다량 섭취하여도 쉽게 독성을 나타내지 않는다.

(2) 비타민 D(calciferol)

피하조직에 있는 cholesterol 유도체는 햇볕(자외선)에 노출되면 활성화 되어 비타민 D로 전환되어 호르몬과 같은 작용을 하는 것으로 알려져 있다. 식품을 통하여 비타민 D를 섭취하지 못하였을 때에는 피하에서 비타민 D가 합성될 수 있도록 최소한도라도 햇볕을 쪼여야 하며, 만일 햇볕 조사를 받지 못하는 사람이라면 반드시 비타민 D를 식이로 섭취해야 한다. 식이로 섭취된 비타민 D는 소장에서 흡수되어 림프계로 들어간다. 간에서 비타민 D는 특별한 효소에 의해 활성화 되며 소장 점막세포에서 칼슘의 흡수를 돕는 단백질 합성에 관여한다. 이 단백질은 소장으로부터의 칼슘 흡수를 촉진하며 체내에서의 칼슘 운송에도 관여한다. 결국 비타민 D는 소장에서의 칼슘 흡수, 뼈에서의 칼슘 방출, 신장에서의 칼슘 보유를 조절함으로써 혈액 내 칼슘 농도를 정상으로 유지하는 기능을 발휘한다. 따라서 이러한 작용은 뼈를 석회화하고 유지하는데 도움을 준다. 혈액 중의 칼슘 농도를 유지하는 데는 비타민 D외에도 부갑상선 호르몬(parathyroid hormone:PTH), 칼시토닌(calcitonin) 등의 호르몬이 관여한다.

비타민 D의 결핍은 성장기에는 골반이 변형되고 다리가 휘는 구루병을, 노인기에는 엉덩이와 척추뼈에 골절이 잘 생기는 골연화증을 유발한다. 비타민 D의 과잉도 여러 가지 부작용을 초래한다. 만일 어린이가 비타민 D를 규칙적으로 과잉 섭취하게 되면 칼슘흡수가 비정상적으로 증가하게 되고, 과잉의 칼슘은 신장과 다른 기관에 축적되어, 식욕감퇴, 설사, 허약, 구토, 정신착란, 소변배설량 증가 등의 부작용을 초래하게 된다.

비타민 D는 생선 간유, 난황, 버터 등의 동물성 식품에 많이 들어 있고, 식물성 식품에는 프로비타민 D의 형태로 버섯류나 효모에 들어 있다.

(3) 비타민 E(tocopherol)

토코페롤(tocopherol)로 불리우는 비타민 E는 동물의 번식을 돕는 항불임인자로 알려졌으나 최근에는 체내 항산화제로서의 효과가 있는 것으로도 밝혀지고 있다. 비타민 E는 지용성 비타민 중 가장 산화되기 쉬운 비타민으로서 자신이 산화되면서 공존하는 다른 유지류의 자동산화를 방지하는 작용이 있다. 불포화지방산처럼 산패되기 쉬운 세포물질의 산화를 방지하여 세포막을 보호하는 역할을 할뿐만 아니라 노화, 암, 심장질환 등의 치료에도 효과를 나타내고 있다.

비타민 E의 결핍증은 매우 드물지만 미숙아에서 적혈구 용혈증세를 보이는 경우가 간혹 있으며, 만약 비타민 E가 결핍되어 세포막이 손상되면 노화현상이 빨리 나타나게 된다. 유난히 불포화지방산 함량이 높은 식사를 하면서 비타민 E 섭취가 부족한 경우에는 결핍증이 생길 가능성이 있다. 대두유, 옥수수유, 소맥배아유 등의 식물성 기름에 많이 함유되어 있어서 하루 한 스푼 정도의 식물성 기름의 섭취로 충분히 공급된다. 동물성 지방에는 사실상 비타민 E가 없다.

비타민 E의 종류는 여러 가지가 있지만 α-tocopherol 종류가 가장 많이 알려져 현재 시판되고 있으며, 다양하고 좋은 효과도 가장 많이 가지고 있다.

(4) 비타민 K

비타민 K는 혈액 응고인자를 합성하는데 필요한 영양소이며, 또한 골격형성에서 뼈의 칼슘 침착에 관여하는 오스테오칼신(osteocalcin)이라는 단백질의 합성에도 필요한 필수적인 영양소이다. 비타민 K가 부족하면 혈액응고가 지연되고 뼈의 칼슘 침착에도 영향을 받게 된다.

비타민 K의 효력이 있는 물질은 비타민 K_1, K_2, K_3의 세 종류가 있으며 그 중 비타민 K_1(phyloquinone)은 식물에 의해 합성된다. 비타민 K_2(menaquinone)는 박테리아에 의해 합성되는 것으로 인체에서는 대장의 박테리아에 의해 합성되어 흡수되며, 비타민 K_3(menadione)는 화학적으로 합성된 비타민이다. 비타민으로서의 활성은 K_3가 가장 강하고 K_2가 가장 약하다.

일반적으로 인체는 대장의 박테리아가 합성하는 비타민 K_2로부터 신체요구량의 절반을, 푸른잎 채소나 동물의 간 등에서 나머지 절반을 얻고 있다. 우리나라 사람들은 상추, 시금치, 브로콜리 등의 녹색채소를 많이 섭취하기 때문에 결핍증세를 나타내는 경우는 흔하지 않다. 그러나 유전적인 결함이 있는 유아나 장내 세균총이 형성되지 않은 상태의 신생아, 항생제를 장기간 복용하는 성인 등에서는 결핍증세가 나타날 수 있다.

4.2 수용성 비타민

수용성 비타민은 크게 나누어 8종의 비타민 B군(vitamin B groups)과 비타민 C로 나눌 수 있다. 비타민 B복합체는 티아민, 리보플라빈, 나이아신, 비오틴, 판토텐산, 비타민 B_6, 엽산, 비타민 B_{12}으로 분류한다.

수용성 비타민의 가장 중요한 체내기능은 조효소로서의 기능이다. 비타민 B복합체는 주로 에너지 대사에 관여하는 효소의 조효소 형태로서 작용한다. 비타민 C는 조효소 역할은 하지 않지만 세포 내 산화, 환원반응에 참여함으로써 다양한 대사과정에 관여한다.

수용성 비타민은 지용성 비타민에 비해 비교적 여러 가지 식품에 다양하게 함유되어 있다. 여분의 수용성 비타민은 체내에 저장되지 않고 소변을 통하여 쉽게 체외로 배설되므로 과잉섭취에 따른 독성은 없으나 필요량을 정기적으로 섭취하는 것이 중요하다. 물에 용해되고 대체로 열에 약하기 때문에 식품의 가공이나 조리과정에서 쉽게 손실될 수 있다.

(1) 비타민 B_1(Thiamin)

티아민(B_1, thiamin)은 조효소 TPP(thiamin pyrophosphate)가 되어 에너지 대사과정에 참여한다. 특히 탄수화물 대사과정에 조효소로서 관여하고 있으므로 탄수화물 섭취가 많을 때는 비타민 B_1의 필요량도 증가하게 된다. 티아민이 부족하면 에너지 대사과정에서 반응속도가 감소하여 에너지의 생성이 장애를 받게 된다. 티아민은 말초신경의 정상적 기능에도 필요하다. TPP는 신경자극 전달물질의 합성을 위해서 필요한 물질이다.

비타민 B_1은 육류, 굴, 난황, 간, 콩, 팥, 깨 등의 식품에 많이 함유되어 있으며 엽채류에는 적은 편이다. 결핍 시에는 식욕감퇴, 피로감, 체중감소 등의 증세가 나타나고, 심하게 결핍되면 각기병(beriberi), 순환계, 신경계, 근육계 질환을 초래하게 된다.

고도로 가공된 식품, 강화하지 않은 식품, 설탕, 지방, 알코올 등을 많이 섭취하는 경우에는 결핍증이 생기기 쉽다. 다량 섭취하여도 여분이 소변으로 배설되어 버리기 때문에 독성은 없다.

(2) 비타민 B_2(Riboflavin)

대부분의 생체조직 세포에서 리보플리빈(B_2, riboflavin)은 인산과 결합하여 체내의 여러 산화, 환원반응에 관여하고 있는 조효소인 FMN(flavin mononucleotide)이나 FAD(flavin adenine dinucleotide)를 합성하는데 쓰인다. 이들은 당질이나 지방산이 대사되어 에너지를 생성할 때 관여하는 효소가 필요로 하는 조효소이므로 지방과 열량섭취가 높을 때는 비타민 B_2의 섭취량도 높여야 한다. 또한 비타민 B_2는 적혈구 및 부신피질 호르몬 합성에도 참여한다.

비타민 B_2는 간, 굴, 우유, 유제품, 푸른잎 채소, 곡류 등에 주로 함유되어 있으나 그 양이 많지 않으며, 한 번에 많은 양을 섭취할 수 있는 식품으로는 우유가 가장 적합하다. 따라서 우유나 유제품 섭취가 적을 때는 리보플라빈 결핍증이 나타날 수 있으며, 평소에 식사를 잘 하지 않는 알코올 중독자에서도 결핍증 발생의 가능성이 높다. 결핍증으로는 설염, 구순·구각염, 피부염 등이 있으며, 심한 결핍 시에는 목, 눈, 신경계통 질병이 오고 결국에는 혼돈상태까지 간다. 식품으로 다량 섭취하는 경우 독성은 나타나지 않는다.

(3) 나이아신(Niacin)

나이아신은 세포 내에서 약 200개 효소의 조효소로서 산화, 환원 반응에 관여하므로 체내에서 일어나는 거의 모든 대사과정에 필요한 비타민이라 할 수 있다. 따라서 나이아신이 결핍되면 그 증세가 전신에 걸쳐서 나타나게 된다. 대표적인 결핍증인 펠라그라(pellagra)도 초기에는 식욕감퇴, 체중감소, 허약증 등으로 시작하여 피로, 불면, 우울, 환각, 정신이상, 피부병, 소화장애, 중추신경 장애 등 다양한 전신증상을 나타낸다.

나이아신은 식품 내에 나이아신으로 존재하기도 하지만 단백질 중의 필수아미노산인 트립토판(tryptophan)의 정상적 대사산물로도 합성되므로 양질의 단백질만 충분히 섭취해도 나이아신 결핍에는 걸리지 않는다(트립토판 60mg이 대사될 때 1mg의 나이아신이 생성됨, 이때 비타민 B_6가 촉매로 필요함). 다양한 식사를 정상적으로 하고 있는 경우에는 나이아신 결핍증이 거의 나타나지 않지만, 단백질 섭취가 특히 부족한 경우나 알코올 중독자인 경우 결핍증이 쉽게 나타날 수 있다. 나이아신을 다량 섭취하면 혈중 콜레스테롤을 낮추는데는 효과가 있지만, 혈관확장, 피부 화끈거림, 메스꺼움, 간의 손상, 소화성 궤양 등의 부작용이 나타날 수도 있다.

급원식품으로는 간, 육류, 가금류 등의 동물성 식품과 견과류, 두류, 곡류 등이 있으며, 과일과 채소에는 적게 함유되어 있다. 나이아신은 수용성 비타민이지만 열에 강하여 조리 시 손실은 적은 편이다.

(4) 비타민 B_6(Pyridoxine)

비타민 B_6는 거의 모든 아미노산 대사 반응에 조효소로서 작용하므로 단백질을 다량 섭취할 경우 비타민 B_6의 섭취량도 같이 증가시켜야 한다. 또한 비타민 B_6는 적혈구 형성에 직접적으로 관여하여 헤모글로빈에 산소가 결합하도록 돕고, 신경전달물질의 합성에도 관여한다. 아미노산 중 트립토판이 대사되어 niacin으로 합성되는 과정에도 비타민 B_6가 촉매로서 작용한다.

비타민 B_6가 결핍되면 구토, 빈혈, 피부염, 신경과민, 허약, 불면증, 구강질환 등의 증세가 나타난다. 결핵치료제인 INH(isonicotinic hydrazide)와 경구피임약은 비타민 B_6의 길항물질로 확인된 약제들이다.

비타민 B_6는 동물의 근육에 주로 저장되기 때문에 육류, 생선류, 가금류 등이 가장 좋은 급원식품이다. 전곡, 바나나, 시금치, 감자 등도 좋은 급원이나 동물성 식품 중의 비타민 B_6의 흡수율이 더 좋다. 비타민 B_6는 열에는 비교적 안정하나 산화와 자외선에 의해 쉽게 파괴된다.

(5) 엽산(Folate)

엽산(Folate)은 folic acid 또는 folacin이라고도 부른다. 엽산은 체세포 내에서 활성 조효소인 THFA(tetrahydrofolic acid)의 형태로 존재한다. THFA는 신체 내의 여러 중요

화합물을 합성하는 대사과정에 참여하며, 특히 DNA합성, 여러 종류의 아미노산과 그 유도체의 대사, 세포분열, 적혈구 세포와 다른 세포들의 성숙에 관여한다.

엽산이 결핍되면 DNA, RNA 같은 핵산의 합성이 방해를 받게 된다. 엽산의 결핍증은 핵산 합성의 필요성이 많은 임산부에게서 흔히 발생하여 유산이나 조산 등의 원인이 되기도 한다. 또한 엽산의 결핍은 적혈구의 미성숙으로 인한 거대적아구성 빈혈(megaroblastic anemia)이나 장점막 세포의 기능저하에 따른 흡수불량증 등을 일으키기도 한다. 알코올 중독자나 장기 설사환자 등에서는 엽산의 흡수가 불량하여 결핍증이 생기기 쉽다.

엽산의 좋은 급원식품으로는 녹엽채소, 간, 내장육, 과일류, 계란, 두류 등이 있다. 엽산은 식품가공과 조리과정에서 열, 산화, 자외선 등에 의해서 50~90%까지 손상될 수 있으므로 신선한 채소 또는 살짝 익힌 채소로 섭취할 것을 권장한다. 이때 식품 중 비타민 C는 엽산이 산화되는 것을 막아준다.

엽산은 비타민 B_{12}와 서로 연관되어 대사되고 DNA 합성에 관여하기 때문에 결핍증세가 비슷할 뿐만 아니라 과잉으로 섭취했을 때 비타민 B_{12}의 결핍상태를 가리는 부작용이 나타날 수도 있다.

(6) 비타민 B_{12}(Cyanocobalamin)

비타민 B_{12}는 악성빈혈을 치료할 수 있는 인자로써 발견되었고, 분자 내에 코발트(Co)라는 무기질을 갖는 것이 특징이다. 비타민 B_{12}는 Folate 조효소인 THFA (tetrahydrofolic acid)를 DNA 합성과 같은 중요한 대사작용에 필요한 활성형으로 전환시키는데 필요하다. 따라서 비타민 B_{12}가 부족 되면 DNA 합성이 어렵게 되어 세포분열이 이루어지지 않으므로 세포증식이 활발한 적혈구 발달에 커다란 장애가 오게 되어 거대적아구성 빈혈(巨大赤芽球性 貧血)을 초래하는 원인이 된다. 또한 비타민 B_{12}는 신경세포의 정상적인 형성과 유지에도 필요하므로 비타민 B_{12}의 결핍으로 초래되는 악성빈혈 환자에서는 빈혈과 함께 신경장애도 나타나게 된다. 비타민 B_{12}의 결핍은 일반적으로 비타민을 흡수하는 능력이 감소되는 데서 기인하며 식사 내 부족으로 발생되지는 않는다. 비타민 B_{12}의 정상적인 흡수를 위해서는 위벽에서 분비되는 내적인자(intrinsic factor)라고 하는 당단백질이 필요하다. 위절제 수술환자나 무산증 환자의 경우는 내적인자의 부족으로 흡수가 저하된다.

비타민 B_{12}는 동물성 식품에만 독점적으로 들어 있는 비타민으로 특이하다. 육류를 섭취하는 사람들에게는 결핍될 염려가 없으나 채식주의자들은 비타민 B_{12}가 강화된 식품을 이용하거나 비타민 B_{12} 제제를 복용할 필요가 있다. 채식주의자의 모유로 기른 아이는 비타민 B_{12} 의 결핍이 와서 빈혈, 뇌 성장지연, 척추퇴화, 지적발달지연 등을 겪을 수 있다. 임상적으로 악성빈혈은 몸에 힘이 없고, 혀가 붉어지면서 통증이 있고, 체중감소. 소화불량, 식욕부진, 설사, 수족 감각 이상 등의 증상을 나타낸다.

(7) 비타민 C(Ascorbic acid)

괴혈병(scurvy) 예방인자로 알려져 있는 비타민 C는 포도당과 유사한 구조를 가진 물질로서 환원형과 산화형의 두 가지 형태가 있다.

비타민 C는 사람, 원숭이, 기니피그(guinea pigs) 등을 제외한 동물에서는 체내에서 합성이 가능하며, 식물도 세포 내에서 포도당으로부터 비타민 C를 합성하는 것으로 추정된다. 비타민 C의 가장 중요한 기능은 콜라겐(collagen)의 체내 합성과정에 관여하는 것이다. 콜라겐은 결체조직, 골격, 치아, 연골, 피부, 상처조직의 주요한 구조 단백질로 체단백의 1/3을 차지하고 있는 경단백질이다. 비타민 C가 결핍되면 콜라겐의 합성이 방해되므로 모세혈관이 약해져서 괴혈병이 생기고 쉽게 멍이 들거나 출혈하고, 골격의 형성도 방해되어 성장이 지연된다.

아스코르빈산은 자신이 쉽게 산화되는 성질이 있기 때문에 조직에서 다른 물질, 즉 비타민 A와 E, 고도불포화지방산의 산화를 억제하고 방지하는 항산화제로 작용한다. 그 외에도 비타민 C는 철분의 흡수를 증진시키며 엽산의 조효소 작용을 돕고 부신피질호르몬인 노아에피네프린(norepinephrine) 합성에도 관여하고 있다.

섭취가 부족하면 괴혈병이나 출혈뿐만 아니라 체중감소, 면역기능저하, 상처회복지연, 고지혈증, 빈혈 등의 증상이 나타나며, 히스테리나 우울증 같은 심리적 증상도 나타날 수 있다.

채소와 과일류는 비타민 C의 가장 좋은 급원식품이다. 특히 함량이 높은 채소는 풋고추, 브로콜리, 파프리카, 시금치, 무청, 배추, 무 등이고 과일로는 감귤류, 키위, 딸기, 토마토 등이다. 과잉으로 섭취된 비타민 C는 대개 소변과 대변으로 배설되어 버리지만, 하루 1g 이상의 과량을 규칙적으로 섭취하게 되면 위염증, 설사, 신장결석 등을 초래할 위험이 있다.

비타민 C는 가공과정이나 조리 시 손실되기 쉽고, 열, 철, 구리, 산소와의 접촉은 파괴를 더욱 촉진시킨다.

5. 무기질(Minerals)

우리 인체는 체중의 약 4% 정도가 무기질로 이루어져 있다. 무기질은 유기물질이 산화된 후에도 남아 있는 회분(ash)을 일컫는 것으로 탄소(C), 수소(H), 산소(O), 질소(N) 이외의 원소를 말하며, 인체를 구성하는 무기질은 20여 가지이다. 무기질은 신체 내의 함량이 체중의 0.01% 이상이고 1일 식사에서 100mg 이상 섭취하는 다량원소(Ca, P, Mg, Na, K, Cl, S)와 체중의 0.01%보다 더 적은 양이 존재하는 미량원소(Fe, Cu, Zn, Mn, Se, I, Cr, F, Co 등)로 구분된다.

무기질은 다른 영양소로부터 합성되거나 전환될 수 없으므로 반드시 식사를 통하여 섭취해야만 하는 영양소이다. 각 무기질들은 체내에서 각기 다른 생리적 작용을 하지만 대체로 구성소와 조절소로서의 역할을 하고 있다.

무기질의 기능은 크게 세 가지로 나누어 볼 수 있다.

첫째, 신체의 구성성분이 된다. 뼈나 치아 등의 경조직을 구성하고 혈색소, 효소 및 호르몬의 생합성 재료로 이용된다.

둘째, 체액의 성분으로서 체액의 pH 및 삼투압을 조절한다.

셋째, 효소의 보조인자로 작용하여 효소의 기능을 활성화 시킨다.

5.1 다량무기질(macrominerals)

(1) 칼슘(Calcium, Ca)

체내 무기질 중 함량이 가장 많은 칼슘은 체중의 1.5~2.0%를 차지하고 있다. 체내 칼슘의 99% 이상이 인과 결합하여 인산염[hydroxyapatite, $Ca(PO_4)_6(OH)_2$]을 형성하여 골격과 치아를 이루고 있으며, 나머지 1%는 연조직과 혈액 등에 있다.

뼈는 일단 형성되고 나면 불변하는 것처럼 보이나 뼈세포도 다른 세포처럼 동적

평형상태(dynamic equilibrium state)를 유지하고 있다. 아동이나 청소년은 뼈의 합성량이 분해량보다 많기 때문에 뼈의 성장이 일어나지만, 성장이 끝난 성인에서는 합성량과 분해량이 같다. 그러나 중년 이후가 되면 합성량보다 분해량이 많아져서 골손실(bone loss)이 오게 되어 매년 총 골격의 0.7% 정도가 손실되는 것으로 보고되고 있다. 노년기가 되면서 키가 작아지는 것을 경험하게 되는데 뼈손실이 오는 이러한 시기는 남성보다 여성에서 더 빨리 시작된다. 여성에서는 폐경기 이후 에스트로겐 분비가 감소하면서 더욱 심해지고 이는 여성들의 골다공증 발생과도 관련이 있다.

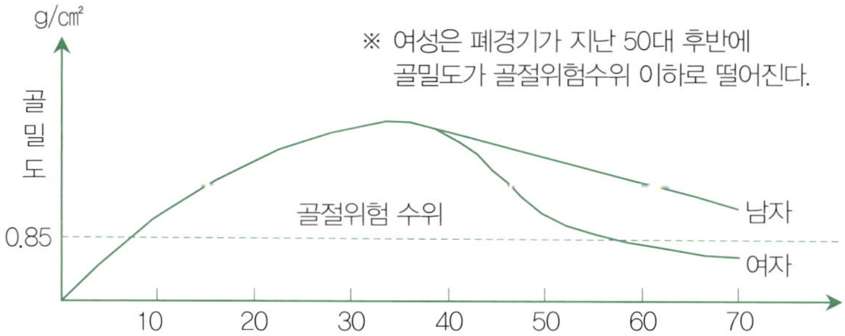

그림 2-5-1 연령과 골밀도의 변화

① 혈청 칼슘농도의 조절

연조직과 혈액에 있는 칼슘은 극히 적은 양이지만 매우 중요한 작용을 한다. 칼슘은 신경자극의 전달과 근육수축을 원활하게 하고 또한 혈액응고 과정에도 필수적이다. 이러한 작용이 활발하게 일어날 수 있기 위해서 혈액 내의 칼슘농도는 약 9~11㎎/100㎖로 잘 조절되어 항상성을 유지하여야 한다.

혈중 칼슘농도는 부갑상선호르몬(PTH, parathyroid hormone), 비타민 D 및 칼시토닌(calcitonin)에 의해서 조절되고 있다. 혈액의 칼슘농도가 정상수준 이하로 떨어지면 부갑상선에서 부갑상선호르몬이 분비된다. 이 호르몬은 비타민 D를 활성형의 1,25- $(OH)_2$-D_3로 전환시키기 위해서 신장을 자극한다. 활성형 비타민 D는 장에서의 칼슘흡수를 증가시키며 또한 혈액의 칼슘농도를 정상수준으로 유지하기 위하여 뼈에서 칼슘을 용출시킨다. 만약 혈액 내 칼슘수준이 너무 높으면 갑상선에서 calcitonin이라는 호르몬이 분비되어 부갑상선의 작용을 방해하여 혈액 내 칼슘수준을 정상으로 조절하게 된다.

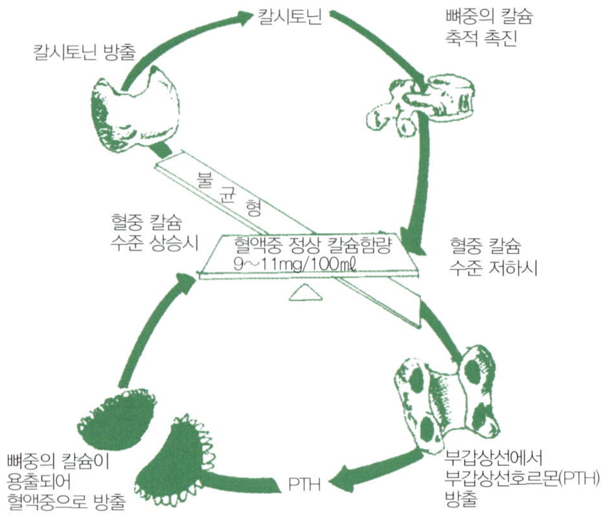

▌그림 2-5-2▐ 혈중 칼슘농도에 미치는 호르몬의 작용

② 칼슘 흡수에 영향을 주는 요인

보통 식사 중의 칼슘은 주로 십이지장에서 흡수되며 그 흡수율은 20~40% 정도로 낮은 편이다. 칼슘의 흡수에는 여러 인자들이 관여한다. 부갑상선 호르몬은 비타민 D를 활성형으로 전환시킴으로써, 유당은 칼슘의 용해성을 증가시킴으로써 흡수율을 높인다. 소화기관의 산도가 높은 경우 흡수가 잘되고, lysine이나 arginine 같은 염기성 아미노산과 비타민 C도 흡수율을 증가시킨다. 성장기 아동이나 임신·수유기에는 체내 요구량이 증가함에 따라서 흡수율도 높아진다. 식이 중의 칼슘과 인의 비율이 1:1 또는 2:1 일 때 흡수가 잘 되나 대부분의 식품에는 칼슘보다 인이 더 많다. 이들의 비율이 적당한 식품으로는 우유와 유제품이 있다.

반면 체내 비타민 D 결핍이 있거나, 고령인 경우에는 흡수가 감소한다. 특히 폐경 이후에는 여성호르몬인 에스트로겐의 혈중 농도가 떨어지면서 칼슘의 흡수율이 매우 낮아지므로 골다공증의 위험이 커진다. 시금치, 무청, 근대 등의 채소에 함유된 수산염(oxalates)이나 밀기울, 밀, 콩류 등에 함유된 피틴산염(phytates)은 소화관 내에서 칼슘과 결합하여 불용성염을 형성하므로써 칼슘의 흡수를 저해한다. 식품 중의 섬유질도 칼슘과 결합하여 흡수를 감소시키며, 장내의 유리지방산도 칼슘과 불용성염을 형성하여 배설되므로 흡수율이 저하된다. 식이 내 인의 함량이 칼슘보다 상대적으로 많을 때도 이들이 소장 내에서 불용성염을 형성하기 때문에 칼슘의 흡수와 이용이 저하된다.

③ 칼슘의 섭취기준 및 급원식품

한국인 성인 남녀의 칼슘 섭취기준은 1일 700mg이지만 1인 평균 섭취량은 400~600mg 정도로 매우 부족하며, 청소년보다 노인층에서, 도시보다 농촌에서의 섭취량이 더욱 낮은 실정이다. 칼슘은 다른 식품과 달리 자연계에 널리 분포되어 있지 않고 한정된 식품에만 함유되어 있으므로 칼슘이 함유된 식품을 섭취하지 않으면 쉽게 결핍증을 초래할 수 있다. 한국인의 일상식 중에서 칼슘 함량이 높은 식품으로는 [표 2-5-1]과 같이 녹색채소, 해조류, 뼈째 먹는 작은 생선 등이지만 이 중 몇 가지 녹색채소 중의 칼슘은 흡수되기 어려워 이용이 잘 되지 않는다는 점에 유의하여야 한다. 칼슘의 함량이 높을 뿐 아니라 가장 흡수되기 쉬운 형태로 함유되어 있는 급원식품은 우유와 유제품이다.

▌표 2-5-1▐ 식품의 칼슘함량(mg/100g)

식 품 명	함 량	식품명	함 량
우유	100	마른멸치	1,860
조제분유	617	건다시마	708
치즈(체다치즈)	750	미꾸라지	1,167
아이스크림 (유지방 8%)	140	뱅어포	1,056
계란	39	무청	229
보리쌀	40	배추	51
참깨	1,200	시금치	36
말린콩 (검정콩)	213	쇠고기 (한우, 등심)	11

④ 결핍증

성장기에 칼슘섭취가 불충분하면 성장이 지연되고 뼈가 기형이 되어 구루병(rickets)이 생긴다. 칼슘섭취가 부족하여 뼈의 석회화가 충분히 이루어지지 않으면 뼈가 쉽게 부러지고, 체중을 잘 지탱하지 못하게 되어 다리가 휘거나 앞가슴 뼈가 튀어나오는 등 기형적 체형으로 변하게 된다. 성인에 있어서는 골연화증이나 골다공증이 되어 뼈가 약해지고 쉽게 골절이 일어난다. 혈액 내 칼슘농도가 정상 수준 이하로 저하되면 근육에서 경련(tetany)이 일어나고 신경과민이 되기 쉽다.

(2) 인(Phosphorus, P)

인은 신체 내의 모든 조직에 존재하는 무기질로서 성인 체중의 0.8~1.1%를 차지하고 있다. 체내 인의 85%는 칼슘과 결합하여 골격과 치아 형성에 관여하며, 나머지는 근육, 뇌, 신경, 체액, 장기 등의 연조직에 있다. 인은 여러 가지 조효소나 핵산, ATP 등의 중요한 성분이 되므로 에너지 대사에 관여하고, DNA와 RNA의 필수 구성요소이다. 지방과 결합한 인지질의 형태로 세포막과 lipoprotein을 구성하고 있다. 신경과 근육기능을 조절하고 체액의 산, 알칼리 평형을 조절하는 중요한 기능도 하고 있다.

인은 우유 및 유제품, 육류, 곡류 등의 여러 식품에 많이 함유되어 있으므로 결핍되는 경우는 별로 없고 오히려 여러 가공식품이나 탄산음료의 이용이 늘어남에 따라 그 섭취량이 증가하여 문제가 될 수 있다.

인은 체내에서 칼슘대사와 밀접하게 관련되어 있으므로 칼슘과 인의 섭취비율을 고려해야 한다. 인의 과다 섭취는 칼슘의 흡수저하를 초래하므로 칼슘과 인의 이상적인 섭취비율인 1:1을 유지하는 것이 바람직하다. 현재 한국인의 식생활에서 칼슘과 인의 섭취비율은 1:2 정도이므로 칼슘의 섭취를 더 늘리는 것이 중요하다.

(3) 마그네슘(Magnesium, Mg)

성인의 체내에는 약 25g 정도의 마그네슘이 함유되어 있는데 그 중 60%가 골격을 구성하고 있고 나머지는 주로 근육, 간, 세포간액 등에 존재한다.

마그네슘은 칼슘, 인과 함께 골격과 치아 구성에 필수적인 무기질이며, 탄수화물, 단백질, 지질 및 핵산대사에 필요한 여러 효소를 활성화 시키는데 보조인자로도 중요하다. 심장, 신경, 근육의 흥분성과도 관련이 있어서 신경전달물질인 acetylcholine의 분비를 감소시키고 분해를 촉진시켜 신경을 안정시키고 근육을 이완시키는 성분으로 사용된다.

마그네슘은 대개 식물의 엽록소와 동물의 근육조직에 존재하므로 보통의 식사를 하면 결핍되는 경우가 거의 없다. 여성에서 골다공증 치료를 위해 추가로 칼슘을 섭취하여 과량의 칼슘이 마그네슘 흡수를 방해하는 경우, 알코올 중독자에서 흡수불량이 발생하거나 이뇨제를 사용하는 사람에게서 배설이 증가하는 경우에는 결핍증상이 나타나게 된다. 마그네슘이 결핍되면 불규칙한 심장박동, 신체의 허약, 근육통증이 나타나고 손과 발의 동작이 서로 안 맞고 심하면 발작을 일으키기도 한다.

좋은 급원식품으로는 전곡류, 땅콩버터, 견과류, 녹엽채소, 두류 등이 있다. 만약 채소를 끓이게 되면 약 50%의 마그네슘이 조리수를 통하여 손실된다.

(4) 칼륨(Potassium, K)

칼륨은 나트륨과 같이 체조직에 이온형태로 존재하며, 체내 함량의 97%가 세포내액에 존재하는 양이온이다. 체내에는 칼슘, 인 다음으로 많이 들어있는 무기질로 나트륨의 2배 정도가 된다. 대부분의 칼륨은 lean body tissue(제지방조직)의 세포 내에 존재하므로 칼륨의 양을 측정하여 lean body mass(제지방량)와 지방함량을 추정할 수 있다.

칼륨은 세포 내 삼투압 유지 및 체액의 평형에 관여한다. 또한 칼륨은 몇 가지 효소의 보조인자로 작용하여 글리코겐의 합성이나 분해과정에 관여하므로 심장근육의 정상적인 활동에도 필요하다.

칼륨은 일상 식생활에서는 결핍되는 일이 드물지만 기아, 만성 알코올 중독 등으로 장기간 섭취가 불량했을 때, 심한 구토나 설사 등으로 흡수가 불량했을 때나 이뇨제를 오래 사용하는 경우 결핍증이 발생할 수 있다. 칼륨이 결핍되면 구토, 무기력, 마비, 근육약화 등의 증상이 나타나며 특히 심장근육이 영향을 받아 심장박동수가 빨라진다. 반면 신장기능 이상 등으로 혈청 칼륨함량이 너무 높아지면 심장박동이 느려지는 등 매우 위험한 상태가 된다.

칼륨은 여러 식품에 널리 분포되어 있고 주로 채소나 과일에 많고 육류나 치즈 등에는 적은 편이다.

(5) 나트륨(Sodium, Na), 염소(Chlorine, Cl)

나트륨은 염소와 결합하여 체액 속에 존재한다. 칼륨과 달리 세포 외액에 많은 양이 존재하는 나트륨은 세포 외액에서 가장 풍부한 양이온이며, 염소는 음이온이다.

나트륨은 K^+, Cl^-, HCO_3^- 등의 전해질과 함께 체내 산, 알칼리 평형유지에 관여하며 특히 소장액의 알칼리도를 유지하는데 큰 역할을 한다. 나트륨은 세포 외액의 삼투압 유지와 수분량을 유지하는 기능이 있으며, 근육과 신경의 정상 활동에도 필요한 무기질이다. 한편 Na-K pump 작용을 통하여 포도당이나 아미노산과 같은 영양소의 세포막을 통한 능동적 수송을 돕는다.

염소는 주로 나트륨과 결합하여 존재하며 수분평형과 삼투압을 조절한다. 혈액 내에서 일정한 pH를 유지시켜 혈액의 산도유지에 중요한 역할을 하며, 위액 중의 염산의 구성분이 되어 음식물의 소화에도 관여하고 있다. 위내에서 α-amylase나 pepsin 등의 효소가 활성화 되는데도 필요하다.

나트륨과 염소는 소금(NaCl)의 형태로 많이 섭취하게 되므로 결핍증은 거의 찾아볼 수 없으나 심한 구토, 설사, 발한 등의 경우나 소금 섭취를 극도로 제한할 때는 결핍증이 나타날 수 있다. 나트륨은 결핍되는 경우보다 오히려 과잉 섭취가 더 문제가 될 수 있다. 된장, 고추장을 좋아하는 우리의 전통적인 식습관은 나트륨의 과잉 섭취를 초래하기 쉽고, 현대에 와서는 가공식품의 섭취가 증가하면서 나트륨 섭취는 더욱 증가하고 있다. 나트륨의 과잉은 부종을 야기하고 본태성 고혈압의 원인이 될 수 있으며, 심장병, 뇌출혈, 신장병의 원인이 될 수도 있다. 또한 위암의 발병률을 상승시킨다는 보고도 있다.

나트륨은 육류, 우유, 치즈, 계란 등의 단백질 식품에 많이 함유되어 있고 채소나 과일에는 매우 적다. 가공식품에는 나트륨을 포함하는 식품첨가물로 많이 들어 있으며, 그 중 대표적인 것으로 화학조미료인 MSG(monosodium glutamate)가 있다.

5.2 미량무기질(microminerals)

무기질의 급원식품 중 식물성 식품 중의 무기질 함량은 그 식물이 자라는 토양 중의 무기질 함량에 의해서 좌우되는데 비해 동물성 식품은 이들 식물을 여러 가지 먹고 자라므로 더 좋은 무기질의 급원이 된다.

미량무기질의 생체 이용률은 흡수력에 의해 좌우된다. 식물성 식품에는 흡수 방해요인이 많으나 동물성 식품에는 오히려 흡수를 증진시키는 요인이 있어 식물성 식품 내에 있는 무기질의 흡수까지 도와주기도 한다. 그러므로 미량무기질의 효과적 섭취를 위해서는 여러 가지 식품을 골고루 섭취하는 것이 바람직하다. 가공이 많이 된 식품일수록 미량무기질의 손실이 많아 그 함유량이 적어진다.

(1) 철(Iron, Fe)

체내의 총 철분 양은 3~5g 정도이며, 남자보다 여자에게 더 많이 요구되는 중요한 영양소이다. 철의 70~80%는 신체의 대사활동에 참여하는 활성형 철인데, 이 중 85%는 hemoglobin에, 5%는 근육의 myoglobin에, 나머지 10%는 cytochrome 등 철 함유 효소들에 포함되어 있다. 나머지 20~30%의 저장철은 단백질과 결합된 형태인 ferritin이나 hemosiderin의 형태로 간, 비장, 골수 등에 저장된다.

철의 가장 중요한 기능은 혈색소인 헤모글로빈을 구성하여 조직에 산소를 운반하고 조직에서 생긴 CO_2를 폐로 운반하는 역할이다. 미오글로빈의 성분으로 근육세포에서 산소를 일시 저장하는 기능도 하며, 많은 효소의 구성분 역할도 한다.

철의 결핍은 생활수준이 낮은 저개발국에서는 물론 선진국에서도 발생하기 쉬우며, 특히 성장기 아동, 청소년, 가임기 여성에서 결핍증이 발생하기 쉽다. 철이 부족되면 헤모글로빈 형성이 잘 되지 않아서 혈액이 연해지고, 적혈구의 크기도 작아지면서 빈혈이 된다. 빈혈이 되면 적혈구의 산소운반 능력이 감소되므로 영양소의 산화율이 떨어져 쉽게 피로해지고 안색이 창백해지며 작업능률도 떨어진다. 철분은 일단 흡수되면 출혈 등의 특수한 상황을 제외하고는 쉽게 소모되지 않으므로 단기간에 결핍증이 발생하지는 않는다. 따라서 철을 과잉으로 섭취하면 간의 손상을 초래하며, 심부전을 일으키기도 하며, 임산부가 철을 과잉으로 섭취했을 때 태어난 아기는 급성 철 중독으로 사망할 수도 있다. 철 함량이 높은 포도주를 매일 마시는 경우 알코올이 철 흡수를 증진시키기 때문에 철분 과잉증이 될 수 있다.

한국인의 철분 섭취기준은 성인 남자는 하루에 10mg이고, 여자는 14mg이다. 체내에서 쓰이던 적혈구가 120일 후에 파괴되면 철분은 유리되어 나와서 약 90%는 재사용 되며, 하루에 약 1mg 정도의 철분만이 소화기관, 소변, 피부 등을 통해서 손실된다. 가임기의 여성은 생리로 인한 혈액 손실에 의해서 철분의 손실이 더 크기 때문에 남성에 비하여 철분 섭취기준이 높은 것이다.

철의 급원식품으로는 쇠고기, 간, 콩류, 계란, 돼지고기, 견과류, 녹색채소 등이 있다.

표 2-5-2 식품의 철분 함량(mg/100g)

식품명	함량	식품명	함량
쇠 간	10.1	시금치	4.2
쇠고기	4.8	무청	5.8
돼지간	16.4	쑥	10.9
돼지고기	3.0	쑥갓	4.2
굴	6.1	복숭아	3.0
대 두	6.0	사과	1.2
팥	5.2	김	29.0

철분도 칼슘과 마찬가지로 체내 요구가 높을수록 흡수가 더 증진된다. 육류의 헤모글로빈이나 미오글로빈을 구성하는 헴철은 채소, 곡류, 계란, 우유 등에 들어있는 비헴철보다 흡수력이 2배 이상 높다. 영양 섭취를 주로 우유(철분이 불량한 식품)에만 의존하고, 육류의 섭취가 매우 적은 어린이에서 철분 결핍성 빈혈이 많이 발생하게 된다.

철의 흡수는 [표 2-5-3]의 여러 요인에 의해 증진 또는 저해를 받는다.

표 2-5-3 철 흡수에 영향을 주는 요인

흡수 증진요인	흡수 저해요인
동물성 식품	식물성 식품
아미노산	탄닌산, phytic acid
비타민 C, 구연산, 젖산	인산염, 수산, 과잉의 식이섬유소
succinate, pyruvate	다량의 무기질 섭취
임신·수유기, 성장기	차, 커피
저영양 상태, 빈혈	위 절제수술

(2) 아연(Zinc, Zn)

아연은 최근 생리적인 중요성이 많이 밝혀지고 있는 무기질로 인체 내에서는 피부, 모발, 안구, 남성의 성선, 췌장, 골격 등에 많이 분포되어 있다.

여러 가지 금속효소의 구성분으로 건강을 유지하는데 기여하고 면역기능에도 필수적인 아연은 단백질과 핵산의 합성과 대사를 돕고 생식기관의 발달과 기능에도 필요하다. 상처와 화상의 회복에도 필요하며 간에 저장된 비타민 A의 이용률을 높인다. 인슐린의 합성에 필요한 구성분이며, 혈당조절에 관여하는 인슐린의 작용을 지속적으로 활발히 하는데 관여한다.

아연이 결핍되면 성장불량, 성기능 부진, 피부 각질화, 식욕부진, 저항력 감소, 상처치유 지연, 탈모, 우울, 정신적 혼수 등이 온다. 남자 아이의 경우 성적발달에 장애가 올 수 있고, 임산부에서는 자연유산, 미숙아나 기형아 출산 등의 위험이 있다.

아연의 좋은 급원으로는 굴과 같은 해산물, 살코기, 간, 난황 등이 있다. 곡류에는 아연이 들어 있으나 곡류 중의 아연은 섬유소나 phytate 등에 의해 흡수율이 낮아지며 채소, 과일, 난백 등에는 아연이 거의 없다. 완전 채식주의자들에서는 아연 부족 현상이 생기기 쉽다.

(3) 요오드(Iodine, I)

인체 내 요오드의 70~80%는 갑상선에 농축되어 있으며 나머지가 근육, 타액 등에 존재한다. 요오드는 목의 아래쪽에 있는 내분비선인 갑상선에서 갑상선호르몬 thyroxine의 성분이 되어 대사율을 조절한다. 갑상선호르몬은 체내의 모든 신진대사를 왕성하게 함으로써 정상적인 성장 및 건강유지, 지능발달이 되도록 한다. 태아의 세포발달과 백혈구 구성에 관여하며 수유부에 있어서는 유즙분비와도 관계가 있다.

요오드가 부족하면 갑상선호르몬의 생산이 적어지고 갑상선은 조금이라도 호르몬을 더 많이 생성하기 위해서 과도한 일을 하게 된다. 그 결과 갑상선 조직의 세포수와 크기가 증대되어 갑상선이 비대해지는데 이를 단순갑상선종(simple goiter) 또는 지방변성 갑상선종(endemic goiter)이라 한다. 이는 바다와 멀리 떨어져 있는 지역의 요오드 함량이 적은 토양에서 생산된 식물을 먹고 사는 주민들에서 흔히 볼 수 있는 일종의 풍토병이다. 초기에 갑상선의 크기가 작을 때 요오드를 보충하면 완치되나 일단 심하게 비대해진 갑상선종은 정상으로 치유되기가 어렵다. 임신 이전과 임신 중에 요오드 결핍증을 겪은 모체로부터 태어난 어린이에서는 기초대사율이 저하되고 성장발육과 지능발달이 떨어지며 백치가 되는 cretinism 증상이 나타난다. 신체는 잘 자라지 못하고 복부나 혀 등의 연조직만 비정상적으로 크게 발달되어 기형의 모습을 보이게 된다. cretinism 증상은 출생 직후 바로 치료하면 회복이 가능하다.

요오드 결핍으로 생기는 단순갑상선종 이외에 다른 원인으로 갑상선 기능이 항진되어 갑상선이 비대해지는 안구돌출성 갑상선종(exophthalmic goiter)이 있다. 이 경우는 갑상선호르몬이 과잉 생산되어 이상 식욕증진, 체중감소, 안구돌출, 신경과민, 손떨림 등의 증상을 보이며 의학적 치료를 요한다. Basedow씨 병은 요오드 섭취가 약간 부족할 때 오히려 갑상선호르몬이 과다하게 분비됨으로서 갑상선 기능항진증이 되는 병이다. 안구돌출, 갑상선종이 되고 심장박동이 심해지는 증상을 나타낸다. 갑상선종은 사춘기나 임신기처럼 대사율이 높을 때 많이 발생하며 남성보다 여성에 더 많다.

해수어 및 각종 해산물과 해안 지역의 토양에서 자란 농작물에 요오드가 풍부하다. 토양 중 요오드 함량이 적거나 해산물 섭취가 낮은 지역에서는 요오드를 강화시킨 식염(iodized salt)을 사용하고 있다.

(4) 셀레늄(Selenium, Se)

셀레늄은 간과 신장에 특히 많은 원소로 비타민 E와 서로 의존하는 것으로 알려져 있다. 한쪽의 함량이 낮은 경우 다른 한쪽의 존재로 부분적인 보상이 되기도 한다. 셀레늄의 중요기능은 글루타치온 퍼옥시다제(glutathion peroxidase)의 성분이 되어 항산화제의 역할을 하는 것이다. 세포막이나 DNA의 산화에 의한 손상을 방지하고 수은이나 카드뮴 중독에 대한 방어작용을 한다. 그 외에도 정자의 운동성 유지, 면역기능, 췌장의 정상기능에 필요하며 항암효과도 있다. 셀레늄은 비타민 E보다 500배나 조류의 간괴사를 방지하는 효과가 있다고 보고되어 있다. 셀레늄이 많이 들어 있는 식품으로는 육류, 내장고기, 해산물, 난황, 우유, 버섯 등이 있다.

(5) 불소(Fluorine, F)

인체 내의 불소는 골격과 치아 조직에 CaF_2로서 들어 있으며 골격과 치아에 경직성을 주어 충치 발생이나 골다공증에 대해 보호작용을 한다. 불소는 치아의 에나멜층을 단단하게 유지함으로써 구강 내 박테리아가 생성한 산에 의해 에나멜 층이 부식되는 것을 막아 충치 발생을 감소시킨다. 골격에 경직성을 주어 뼈의 무기질이 혈액 내로 유출되는 것을 막기 때문에 골다공증의 발생을 감소시킨다. 음료수에 불소를 1ppm 정도 첨가시킬 때 충치 발생을 50% 정도 감소시킬 수 있다고 하나, 2ppm 이상 과량으로 포함된 식수를 오래 동안 마시게 되면 치아에 반점이 생기고 에나멜층이 광택을 잃고 갈색으로 얼룩이 진다. 심하면 뼈의 기형이나 관절염 등이 나타날 수 있다. 불소의 좋은 급원은 불소가 첨가된 식수, 해조류, 생선류, 녹차 등이다.

(6) 코발트(Cobalt, Co)

코발트는 비타민 B_{12}의 구성분이기 때문에 식이 중에 꼭 필요한 무기질이다. 코발트는 비타민 B_{12}의 구성분으로서 악성빈혈을 막아주고 효소의 부활제로서 효소작용을 촉진시키며, 인슐린의 작용을 높이는 역할을 한다. 비타민 B_{12}는 인체 내에서 합성될 수 없으므로 음식으로 섭취해야 하며, 이 때 코발트도 비타민 B_{12}의 성분으로 같이 섭취된다. 육류, 우유, 곡류, 채소류 등에 많으나 반드시 비타민 B_{12}의 성분으로 섭취되어야 생리적으로 활성이 있다.

6. 물

물은 생명유지를 위해서 필수적이며 체중의 60% 이상을 차지하는 주요한 인체의 구성성분으로 인체 내에서 모든 생명현상이 일어날 수 있는 환경적 요소를 제공하고 있다. 물은 세포 내외에 존재하면서 물질을 용해시키고, 용해된 물질을 이동시키면서 이들 물질의 농도를 항상 일정하게 유지시키는 역할을 한다.

인체 내 물의 분포를 보면 총량의 2/3가 세포 내액으로, 1/3은 세포 외액으로 분포되어 있다. 세포 외액의 3/4는 조직액(세포 간액)으로, 1/4은 혈액으로 존재한다. 세포 내액에서는 Na^+와 Cl^-의 농도는 낮고 K^+의 농도가 높은데 비해 세포 간액과 혈장은 Na^+와 Cl^-의 농도는 높고 K^+의 농도는 낮다. 바로 이 전해질들의 농도 차이가 투과성인 세포막을 통해 화학물질의 교환을 가능케 한다. 특히 수용성 단백질, 콜레스테롤, 인지질, 무기질 그리고 다른 용해되지 않은 용질들이 전해질 농도 차에 의해 영향을 받는다.

6.1 물의 기능

(1) 체조직의 구성성분이다.

물은 신체 내 모든 조직의 정상적인 구성성분이다. 혈액의 92%, 심장, 신장, 간, 근육 등의 75%, 골격의 26%, 지방조직의 20%가 수분이며, 가장 수분함량이 적은 조직은 치아로서 10% 정도의 수분을 함유하고 있다.

(2) 영양소와 노폐물을 운반하는 역할을 한다.

물은 혈액과 림프액과 같은 체액의 중요한 구성성분이 되며 체액을 통하여 여러 가지 영양소를 각 세포 및 조직에 운반한다. 또한 신진대사 과정에서 생성된 탄산가스, 암모니아, 요소, 요산 등의 노폐물이 폐, 피부, 신장을 통하여 체외로 배설되도록 한다.

(3) 용매로서 작용한다.

체내에서 일어나는 여러 화학작용은 대부분 수용액 상태에서 일어난다. 물은 체내 각 조직에서 영양소들을 용해시키고 있다.

(4) 신체 연결 부위에서 윤활유 역할을 한다.

관절의 활액낭 속의 활액이나 타액, 소화액 속의 수분 등은 관절운동이나 음식물의 섭취를 쉽게 하는 윤활제의 역할을 한다. 임산부에서는 태아를 보호하는 방어적 역할도 한다.

(5) 체온이 일정하게 유지되도록 한다.

물은 열의 좋은 전달체이므로 대사결과 발생된 체열을 혈액을 통해 전신에 고르게 분산시킨다. 높은 기온, 심한 운동이나 노동 등으로 체열이 과도하게 상승하면 자동적으로 땀을 흘리게 하여 체온을 조절한다.

(6) 체내에서 일어나는 생화학 반응의 매개체 역할을 한다.

아미노산, 포도당, 지방산 등이 단백질, 당질, 지질로 합성될 때 매개체가 된다.

6.2 인체에 흡수되는 물, 배설되는 물

성인에서는 1일 2.5 ℓ 씩의 물이 흡수, 배설되어 평형을 유지한다.

(1) 인체에 흡수되는 물

- 물이나 음료수로서의 흡수 : 800~1600mℓ
- 음식물을 통한 흡수 : 600~700mℓ
- 대사수 형태(metabolic water)로 생성되는 물 : 300~400mℓ

각 영양소 100g당 발생되는 대사수의 양은 당질 60g, 단백질 41g, 지질 107g 정도이다.

(2) 인체에서 배설되는 물

- 소변을 통한 배설 : 1500mℓ(45~50%)
- 피부 증발에 의한 배설 : 600mℓ(15~30%)
- 폐를 통한 호흡에 의한 배설 : 400mℓ(10~20%)
- 대변을 통한 배설 : 100mℓ(5~10%)

7. 식품 중의 기능성 영양물질

7.1 식이섬유소(Dietary fiber)

(1) 식이섬유소의 정의

식이섬유소는 인간의 소화효소에 의해서 소화될 수 없는 난소화성 다당류를 총칭한다. 최근 여러 대사성 질환의 예방 및 치료와 관련하여 식이섬유소 섭취의 중요성이 크게 인식되고 있다. 식이섬유소는 주로 곡류, 채소류, 과일류에 함유되어 있으며 식물의 세포벽이나 기저물질 등을 이루는 난소화성 다당류와 리그닌으로 구성되어 있다.

(2) 식이섬유소의 분류

식이섬유소는 물에 대한 친화성에 따라 수용성과 난용성으로 나눈다. 난용성 식이섬유소는 물과의 친화력이 적고 장내 미생물에 의해서도 분해되지 않고 거의 원상태로 배설되지만 수용성 식이섬유소는 대장의 박테리아에 의해 분해, 흡수되어 1g 당 평균 1~2kcal의 에너지를 낸다. 수용성 식이섬유소를 너무 많이 섭취하면 대장에서 메탄이나 수소와 같은 가스가 발생하지만 건강에는 해가 없다.

표 2-7-1 식이섬유소의 분류와 급원식품 종류

성 질	종 류	주요 급원식품	생리적 기능
난용성	cellulose	곡류(현미, 통밀), 대두, 채소류	•분변량 증가 •장 통과시간 단축
	hemicellulose	밀배아, 채소류	
	protopectin	감귤류, 사과, 채소줄기	
	lignin	당근, 우엉, 산채류	
	chitin	게, 새우	
수용성	pectin	사과, 감귤류	•음식물의 위장 통과를 느리게 함 •포도당을 천천히 흡수시킴 •혈청 콜레스테롤 감소
	식물 검	구아검	
	점질물질	미역, 다시마	
	해조다당류	미역, 다시마, 한천, 카라기난	

(3) 식이섬유소의 생리적 기능

- 구강의 저작활동을 자극하여 타액과 위액의 분비를 촉진시킨다.
- 소화관 운동을 활발하게 한다.
- 음식물의 위 내 체류시간을 연장하여 위장의 포만감을 유발한다.
- 영양소의 소화 및 흡수속도를 저하시킨다.
- 장 내용물의 소화관 통과시간을 단축시킨다.
- 수용성 식이섬유소는 혈청 콜레스테롤의 흡수를 저하시킨다.
- 수용성 식이섬유소는 대장 내 발효를 위한 기질이 된다.
- 분변량이 증가하고 배변횟수가 많아진다.

(4) 식이섬유소와 건강과의 관계

식이섬유소는 영양소로서의 기능은 거의 없으나 생리적으로 중요한 기능들을 가지고 있다.

① 비만을 예방한다.

음식물의 위 내 체류 시간을 연장하여 위장의 만복감을 오래 지속시키는 반면 소화물의 소장 내 체류시간을 감소시켜 영양소의 흡수를 감소시킨다. 펙틴 같은 수용

성 섬유소는 물에 용해되어 겔을 형성하여 점성이 강해져서 함께 흡수된 포도당이나 지방 성분 등의 소화 흡수를 방해하기도 한다.

② 변비(constipation)를 예방한다.

식이섬유소는 장내에서 쉽게 분해되지 않고 배설되므로 노폐물의 양을 증가시켜 대장 근육의 연동운동을 촉진하므로 변비 해소에 도움이 된다. 또한 흡습성, 보수성이 커서 장 내용물의 부피를 크게 하여 장벽을 자극하고 장운동을 촉진시킴으로써 변통을 조절하는 효과가 있다. 이러한 작용은 주로 난용성 섬유소에 의한 것이다.

③ 당뇨병 조절효과가 있다.

소화된 음식물이 소장에서 체류하는 시간이 짧아지므로 소장에서의 당 흡수가 느려져 혈당이 천천히 증가하므로 당뇨의 조절이 보다 쉬워진다. 따라서 인슐린의 필요량도 줄어들게 된다.

④ 혈중 콜레스테롤 저하효과가 있다.

식이섬유소는 소장에서 콜레스테롤 흡수를 방해한다. 또한 소장에서 담즙산과 결합하여 배설되므로 담즙산의 재흡수를 억제하여 혈중 콜레스테롤 저하 효과가 있다. 혈당이 조절되면서 인슐린 분비가 감소되어 간에서의 콜레스테롤 합성도 감소한다.

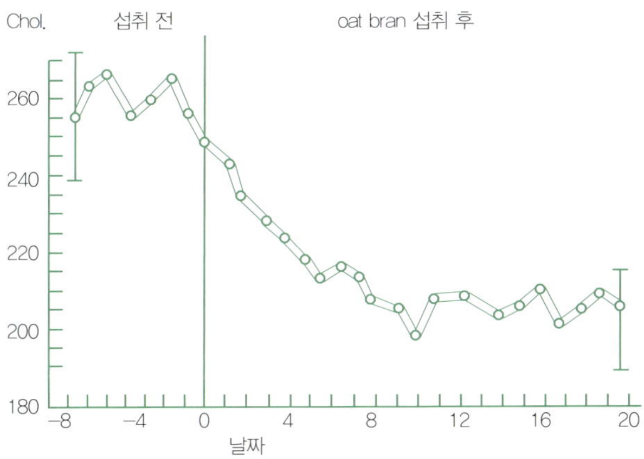

그림 2-7-1 식이섬유소 섭취에 따른 혈청 콜레스테롤 변화

⑤ 결장암(colonic cancer) 예방효과가 있다.

식이섬유소에 함유된 수분은 체내에서 생성된 발암물질을 희석시켜서 발암성을 감소시킨다. 발암물질과 직접 결합하여 발암물질이 흡수되지 않고 배설되게 하거나 노폐물이 대장을 빨리 통과하게 하여 대장의 조직세포가 발암물질과 접촉하는 일이 적어지도록 해 준다.

(5) 식이섬유소의 권장량

한국영양학회에서는 장의 건강을 위해 매일 20~30g 정도의 식이섬유소의 섭취를 권장하고 있다.

표 2-7-2 식품의 식이섬유소 함량

분류	식품명	목측량	섬유소(g)	분류	식품명	목측량	섬유소(g)
곡류	백미	밥 1공기	1.19	과일류	사과(부사)	중 1/2개	1.37
	7분도미	〃	1.28		배	중 1/3개	1.50
	현미	〃	3.32		딸기	중 6알	1.27
	감자	소 1개	1.12		수박	소 1쪽	0.19
	고구마	〃	1.18		바나나	중 1/2개	2.10
채소류	양배추	소 1접시	1.72	버섯류	양송이	소 1접시	1.60
	오이	〃	0.99		팽이버섯	〃	2.80
	당근	〃	2.58		생표고	〃	4.50
	콩나물	〃	1.56	해조류	김	1장	0.63
	브로콜리	〃	2.68		미역	소 1접시	4.61
	시금치	〃	1.74		파래	〃	3.20
	우엉	〃	3.58	기타	콘플레이크	1컵	0.96
	양파	〃	1.48		팝콘	소 1봉지	9.71
	김치	〃	2.28		밤	중 1개	4.27
	깍두기	〃	2.47		식이음료	1병	5.00

(6) 고 식이섬유소 식사의 문제점

식이섬유소는 흡수성이 크기 때문에 식이섬유소를 많이 섭취할 때는 수분섭취도 증가시켜야 한다. 수분섭취가 부족할 경우 분변이 매우 단단하여 오히려 배변이 어려워져 변비를 유발할 수도 있다.

칼슘, 아연, 철분 등의 중요한 무기질과 결합하여 이들 무기질의 흡수를 방해할 수 있으므로 평소 영양상태가 좋지 못한 사람인 경우는 식이섬유소를 지나치게 많이 섭취하지 않도록 하여야 한다.

7.2 피토케미컬(phytochemical, phytonutrients)

(1) 정의

phytochemical은 phyto(plant, 식물)와 chemical(화학)의 합성어로 식물내재 영양소라고도 부른다. 식물성 식품 속에 미량으로 존재하는 성분들로서 영양소로 분류하지는 않지만 건강유지에 꼭 필요하고 유익한 생리활성을 가지는 물질들을 말한다. 식물의 잎이나 뿌리에서 만들어지는 phytochemical은 식물 자체에서는 자신과 경쟁하는 식물의 생장을 방해하거나 각종 미생물, 해충 등으로부터 자신을 보호하는 역할을 한다. 이 천연의 화학물질은 인체 내에서 항산화물질로 작용하여 세포손상을 억제하고 발암물질을 제거하는 작용 등으로 인체의 기능을 활성화시킨다.

phytochemical은 식물성 식품에 주로 선명한 색과 향미를 주는 화합물이다. 오렌지와 토마토의 색이나 마늘, 양파의 매운맛 성분 등이 대표적이다.

(2) phytochemical의 역할

phytochemical은 체내에서 항산화작용, 해독작용, 면역력 증강작용, 호르몬의 역할 조절작용, 박테리아나 바이러스를 죽이는 작용 등을 한다. 이러한 기능을 가지는 phytochemical을 꾸준히 섭취하게 되면 노화, 암, 심장병, 고혈압, 백내장, 골다공증 등의 여러 가지 성인질환을 예방하는 효과를 기대할 수 있다.

(3) phytochemical의 종류

① 카로티노이드(Carotenoids)

β-카로틴, 루테인, 리코펜 등의 여러 카로티노이드는 노화지연, 당뇨 합병증 감소 등의 효과가 있으며, 심장병, 뇌졸중, 몇몇 암으로부터의 신체 보호 기능도 있다. 당근, 늙은 호박, 고구마, 키위, 브로콜리, 시금치, 토마토, 고추, 수박, 자몽, 옥수수 등에 많이 함유되어 있다.

② 플라보노이드(Flavonoids)

레스베라트롤(적포도주의 대표적 플라보노이드), 안토시아닌, 퀘르세틴, 헤스페리딘, 카테킨 등의 플라보노이드는 항산화제로서 생체 내에서 중요 분자를 공격하여 산화시키는 유리래디칼 같은 물질을 안정화시킬 수 있다. HDL-콜레스테롤의 수준을 증가시켜 혈관 벽에 플라크가 형성되는 것을 방지하고 항암효과가 있다. 급원식품으로는 적포도주, 딸기, 자두, 블루베리, 사과, 배, 체리, 양파, 케일, 브로콜리, 마늘, 녹차, 감귤류 등이 있다.

③ 페놀화합물(Phenol화합물)

카페익산(caffeic acid), 갤릭산(gallic acid) 등의 페놀화합물은 혈중 콜레스테롤을 강하하고 심장병, 몇몇 암의 위험도를 감소시키는 효과가 있다. 자두, 적포도주, 키위, 건포도, 토마토, 현미 등의 식품에 많이 들어 있다.

④ 이소플라본(Isoflavone)

제니스테인(genistein), 다이드제인(daidzein) 등의 이소플라본 성분은 여성호르몬과 비슷한 특성을 가지고 있어서 유방암의 예방, 혈중 콜레스테롤 강하, 폐경기 증상의 감소, 골다공증 예방 등의 효과가 있다. 급원식품으로는 대두, 두부, 된장, 간장, 청국장, 콩나물, 감자, 옥수수, 땅콩, 건포도 등이 있다.

⑤ 설포라판(Sulphoraphane)

설포라판은 배추, 브로콜리, 컬리플라워, 케일, 양배추, 순무 등에 많이 함유되어 있는 유기황 성분으로 위궤양, 대장암의 위험을 감소시키는 효과가 있다.

⑥ 알릴화합물(Allyl 화합물)

마늘, 양파, 부추, 파에 함유된 매운맛 성분인 알리신 등은 간암, 유방암, 대장암, 위암 등을 예방하고 혈중 콜레스테롤 및 혈압 강하효과가 있다.

⑦ 사포닌(Saponin)

콩, 팥, 인삼 등에 있는 사포닌은 면역성을 강화하고 여러 암에 대하여 항암효과를 나타낸다.

⑧ 항산화영양소

비타민 C, 비타민 E, 셀레늄(Se) 등은 다른 영양소에 비하여 특별히 항산화성이 강한 영양소이다. 감귤류, 토마토, 풋고추, 브로콜리, 딸기 등에 많이 함유되어 있는 비타민 C는 항산화성이 커서 니트로사민(nitrosamine)과 같은 발암물질 전구체가 발암물질로 전환되는 것을 방지하고 동맥경화의 위험도 감소시킨다. 비타민 E는 생체막이나 지단백질에서 지질이 과산화 되는 연쇄반응을 차단하여 순환기계 질환에 의한 사망률을 감소시킨다. 식물성 기름, 과일과 채소, 전곡류, 견과류 등에 많이 함유되어 있다.

(4) 질병과 phytochemical

phytochemical의 강력한 항산화 작용은 DNA의 산화적 손상을 막아 암의 발생을 예방하고, 암의 진행을 빠르게 하는 효소의 활성을 감소시켜 암의 진행 속도를 늦추는 효과가 있다. 또한 식품 중에 비활성인 상태로 존재하는 발암물질이 생체 내에 들어와서 발암물질로 전환되는 과정을 막는 작용을 하여 암 발생 예방기능도 있다.

체내에 항산화물질이 부족하면 산화된 LDL이 많이 생성되어 동맥 혈관 벽에 플라크를 형성하여 순환기계 질환의 발병률을 높이게 된다. 몇몇 phytochemical은 혈중 콜레스테롤 수치와 혈소판의 응집력을 낮추고 LDL을 감소시켜 순환기계 질환의 발병을 예방하는 기능이 있다.

(5) phytochemical의 섭취방법

phytochemical은 신선한 과일이나 채소를 통하여 섭취되도록 하는 것이 좋으며 정제하여 영양보충제의 형태로 복용하는 것은 바람직하지 못하다. 다양한 과일, 채소, 곡류, 두류를 충분히 섭취하면 다른 종류의 영양소와 함께 여러 phytochemical을 동시에 섭취할 수 있고, 이들을 함께 섭취함으로써 나타나는 상승효과도 얻을 수 있다. 식품을 통하여 섭취하면 먹는 즐거움도 누릴 수 있고 또 개별 물질의 과잉 섭취로 야기될 수 있는 독성문제도 해결될 수 있어서 안전성 면에서도 우수하다.

H E A L T H Y   D I E T A R Y

제3장

식생활 관리와 영양섭취기준

식생활 관리는 식생활과 관련된 모든 의사결정과 행동을 의미하는 것으로 식사계획, 식품구매, 조리, 상차림, 주방기기 및 설비관리 등을 모두 포함한다. 이러한 식사와 관련되는 모든 활동과 의사결정을 실천하고 책임지는 사람을 식생활 관리자라고 한다. 그러므로 식생활 관리자는 식생활과 관련된 다양한 업무를 종합적으로 관리하고 책임지게 된다.

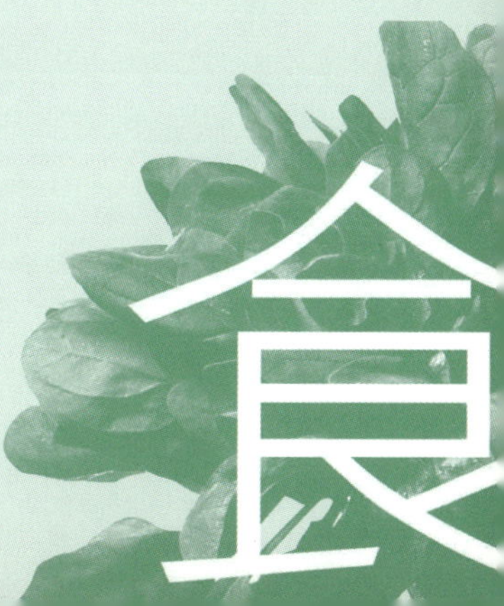

제3장 식생활 관리와 영양섭취기준

1. 식생활 관리

1.1 식생활 관리의 개념과 목적

인간이 생명을 유지하고 일상생활을 건강하게 영위하기 위해서 가장 필수적인 요소는 식생활이라고 할 수 있다. 식생활 관리(meal management)는 식생활과 관련된 모든 의사결정과 행동을 의미하는 것으로 식사계획, 식품구매, 조리, 상차림, 주방기기 및 설비관리 등을 모두 포함한다. 이러한 식사와 관련되는 모든 활동과 의사결정을 실천하고 책임지는 사람을 식생활 관리자(meal manager)라고 한다. 그러므로 식생활 관리자는 식생활과 관련된 다양한 업무를 종합적으로 관리하고 책임지게 된다.

일반적으로 식생활 관리자는 그 가정의 주부이지만 궁극적으로는 우리 개개인이 자기 자신에 대한 식생활 관리자가 되어야 한다. 식생활 관리자는 영양필요량의 산정, 식비의 예산, 식단계획, 식품의 선정과 구입방법, 조리법과 상차림, 에너지의 선택 등에 대하여 수많은 결정을 내린다. 모든 식생활 관리자의 이러한 의사결정들은 식생활 관리의 목표를 달성하기 위하여 합리적인 방법으로 내려져야 한다. 영양과 식품에 관한 지식과 기술을 기본으로 하여 돈, 시간, 인력, 설비, 용구 등에 관한 조건을 참작하면서 사람들의 기호와 요구를 충족시킬 수 있도록 식사내용이 구체적으로 제시되어야 하므로, 식생활 관리란 결코 단순한 일이 아니다. 식생활 관리의 목표는 모든 사람이 바라는 좋은 식생활을 성취하는데 있다. 좋은 식생활이란 개인, 가족, 사회에 따라서 그 기준이 다르겠지만 대체로 다음 4가지 내용을 충족시킬 때 가치 있고 바람직한 식생활이라 할 것이다.

(1) 영양상 균형을 이룬 식사

각 개인의 신체적인 조건과 활동 특성에 맞게 필요한 영양소를 균형 있게 섭취하여 체력과 건강을 유지하여야 한다. 매일의 식사 내용이 충분하고 균형 있는 영양을 공급하도록 식단을 계획하고 식품을 선택, 배합, 조리하여 이상적인 식생활이 되도록 하여야 한다.

(2) 경제적으로 합리적인 식사

가정이나 단체나 모두 식생활에 충당할 수 있는 예산을 가지고 있으므로, 그 예산의 범위 내에서 질적으로 우수한 식생활이 되도록 하는 계획이 필요하다. 같은 값으로 영양적이고 공해가 없으며 신선한 식품을 선정하는 것이 기본적으로 필요한 일이겠지만, 그 외에도 식비를 효과적으로 쓸려면 식품의 선정, 구입방법, 조리방법 등에 대하여도 충분히 연구, 노력하여야 한다.

(3) 기호와 식습관에 유의한 식사

각 개인이나 가족의 기호와 식습관을 충분히 배려하여 거부감 없이 식사를 즐길 수 있도록 식품을 선정하고, 조리법을 선택하여야 한다. 개인의 기호나 식습관은 그 사람의 생리적, 심리적, 문화적 여러 요인에 의하여 장기간에 걸쳐 형성된 것이므로 이 점을 충분히 배려하여 식단을 작성하여야 한다.

영양적 균형성과 경제적 합리성이 충족되는 범위 내에서는 각 개인의 기호나 식습관을 충분히 고려한 식사내용이 되어야 할 것이다.

(4) 시간과 에너지 소비가 조화된 식사

식사준비에 소요되는 시간과 에너지는 적을수록 좋다. 시간과 에너지를 허비하지 않으면서도 영양적으로 우수하고 경제적으로 합리적이면서 맛있는 음식을 먹을 수 있다면 얼마나 즐거울까? 식사 준비에 소요되는 시간과 에너지는 식품의 종류나 조리 방법뿐만 아니라 주방의 설비, 가족의 협조 등에 의하여 크게 좌우된다.

여러 가지 음식의 조리시간, 시판 가공식품의 가격과 기호상의 문제, 부엌시설의 개선 등 시간과 에너지 소비에 영향을 미치는 여러 요인들을 종합적으로 분석 연구하여 가능하면 시간과 에너지가 적게 소비되는 식사준비가 되어야만 즐거운 식생활이 영위될 수 있을 것이다.

1.2 식생활 관리의 중요성

오늘날 우리들의 식생활 환경은 급속도로 변화되면서 매우 복잡한 양상을 띠고 있다. 과학 기술의 발달과 더불어 식량의 증산, 저장, 가공기술 등이 발달하고 산업, 무역, 매스컴도 세계적으로 확대되고 자유화 되고 있다. 우리의 식생활 환경은 날로 광역화, 고도화, 사회화 되고 있으며 가공식품이나 인스턴트식품의 이용이나 외식의 빈도는 날로 증가하고 있다. 전통적인 식생활의 약화로 우리의 식생활 문화는 크게 변화하고 있으며, 이러한 식생활 문화의 변화는 우리 국민들의 건강문제에도 많은 영향을 미치고 있다.

개인의 건강상태는 신체조건, 사회경제적 상태, 생활환경, 국가 의료보건체계, 개인의 생활습관 등에 의해 영향을 받을 수 있다. 이 중에서 식생활, 음주, 흡연, 스트레스 관리 등의 생활습관은 개인의 노력에 의해 어느 정도 조절될 수 있는 요인이다. 최근 우리나라 국민들의 사망원인이 되는 질병은 주로 만성질환인 것으로 보고되고 있으며, 이는 식생활 환경의 급속한 변화와도 밀접하게 관련되는 것이다([표 3-1-1]).

개인의 건강을 위해서는 우선적으로 자신의 생활양식을 바르게 관리해야 하며, 나아가서 가족의 건강을 지키기 위한 식생활 관리자로서의 현명한 노력도 필요할 것이다. 식생활 관리의 환경 조건이 확대되고 복잡해져 갈수록 변화된 조건에 보다 빠르고 쉽게 적응할 수 있도록 계속적으로 정보를 수집하고 연구하여야만 이상적인 식생활 관리를 할 수 있다.

표 3-1-1 한국인의 주요 사망원인 질환과 위험 가능인자

순위	사망원인 질환	위험 가능인자
1	악성신생물(암) 27.7%	비만, 동물성지방 과다섭취, 식이섬유소부족, 칼슘부족 비타민과 무기질 섭취감소, 짠음식, 탄음식, 과도음주, 흡연
2	뇌혈관질환 11.2%	비만, 동물성지방의 과다섭취, 식이섬유소부족, 칼슘부족 비타민과 무기질 섭취감소, 짠음식, 과도음주
3	심장질환 8.6%	비만, 동물성지방 과다섭취, 칼슘부족, 과도음주 비타민과 무기질 섭취감소
4	당뇨병 4.1%	비만, 지방 과다섭취, 식이섬유소부족, 비타민과 무기질 섭취감소

자료: 2008년 사망원인 통계결과, 통계청(2009)

2. 한국인의 영양섭취기준

2.1 한국인 영양섭취기준이란?

건강한 생활을 위해서는 여러 영양소를 균형 있게 섭취해야 하며 각종 영양소의 필요량은 영양소의 종류에 따라 다르므로, 매일 어떤 영양소를 얼마만큼 먹어야 적절한 영양섭취를 할 수 있는지에 대한 기준이 필요하다.

한국인 영양섭취기준(Dietary Reference Intake : DRIs)은 한국인의 건강을 최적으로 유지할 수 있는 영양소 섭취수준으로 만성질환이나 영양소 과다섭취 예방 등까지도 고려한 여러 수준으로의 영양섭취기준이다. 우리나라에서는 1962년 세계식량농업기구와 세계보건기구 한국위원회에 의하여 처음으로 영양권장량이 제정된 이후 2000년, 7차 개정까지 한국영양학회에 의해 거의 5년마다 지속적인 개정을 거듭하여 왔다. 2005년에는 새로이 영양섭취기준이라는 개념이 도입되었으며 2010년에 1차 개정판이 발표되었다. 영양섭취기준은 평균필요량(Estimated average Requirements: EAR), 권장섭취량(Recommended intake: RI), 충분섭취량(Adequate Intake: AI), 상한섭취량(Tolerable Upper Intake Level: UL)의 4가지로 구성되어 있다.

(1) 평균필요량(EAR)

대상 집단을 구성하는 건강한 사람들의 50%에 해당하는 사람들의 일일필요량을 충족시키는 값이다. 대상 집단의 필요량 분포치 중앙값으로부터 산출한 수치이다.

(2) 권장섭취량(RI)

평균필요량에 표준편차의 2배를 더하여 정한 값이다.

권장섭취량(RI) = 평균필요량(EAR) + 표준편차의 2배(2SD)

(3) 충분섭취량(AI)

영양소 필요량에 대한 정확한 자료가 부족하거나 필요량의 중앙값과 표준편차를 구하기 어려워 권장섭취량을 산출할 수 없는 경우에 제시하는 값이다. 주로 역학조사에서 관찰된 건강한 사람들의 영양소 섭취수준을 기준으로 한다. 각 영양소는 필요량에 대한 충분한 자료가 있으면 평균필요량(EAR)과 권장섭취량(RI)을 가지며, 이러한 자료가 충분하지 못할 때는 충분섭취량(AI)을 가진다.

(4) 상한섭취량(UL)

인체의 건강에 유해한 영향이 나타나지 않는 최대영양소 섭취수준이다. 과량 섭취 시 건강에 악영향의 위험이 있다는 자료가 있는 경우 상한섭취량(UL)의 설정이 가능하다.

2.2 영양섭취기준의 활용

영양섭취기준은 여러 용도로 쓰이지만 개인과 집단의 식사섭취 평가 및 식사계획에 활용이 가능하다. 한국인 영양섭취기준 중에서 평균필요량은 개인의 영양섭취 목표로는 사용하지 않는다. 개인의 영양섭취 목표는 상한섭취량 미만으로, 그리고 권장섭취량 또는 충분섭취량에 가깝게 하는 것이다. 집단의 영양섭취 목표는 섭취량이 평균필요량 미만인 사람의 비율과 상한섭취량 이상인 사람의 비율을 최소화하는 것이다. 권장섭취량은 집단의 식사목표로 사용하지 않으며 집단에 있어서 섭취량의 중앙값이 충분섭취량이 되도록 하는 것을 목표로 한다.

표 3-2-1 식사계획을 위한 영양섭취기준의 활용

	개 인	집 단
평균필요량	개인의 영양섭취목표로 사용하지 않음.	평소 섭취량이 평균필요량 미만인 사람의 비율을 최소화하는 것을 목표로 함.
권장섭취량	평소 섭취량이 평균필요량 이하인 사람은 권장섭취량을 목표로 함.	집단의 식사계획 목표로 사용하지 않음
충분섭취량	평소 섭취량을 충분섭취량에 가깝게 하는 것을 목표로 함.	집단에서 섭취량의 중앙값이 충분섭취량이 되도록 하는 것을 목표로 함.
상한섭취량	평소 섭취량을 상한섭취량 미만으로 함.	평소 섭취량이 상한섭취량 이상인 사람의 비율을 최소로 하도록 함.

영양섭취 기준은 에너지와 영양소 섭취량에 대한 기준을 나타내기 위한 것이지만 활용 시에 언제나 모든 영양소를 모두 고려하여야 하는 것은 아니다. 평균필요량, 권장섭취량, 충분섭취량에 대해서는 생명·건강의 유지와 건전한 성장에 꼭 필요한 영

양소를 우선적으로 고려하여야 하며, 만성질환 예방차원에서 영양섭취기준이 책정된 영양소는 대상자 개인에 대해 별도로 고려해야 할 필요가 있는 경우에 적절한 섭취가 되도록 배려하여야 한다. 영양섭취기준을 적용하는 대상은 건강한 개인이나 건강한 사람으로 구성된 집단이다.

2.3 한국인 영양섭취기준 설정을 위한 성별, 연령군 구분과 체위기준

영양섭취기준을 정하는데 있어서 체위는 가장 기본이 된다. 특히 에너지의 경우 체위와 신체활동 정도의 기준이 정해져야만 설정이 가능하고 대부분의 영양소가 에너지를 기본으로 하고 있으므로 체위를 어떤 기준으로 할 것인가가 영양섭취기준 설정 시 가장 중요한 문제이다. 체위기준은 산업자원부 기술표준원의 자료 및 2007년 소아·청소년 신체 발육 표준치를 활용하여 정하였다.

표 3-2-2 한국인 영양섭취기준 설정을 위한 체위기준

연 령 군		신장(cm)	체중(kg)
영아(개월)	0~5	60.3	6.2
	6~11	72.2	8.9
유아(세)	1~2	86.1	12.2
	3~5	107.0	17.2
남자(세)	6~8	122.2	25.0
	9~11	139.6	35.7
	12~14	158.8	50.5
	15~18	171.4	62.1
	19~29	173.0	65.8
	30~49	170.0	63.6
	50~64	166.0	60.6
	65~74	164.0	59.2
	75 이상	164.0	59.2
여자(세)	6~8	121.0	24.6
	9~11	140.0	34.8
	12~14	155.9	47.5
	15~18	160.0	53.4
	19~29	160.0	56.3
	30~49	157.0	54.2
	50~64	154.0	52.2
	65~74	151.0	50.2
	75 이상	151.0	50.2

▌표 3-2-3▐ 체위 참고치 결정 원칙

1. 18세 이하는 소아·청소년 신체 발육 표준치를 이용한다.
2. 19세 이상은 BMI 22를 기준으로 한다.
3. 19세 이상의 신장은 성별, 연령별 중앙값을 이용한다.
4. 75세 이상은 65~74세와 동일하게 한다.
5. 유효 숫자 세자리를 원칙으로 한다.
6. 반올림을 원칙으로 한다.

3. 합리적인 식사계획

식사의 주된 목적은 충분한 영양을 공급하여 성장 발육을 도우며 건강을 유지하고 능률적으로 일할 수 있게 하는데 있다. 식사는 개인의 건강에 직접적인 영향을 미치는 요인이 되므로 심신이 건강하고 건전한 사회생활을 영위해 나가기 위해서는 과학적인 식생활 관리를 통하여 균형 잡힌 식사를 하여야 한다.

식품들에 함유된 영양소는 식품마다 종류와 양이 서로 다르므로 균형 있는 영양섭취를 위해서는 여러 가지 식품이 적절히 잘 조합된 식사를 해야 한다. 식량 자체가 양적으로 부족하였던 시기에는 일반적으로 식사구성에서 영양소가 결핍되지 않게 하는데 중점을 두었으나, 경제 사정이 좋아지고 식량 자체가 풍부해진 현대에 와서는 영양의 결핍보다는 오히려 과잉섭취에 더 관심을 가지고 식생활을 영위해야 할 형편이 되었다. 최적의 건강상태를 유지하기 위해서는 개개인에게 필요한 영양량을 적절하게 섭취하는 것이 중요하다. 합리적인 식사계획을 실천하기 위한 구체적 방안이 바로 식단작성인 것이다.

3.1 식단작성

식단(食單, menu)이란 식사내용의 구체적인 계획이며 단순히 음식의 이름만을 정하는 것이 아니다. 성별, 연령, 노동정도, 건강상태 등을 고려하여 각 개인이나 집단의 영양적, 경제적, 기호적 요소를 충족시킬 수 있도록 음식의 종류와 분량, 식품의 선정과 배합 등을 계획하고 결정하는 것이며, 결정된 내용을 표로 정리한 것을 식단이라 한다. 식단을 계획할 때에는 식품의 선택, 구입, 조리방법, 식탁의 차림 등의 구체적 계획도 세워야 한다.

개인에게 필요한 영양량이 충분히 공급되면서 이것이 아침, 점심, 저녁에 고르게 나누어지도록 하는 것이 필요하다. 특히 가정 외에서 점심을 먹어야 하는 학생이나 직장인에게 있어서는 도시락이나 외식이 한 끼의 균형 잡힌 영양식이 될 수 있도록 해야 한다.

항상 물가에 관심을 가지며 식품에 대한 여러 가지 정보를 수집하여 식비의 예산에 맞는 식단을 작성해야 한다. 계절식품표나 대치식품표를 작성해 두고 식단작성 시 참고로 하면 좋다. 대상의 기호와 식습관을 잘 파악하여 식품의 선택과 조리방법을 다양하게 활용하면 즐거운 식사가 될 수 있으며, 특히 조리 시 영양가 손실이 적도록 노력해야 한다.

이와 같은 합리적인 식단작성을 위해서는 영양학, 식품학, 조리과학에 대한 많은 지식과 자료가 필요하다. 일반인들은 기초식품군이나 식사구성안을 이용하면 좀 더 쉽고 과학적으로 식단을 작성 할 수 있다.

3.2 식품군 및 식품구성자전거

(1) 6가지 기초식품군

각 개인이 일상적으로 섭취하고 있는 식품의 종류는 매우 다양하다. 식품마다 함유되어 있는 영양소의 종류와 양이 다를 뿐만 아니라 개인이 하루에 필요로 하는 영양소의 양도 연령별, 성별, 활동정도 등에 따라서 모두 다르다. 따라서 개개인의 영양 필요량을 만족시키는 균형 잡힌 식사를 위해서 매일의 식품 섭취량을 계산하기는 매우 어려운 일이다. 영양소의 조성이 비슷한 식품들을 묶어 6가지 기초식품군으로 분류하고 이 식품군들을 골고루 섭취하면 대체로 필요한 영양소를 얻을 수 있도록 하였다. 이때 같은 식품군에 속한 식품들일지라도 각각 그 종류에 따라서 실제 영양소 함량에 차이가 있기 때문에 일상 식생활에서는 같은 식품군 내에 있는 여러 가지 식품들을 번갈아 골고루 섭취해야 한다.

6가지 기초식품군의 분류는 다음과 같다.

- 곡류

• 고기·생선·계란·콩류

• 채소류

• 과일류

• 우유·유제품류

• 유지·당류

(2) 식품구성자전거(Food balance wheels)

식사구성안에 제시된 식품군의 분류와 균형 잡힌 식생활에서 각 식품군이 차지하는 중요성을 일반인들이 쉽게 이해할 수 있도록 그림으로 표시한 것이 식품구성자전거이다. 식사모형은 운동을 권장하기 위하여 자전거 이미지를 사용하였고, 자전거 바퀴 모양을 이용하여 6개의 식품군에 권장식사패턴의 섭취횟수와 분량에 비례하도록 면적을 분포하고 또 하나의 바퀴에 물잔 이미지를 삽입함으로써 수분의 중요성을 상징하였다. 이는 적절한 영양과 건강을 유지하기 위하여 권장식사패턴을 기준으로 한 균형잡힌 식사와 수분섭취의 중요성을 의미하며, 적절한 운동을 통해 비만을 예방하자는 메시지를 도식화한 것이다. 식사모형의 이름은 식품구성자전거로 하며, 식품군의 상징색은 미국 피라미드의 식품군 색과 동일하게 하여 국제적인 영양교육의 통일성에 기여하고자 하였다.

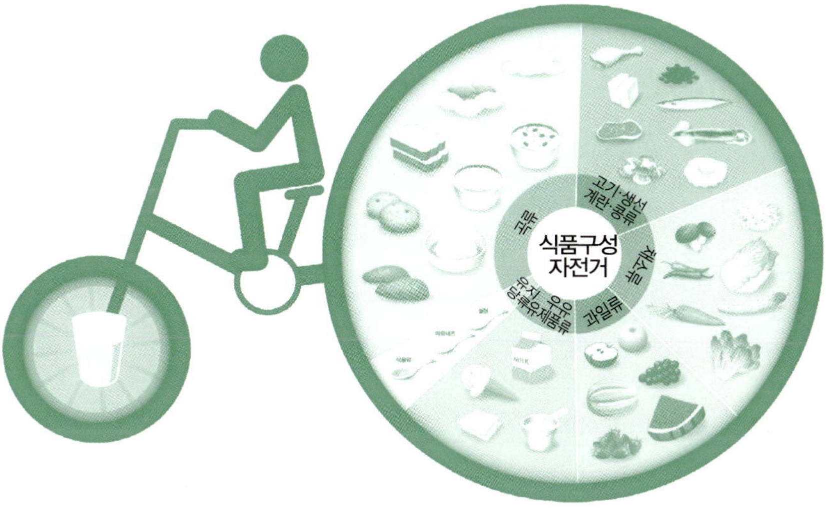

▌그림 3-3-1▐ 식품구성자전거 (자료 : 한국인 영양섭취기준, 한국영양학회(2010, 개정판))

3.3 식사구성안

식사구성안은 영양적으로 균형 잡힌 식사를 하기 위하여 일반인들이 보다 쉽게 여러 식품을 적절히 구성할 수 있도록 고안된 것으로 다음과 같은 목표에 맞추어 설정되었다.

- 식사구성안은 전반적인 건강을 염두에 두어야 한다.
- 식사구성안은 최근의 연구결과가 반영되어야 한다.
- 식사구성안은 전반적인 식생활에 대하여 권장된다.
- 식사구성안은 일반 사람들이 유용하게 사용할 수 있어야 한다.
- 식사구성안은 영양섭취 목표를 실생활에서 실용적으로 사용가능하도록 한다.
- 식사구성안은 사용자의 미각이나 생활습관에 따라 변화나 대체가 용이해야 한다.

각 개인에게 필요한 에너지와 영양소의 양은 연령, 성별 등에 따라 차이가 있으므로 식사도 이에 따라 달리 구성되어야 한다. 그러나 각기 다른 식사구성안을 여러 개 만드는 것은 복잡하므로 모든 사람이 같은 식사구성안을 이용하되 1인 1회 분량의 섭취횟수를 다르게 함으로서 대처할 수 있도록 하였다.

같은 식품군에 속하는 식품들도 그 종류에 따라 실제의 영양소 함량에 차이가 있으므로 식사구성안을 실생활에 적용시킬 때에는 서로 다른 식품을 번갈아 가면서 섭취할 수 있도록 식품을 다양하게 구성해야 한다.

[식품군별 대표식품의 1인 1회 분량]

식품군	1인 1회 분량
곡류	밥 1공기(210g), 국수 1대접(건면 100g), 식빵(대) 2쪽(100g), 감자(중) 1개(130g)*, 씨리얼 1접시(40g)*
고기·생선 계란·콩류	육류 1접시(생 60g), 닭고기 1조각(생 60g), 생선 1토막(생 60g), 달걀 1개(60g), 두부 2조각(80g), 콩(20g)
채소류	콩나물 1접시(생 70g), 시금치나물 1접시(생 70g), 배추김치 1접시(40g), 오이소박이 1접시(60g), 버섯 1접시(생 30g), 물미역 1접시(생 30g)
과일류	사과(중) 1/2개(100g), 귤(중) 1개(100g), 참외(중) 1/2개(200g), 포도(중) 15알(100g), 치즈 1장(20g)
우유·유제품류	우유 1컵(200g), 호상요구르트 1/2컵(100g), 액상요구르트 3/4컵(150g), 아이스크림 1/2컵(100g), 치즈 1장(20g)*
유지·당류	식용유 1작은술(5g), 버터 1작은술(5g), 마요네즈 1작은술(5g), 설탕 1큰술(10g), 커피믹스 1봉(12g)

* 다른 식품들 1회 분량의 1/2 에너지를 함유하고 있으므로 식단 작성 시 0.5회로 간주함.
자료 : 한국인 영양섭취기준(2010)

4. 한국인을 위한 식생활 지침

4.1 한국인을 위한 식사지침

식생활 지침은 우리나라 사람들의 식생활에서 공통적으로 나타나는 문제점을 해소하여 좋은 식습관을 형성하도록 유도하고 식생활 관련 질병의 발생을 예방하는 것을 목표로 제정된 것이다. 2002년 보건복지부에서 만들어 보급하고 있는 식생활 목표와 식생활 지침은 연령별로 생애 주기에 따라 다양하게 제정되어 있다. 한국인을 위한 식생활 목표와 식생활 지침은 다음과 같다.

* 한국인을 위한 식생활 목표

- 에너지와 단백질은 권장량에 알맞게 섭취한다.
- 칼슘, 철, 비타민 A, 리보플라빈의 섭취를 늘인다.
- 지방의 섭취는 총 에너지의 20%를 넘지 않도록 한다.
- 소금은 1일 10g 이하로 섭취한다.
- 알코올의 섭취를 줄인다.
- 건강체중(18.5 ≤ BMI ≤ 25.0)을 유지한다.
- 바른 식사습관을 유지한다.
- 전통 식습관을 발전시킨다.
- 식품을 위생적으로 관리한다.
- 음식의 낭비를 줄인다.

* 한국인을 위한 식생활 지침

- 곡류, 채소·과일류, 어육류, 유제품 등 다양한 식품을 섭취하자.
- 짠 음식을 피하고 싱겁게 먹자.
- 건강 체중을 위해 음식은 알맞게 섭취하고 활동량을 늘리자.
- 식사는 즐겁게 하고 아침을 꼭 먹자.
- 술을 마실 때는 그 양을 제한하자.
- 음식은 위생적으로, 필요한 만큼 준비하자.
- 밥을 주식으로 하는 우리 식생활을 즐기자.

* 건강을 위한 식생활 진단

나의 식생활은....	예 (5점)	가끔 (3점)	아니오 (1점)
• 규칙적인 식생활 하루에 세끼 식사한다. 아침을 제대로 먹는다. 정해진 시간에 식사한다. 여유 있게 천천히 식사한다. 과식을 하지 않는다.			
• 균형 잡힌 식생활 곡류음식을 매끼 먹는다.(밥, 빵류, 면류, 감자, 고구마 등) 육류반찬을 매끼 먹는다. 채소반찬을 매끼 먹는다.(김치 제외) 기름을 넣어 조리한 음식을 매끼 먹는다. 우유를 매일 마신다. 과일을 매일 먹는다. 매끼 골고루 식사한다.(곡류, 육류, 채소류)			
• 식생활과 건강 가공식품을 자주 먹지 않는다. 단 음식을 많이 먹지 않는다. 싱겁게 먹는다. 동물성 기름을 자주 먹지 않는다. 외식을 자주하지 않는다. 과음 및 잦은 음주를 피한다. 운동을 매일 한다.(1시간 이상) 영양지식을 실생활에 활용한다.			
총 점			

* 평가

• 70점 이상 : 양호 • 69~30점 : 보통, 개선 바람. • 30점 미만 : 개선이 필수적임.

4.2 생애 주기별 식사지침

생애 주기별로 그 시기의 특수성을 고려한 각기 다른 식사지침을 참고하여 식생활을 관리할 필요가 있다.

(1) 아동기

아동기는 성장이 계속되면서 활동량이 많아지므로 식사 섭취량이 증가하는 시기로 이때의 좋은 영양상태는 성장발육뿐만 아니라 학습능력과도 밀접한 관계가 있다.

사람들의 식습관은 거의 아동기에 형성되므로 아동들의 식습관 형성에 영향을 미치는 요인으로 알려진 TV, 또래집단, 교사, 학교수업 등을 통하여 긍정적이고 올바른 식습관이 형성될 수 있도록 지도해야 한다.

- 지능발달과 정신발육이 형성되는 시기이므로 양질의 단백질을 충분히 섭취하도록 한다. 등푸른 생선에 많은 오메가 3 지방산은 아동의 두뇌 발달에 꼭 필요하다.
- 성장발육에 도움이 되는 칼슘을 충분히 섭취하도록 한다.
- 간식으로는 과일과 우유를 섭취하도록 한다.

▌표 3-4-1▐ 칼슘 급원식품과 함량

식 품 명	1회분 중 함량(mg)	100g당 함량(mg)
우유(1컵) 200㎖	200	100
요구르트 호상 (1개) 110g	183	166
말린 잔멸치(1/4컵) 15g	137	913
두부(1/5모) 80g	127	159
가공치즈(1장) 20g	127	633
아이스크림(1/2컵) 100g	122	122
꽁치통조림(1토막) 50g	99	198
뱅어포(1장) 8g	79	982
브로콜리(1접시) 70g	45	64
식빵(3쪽) 100g	28	28

(2) 청소년기

청소년기는 급격한 성장으로 신체적 변화가 크고 활동량이 많은 시기이므로 충분한 열량과 양질의 단백질, 칼슘의 섭취가 필요하다. 여자는 생리가 시작되고 남자는 근육과 혈관이 발달하므로 남녀 모두 충분한 철분의 섭취가 필요하다.

- 우유나 유제품을 충분히 섭취한다.
- 철분이 풍부한 음식을 섭취한다.
- 인스턴트식품, 패스트푸드, 청량음료의 섭취를 줄인다.
- 규칙적으로 식사하고 특히 아침식사를 반드시 한다.

표 3-4-2 철 급원식품과 함량

식 품 명	1회분 중 함량(mg)	100g당 함량(mg)
맛조개(1접시) 80g	4.4	5.5
쑥(1/3컵) 70g	4.2	6.0
쇠간 삶은 것(1접시) 60g	4.1	6.8
굴(1접시) 80g	4.1	5.1
시리얼(1대접) 90g	2.9	3.2
근대(1/3컵) 70g	1.7	2.4
검정콩(2큰술) 20g	1.6	7.8
쇠고기 등심(1접시) 60g	1.4	2.4
현미밥(1공기) 90g	1.0	1.1
고등어(생) 50g	0.6	1.2

(3) 성인기

성인기에는 신체적 활동량이 줄고, 근육량이 감소하는 반면 체지방량은 증가하게 된다. 호르몬 분비나 체내 지질대사에 이상이 생기기 쉽고, 이는 여러 만성 성인질환의 발생원인이 될 수 있다.

- 지방과 당질 섭취를 줄이고 콩, 두부, 생선 등 양질의 단백질을 섭취한다.
- 골다공증 예방을 위해 우유 및 유제품을 충분히 섭취한다.
- 음주, 흡연, 스트레스로 인해 부족 되기 쉬운 비타민 A, C, E를 충분히 섭취한다.
- 섬유소가 많은 식품, 정제되지 않은 곡류를 섭취하여 성인병 예방과 변비에 대처한다.
- 가급적 싱겁게 먹고 가공식품이나 인스턴트식품의 섭취를 줄인다.

표 3-4-3 비타민 A 급원식품과 함량

식 품 명	1회분 중 함량(㎍ RE)	100g당 함량(㎍ RE)
쇠간 60g	5,683	9,472
계란(노른자), 50(17)g	40	80
메추리알 50g	286	432
당근주스 100g	2,575	2,575
당근 70g	889	1,257
깻잎 70g	1,067	1,553
무청 70g	584	730

시금치 70g	334	477
상추 70g	167	238
미역(생것) 30g	95	233
풋고추 70g	36	52

▌표 3-4-4▐ 비타민 C 급원식품과 함량

식 품 명	1회분 중 함량(mg)	100g당 함량(mg)
딸기 200g	198	99
귤(대 1개) 100g	54	54
단감(중 1/2개) 100g	50	50
토마토 70g	15	22
오렌지주스(1/2컵) 200g	80	46
풋고추(5개) 70g	64	92
고춧잎(데쳐서1/3컵) 70g	57	81
시금치(데쳐서 1/3컵) 70g	46	66
브로콜리(삶은 것) 70g	35	50
감자(삶은 것 중 1개) 130g	16	13
배추김치 40g	6	14

(4) 노년기

노년기에는 신체의 조직과 장기가 모두 노화되어 생리기능이 약해진다. 기초대사율과 신체적 활동량이 감소하므로 체내 에너지 요구량도 적어지지만 반면에 영양소의 소화흡수율도 감소되므로 충분량의 영양소 섭취가 요구된다. 만성 성인질환의 원인이 될 수 있는 동물성 지방의 섭취나 자극적인 음식의 섭취를 줄여야 한다.

- 질 좋은 단백질을 적절히 섭취한다.
- 편식을 피하고 다양한 식품을 골고루 섭취한다.
- 소화가 잘 되는 부드러운 음식을 섭취한다.
- 하루에 물을 6~8잔정도 충분히 마신다.
- 변비와 만성질환의 유병률이 높으므로 가능한 신선한 과일, 채소, 해조류, 두류를 많이 섭취하도록 한다.

표 3-4-5 식이섬유소 급원식품과 함량

식 품 명	1회분 중 함량(g)	100g당 함량(g)
현미밥(1공기) 210g	0.86	0.41
고구마(1/2개) 90g	0.79	0.88
감자(1개) 130g	0.69	0.53
옥수수(1/2개) 100g	0.62	0.62
사과(1/2개) 100g	0.60	0.60
당근(1/2개) 70g	0.56	0.80
배추김치(1인분) 40g	0.56	1.4
쌀밥(1공기) 210g	0.4	0.19
마른김(1장) 2g	0.1	5.0
건미역(미역국 1대접) 3g	0.06	2.0

(5) 임신 · 수유기

① 임신기

임신 중에는 모체의 건강을 유지함과 동시에 태아의 성장과 출산 후의 수유 준비를 위해서 많은 영양의 공급이 필요하다.

- 적절한 열량과 단백질을 섭취한다.
- 칼슘의 섭취를 위해 우유를 하루 3잔 이상 마신다.
- 철분과 엽산을 충분히 섭취하도록 한다.
- 카페인 섭취를 제한한다.

표 3-4-6 엽산 급원식품과 함량

식 품 명	1회분 중 함량(㎍)	100g당 함량(㎍)
닭간 60g	677	1,128
브로콜리 70g	260	372
돼지간 60g	185	259
쇠간 60g	148	248
시금치(데쳐서 1/3컵) 70g	102	146
오렌지주스 200g	60	30
고구마(중 1/2개) 90g	47	52
양배추 70g	40	57
오렌지(대 1개) 100g	30	30
요구르트(액상) 150g	16	11
바나나 100g	10	10

② 수유기

수유기의 영양공급은 모유의 질과 양에 영향을 미치게 되므로 유아의 성장 발달을 좌우하는 요인이 된다. 뿐만 아니라 산모의 영양상태와 산후 회복에도 매우 중요하므로 수유 중에는 평상시보다 20~30% 정도 많은 영양을 공급할 필요가 있다.

- 충분한 열량과 균형 있는 영양소를 섭취한다.
- 수분을 충분히 섭취한다.
- 섬유소가 풍부한 음식을 섭취하여 변비를 예방한다.
- 지나치게 매운 음식, 자극적인 음식, 카페인이 함유된 음식은 피한다.
- 위생적으로 안전한 식품을 선택한다.

표 3-4-7 여러 음료의 카페인 함량

식 품 명	1회분 함량(㎖)	100g당 함량(mg)
커피(인스턴트, 자판기)	100	34
커피(드립)	160	98
녹차	160	34
인스턴트 아이스티	160	19
콜라(일반)	250	27
코코아(인스턴트)	100	2.5
초콜릿(중간 단맛)	32	20
각성제	1회	100
감기약	1회	30

HEALTHY DIETARY

健强食

제4장

식생활과 질병

식품이란 그 특성상 바꾸어 말하면 생체조절기능만이 강조된 식품이 출현하는 경우
그것은 일상의 식생활과 동떨어진 것이 되어 식품으로서 불가결한 영양기능, 감각기능이 무시되므로
편향된 영양의 섭취나 기능성식품에 대한 소비자의 지나친 기대 등 악영향을 끼칠 우려가 있다.

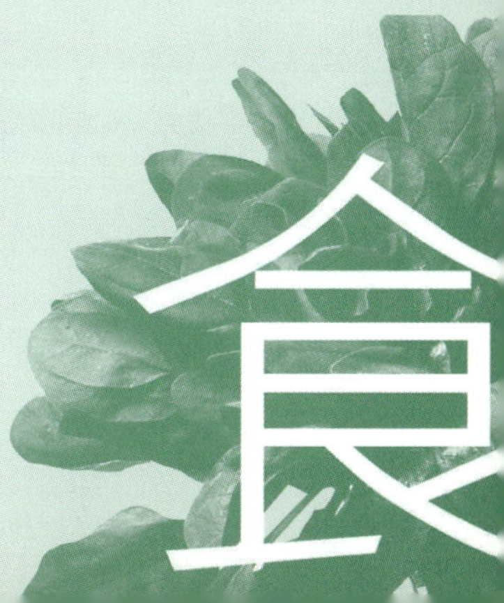

제4장 식생활과 질병

1. 비만과 영양

1.1 비만의 정의와 원인

비만이란 인체에 과도한 체지방의 축척을 의미한다. 원인은 개인마다 차이가 있으며 많이 먹거나, 비활동적이어서 비만해지는 경우도 있고, 섭취한 칼로리보다 소모한 칼로리가 적은 결과이기도하다. 칼로리의 섭취량과 소모량은 정상인데 칼로리의 대사에 이상이 생겨서 비만이 되는 수도 있다.

표 4-1-1 비만의 원인 주장

유전적 원인	환경적 원인
•부모 양쪽이 비만일 경우 자녀가 비만일 확률(80%), 한 쪽만 비만(40%) 혹은 둘 다 정상일 때(17%)는 감소한다. •일란성 쌍생아는 다른 환경에서 자라도 체중 증가의 형태, 체지방의 분포가 비슷하다.	•부모와 자녀간에 비만율의 상관성이 높은 이유는 그들의 식습관, 식행동이 살아가는 동안에 닮아가기 때문이다. •유전적 소인은 가족의 체형이 비슷한 경우가 많다. •식품 수급이 부족한 사회나 노동량이 많은 사회에는 비만이 매우 드물다. 비만율이 증가하고 있는 현대사회는 그만큼 활동량이 줄고, 맛있는 음식을 싼값으로 손쉽게 구할 수 있게 되었기 때문이다.

1.2 비만의 종류

비만은 원인, 발생 시기, 지방 조직의 형태 및 지방의 분포와 위치에 따라 그 종류를 구분할 수 있는데, 종류에 따라 건강에 미치는 영향과 치료의 난이도가 각기 다르다.

▌표 4-1-2▐ 비만의 종류

구성방법	종류	비고
원인	단순비만 / 속발성비만	내분비, 대사성, 뇌의 이상 등이 비만을 유발하기도 함.
발생 시기	소아비만 / 성인비만	소아비만은 지방세포의 수가 증가한 형태이므로 치료가 더욱 어려움.
지방 조직형태	지방세포 증식형(수의 증가) 지방세포 증대형(크기 증가)	세포의 수는 한번 증가되면 감소되지 않음.
지방 분포	상체비만(복부비만) / 하체 비만(허벅지 비만)	복부 지방은 문맥혈관과 가까워 LDL생성을 자극하여 당뇨병, 관상심장병 등의 위험이 증가
지방 위치	내장지방형 / 피하지방형	내장지방형이 더 위험/단층촬영으로 진단

1.3 비만의 판정

현대 여성들은 특히 젊음 층에서 지나치게 마른 몸매를 선호하여 불필요한 다이어트를 수행하는 경우가 많다. 따라서 무분별한 다이어트를 시도하기 전에 자신이 정말 비만인지를 바르게 판단하는 일이 우선되어야 한다([표 4-1-3]).

▌표 4-1-3▐ 비만의 판정법

종류	방법	판정
체격지수		
이상체중비 (percent of ideal body weight: PIBW) 혹은 상대체중	• $PIBW = \frac{\text{실제체중}}{\text{표준체중}} \times 100$ •표준체중(브로카법) –신장≥160cm : [신장(cm)–100]×0.9 –150cm≤신장<160cm : [신장(cm)–150]×0.5+50 –신장 <150cm : 신장(cm)–100 •표준체중: 어린이의 경우에는 한국소아 신체 발육치 표를 이용. 각 신장에 대해 50%에 해당하는 체중을 구함	•90%>체중미달 •90%≤~<110% 정상 •110%≤~120% 과체중 •120%≤~<140% 경도비만 •140%≤~<160%중등도 비만 •≥160% 고도비만
체질량 지수 (body mass index: BMI)	•$\text{BMI} = \frac{\text{체중}(kg)}{[\text{신장}(m)]^2}$	•18.5~22.9: 정상* •23~24.9: 과체중 •25~29.9: 경도비만 •30~34.9: 중등도 비만 •≥35: 고도비만 *한국, 아시아 태평양지역 기준

체지방비율 평가		
생체전기저항측정법 (bioelectrical impedance analysis)	•원리: 지방조직은 제방조직에 비해 전기가 잘 통화지 않아 전기저항이 많이 발생한다는 점 •방법: 생체전기저항 측정기에 미세한 전류를 흘려준 다음 되돌아오는 저항 측정. 전기저항 값과 성별, 신장, 체중을 사용하여 회귀방정식으로 체수분량, 체지방, 제지방을 구함	–남자 8~15%: 정상 16~20%: 약간 체중 과다 21~24%: 체증과다 ≥25%: 비만 –여자 13~23%: 정상 24~27%: 약간체중과다 28~32%: 체중과다 ≥33%: 비만
수중체밀도법 (hydrostatic weighing method)	•원리: 우리 몸의 지방층의 밀도를 $0.9g/cm^3$, 제지방층의 밀도를 $1.1g/cm^3$으로 가정 •방법: 수중에서 체중을 측정하여 공기 중에서의 차이로 몸의 부피를 구하여 전체 몸의 밀도를 알아냄 –체밀도 : $\dfrac{\text{공기중에서의체중}}{\dfrac{\text{공기중에서의체중}-\text{수중체중}}{\text{물의비중}}-\text{잔여공기*}}$ –잔여공기*: 숨을 내쉬고 나서도 폐에 남아 있는 공기로써 최대폐활량으로부터 구함 •체지방비율 : [4.57/체밀도–4.142]×100	
피부두겹두께를 이용 (skinfold thickness)	•원리: 우리 몸에 존재하는 지방의 50%이상이 피하조직 •방법: 일반적으로 인체부위 중 삼두근, 이두근, 견갑골 하부, 장골상부를 측정하여 피부두께의 합으로 체밀도를 구한 후 수중체밀도법과 같은 공식으로 체지방방율을 계산하거나 단순히 피부두겹두께의 퍼센타일로 비만을 판정함	각 나라별 피부두겹두께의 백분위 사용: ≥90퍼센타일: 비만위험 ≥95퍼센타일 이상: 비만
체지방분포 평가		
허리 엉덩이 둘레 비율 (waist–hip–ratio: WHR)	•원리: 엉덩이에 비해 허리둘레가 클수록 복부지방이 많음 •방법: 허리둘레는 허리가 가장 들어간 부분, 엉덩이 둘레는 엉덩이의 가장 튀어나온 부분을 측정 $\text{WHR}=\dfrac{\text{허리둘레}(cm)}{\text{엉덩이둘레}(cm)}$	WHR: 남자≥0.95 여자≥0.85 이상 일 때 복부비만 판정
허리둘레 (waist circumference)	•허리둘레 측정	허리둘레: 남자≥90cm, 여자≥80cm일 때 복부비만 판정
단층촬영법 (computed tomography: CT)	•CT를 사용해서 지방의 분포를 알아냄. 즉 복부비만 중에서도 피하지방형 비만인지 복간에 지방이 많은 내장지방형 비만인지 알아냄	내장지방/피하지방 〉0.4이면 내장지방형 비만

1.4 비만의 치료

체지방의 감소를 통하여 체중을 감소시키고 이를 유지하는 것이 비만치료의 목적이다. 비만의 원인이 개인마다 다르므로 치료방법도 개인에 따라 달라야 한다. 현재까지의 비만치료 방법은 식사요법, 운동요법 및 행동수정으로 이 세 가지를 동시에 병행할 때 그 효과가 크며, 비만이 되는 데는 상당한 시간에 걸린 점을 기억하여, 치료에도 그 이상의 시간을 투자하여야 성공적인 치료 효과를 거둘 수 있다. 고혈압, 당뇨병이 있는 비만인들이 체중을 감소시키면 혈압이 내려가고 혈당이 조절되며, 육체적 기력이 향상되고 정신적 자긍심을 느끼게 된다. 체중 조절에 대해 지나치게 압박을 받는 것은 오히려 다른 정신적 질환을 유발시키게 될 수도 있다([표 4-1-4]).

▌표 4-1-4▐ 비만의 3대 치료법

구성방법	종류	비고
식사요법	감량 속도가 빠르다	운동과 병행하지 않으면 요요현상 초저열량식에 따른 여러 가지 부작용
운동요법	근육의 증가로 기초대사량 증가 다이어트 관련 스트레스 및 우울함을 해소 요요현상의 우려가 없다	식사요법과 병행하지 않으면 감량속도가 느리다
행동수정	재발의 우려가 없다 자기 통제 및 사회적, 심리적 개선이 가능	감량효과가 느리다 식사요법과 운동요법도 행동수정의 일부

(1) 식사요법 (다이어트의 원칙)

- 균형 잡힌 영양을 공급하면서 열량만 제한(영양은 ↑ 열량은 ↓).
- 1주 당 체중의 약 1%를 감소시키는 정도(1일 섭취량 1,200~1,500kcal 로 조절).
- 단백질의 양은 줄이지 말고 지방이 많은 식품을 제한(체지방 축적을 쉽게 하며, 패스트푸드는 열량도 높을 뿐 아니라 특히 지방으로 부터 오는 열량의 비율이 높다).
- 고 섬유소 식품을 이용하여 만복감을 주고 변비를 예방.
- 저 지방우유, 저지방 소스, 무지방 요구르트를 이용.

(2) 운동요법

운동의 종류, 강도, 빈도 및 지속 시간이 적절해야 하고 개인의 신체적 여건에 맞아야 하며, 즐겁고 편하게 시행할 수 있어야 한다. 식사요법과 병행하지 않고 운동만으로 비만을 치료하려면 많은 시간과 노력이 필요하다. 그러나 규칙적인 운동을 생활화하면 요요현상을 막을 수 있고 자신감도 생기므로, 운동요법은 건강한 다이어트의 필수적인 요소이다.

(3) 행동수정

행동수정은 비만해지기 쉬운 생활태도와 습관을 고쳐나가는 방법으로서 행동수정은 저열량식과 운동요법을 잘 실천하게 하여 체중 감소를 도울 뿐 아니라, 일단 형성된 행동수정은 감량된 체중을 유지하는 데에 효과가 크다.

■ 건강 체중 유지를 위한 실천적 방안

- 아침은 꼭 먹고, 저녁은 가볍게 한다.
- 싱겁게 먹도록 한다.
- 흡연을 하지 않도록 한다.
- 일주일에 3번 이상 운동해야 한다.
- 저지방 우유를 매일 마셔야 한다.
- 골고루 적당량을 먹어야 한다(식품 구성안을 알자).
- 술과 외식을 줄여야 한다.
- 물을 많이 마시도록 한다(탄산음료, 커피 등은 피하자).
- 녹황색 채소를 매끼 먹어야 한다.
- 식사일지를 매일 쓰도록 한다.

2. 암과 영양

2.1 암의 정의와 종양의 분류

암은 머리부터 피부, 혈액에 이르기까지 우리 몸의 모든 조직에서 발생할 수 있으며, 같은 조직에서 발생되더라도 그 종류와 특성, 진행과정과 결과 등이 매우 다양하다. 암은 개체의 정상적인 생리기능을 방해하고 식욕부진, 소화 및 흡수불량 등으로 인하여 영양 섭취를 부족하게 하며, 적당한 시기에 치료하지 못하면 사망하는 질병이다.

(1) 정상세포와 암세포의 차이

정상세포는 자신이 속한 조직에서 분리하기가 어렵고, 다른 조직으로 이식하는 경우 거부 반응으로 살아남지 못한다. 암세포(악성 종양세포)는 원래 발생했던 조직에서 성장하다가 근접한 조직이나 체내 다른 기관으로 침투하여 또 다른 종양을 생성할 수 있다. 자신의 성장을 위해서 영양분을 과도하게 끌어들이므로 주변 세포들의 정상적인 성장과 기능을 방해한다. 종양은 정상세포와 달리 어느 정도 자란 후에도 성장을 멈추지 않고 무제한적으로 증가하는 모든 종류의 세포 덩어리를 의미하며 악성과 양성으로 구분한다. 그 중 악성종양은 '암'을 말하며, 양성 종양과 여러 면에서 차이를 나타낸다([표 4-2-1]).

표 4-2-1 양성종양과 악성종양의 특성

	양성종양	악성종양
성장속도	비교적 느림.	빠름.
성장형태	확대 팽창하면서 성장	주위 조직으로 침윤하면서 성장
세포의 특성	비교적 분화가 잘되어 있고 세포가 성숙	분화가 잘 안되어 있고 세포가 미성숙
재발률	수술로 제거하면 재발률은 낮음.	주위 조직으로 퍼지는 성질이 있어 수술 후 종양이 있던 조직 또는 다른 조직에 재발이 흔함
전이	없음.	흔함.
종양의 영향	인체에 거의 해가 없으나 주요기관에 압박을 가하거나 소화관등이 폐쇄될 때 문제가 됨.	수술, 방사선, 화학요법, 면역요법 등으로 치료하지 않으면 사망
예후	좋음.	진단 시기, 분화정도, 전이 여부에 따라 다름.

2.2 암의 발생원인

암은 피할 수 없는 노화의 일종으로, 절대적으로 유전적인 요소에 의한 질환으로 생각되기도 했다. 그러나 암의 발생에 영향을 미치는 요소는 실제로 매우 다양하며 암은 발병률과 사망률이 지역적으로 다른 분포를 보이는 특성이 있다. 예를 들어, 혹

색종의 경우 다발생지역인 오스트레일리아에서는 인구 십만 명당 30명의 환자가 발생하는 반면 일본은 0.2명으로 그 차이가 155배에 이른다. 이것은 인종에 의한 차이일 수도 있으나 80%이상은 환경적 요인에 의한 것으로 이해되고 있다. 따라서 환경적 요소에 대한 연구와 관심이 증가하고 있으며 특히 식생활이 매우 중요한 요소로 대두되고 있다([표 4-2-2]).

표 4-2-2 암 발생의 원인

내적요인	유전인자나 본인의 면역상태	
외적요인	화학적 발암원	구강이나 폐 등을 통해 흡입되는 성분으로 식품내의 발암원, 음주, 흡연 등
	방사능 조사	원자탄이나 의학적 목적으로 사용되는 X-ray 뿐만 아니라 태양 에너지에 과다 노출되는 경우
	바이러스	암은 전염되는 질병은 아니지만, 암을 일으킬 수 있는 요인인 바이러스나 박테리아는 전염될 수 있음

통계에 의하면 무엇보다도 중요한 암의 예방 대책은 금연이다. 간접흡연이 암 발생에 영향을 미치는지에 대해서는 객관적인 자료가 적으나 남편이 흡연자 여성인 경우 비흡연자 남편을 둔 여성보다 폐암에 걸릴 확률이 높다고 한다.

표 4-2-3 암 발생의 원인의 흡연과 음주 비교

흡 연	음 주
흡연 남성은 비흡연 남성에 비해 3~4배 가량 폐암에 걸릴 위험성이 높음	폭음은 인두, 구강, 식도암 등의 발암원이 될 수 있음
흡연 여성은 비흡연 여성에 비해 최고 10배까지 폐암에 걸리기 쉬움	지속적인 음주는 소화관의 점막을 손상시켜 알코올 이외의 발암 성분에 대한 내성을 감소시킴
흡연은 남성에게 많이 나타나는 식도암, 후두암, 방광암 등의 위험성도 증가시킴	음주 시 소화관의 상처를 통해 유도되는 잦은 염증 반응으로 인해 암 발생이 촉진

2.3 암의 발생현황

생명보험회사의 통계에 따르면 성인들이 가장 두려워하는 병은 1위 암(59.1%), 2위 고혈압(6.9%), 3위 디스크-관절염(4.0%)과는 비교도 되지 않음을 알 수 있다. 911 테러와 탄저균의 위협에 노출되기 전에는 미국인들도 가장 두려운 존재로 암을 꼽았다.

암은 50~60대에 가장 흔하게 발생하는 노인성 질환의 하나로 이제 우리나라도 65세 이상 노인 인구(7% 이상)의 증가로 실버시대에 직면한 상황에서 암은 국가적으로도

관리를 소홀히 할 수 없는 중요한 질환이다. 우리나라 2000년 사망원인별 통계를 살펴보면 운수사고와 자살을 제외하고는 모두 식생활을 포함한 생활습관과 관계된 질환이며, 특히 악성 신생물에 의한 사망률이 인구 십만 명 당 124.2명으로, 전체 사망자의 23.9%가 암에 의해 사망하는 것으로 나타났다.

■ 우리나라 암 발생의 특징은

- 남성의 경우 암이 사망원인 1위(27.5%)
- 여성의 경우 암은 순환기계 질환에 이어 사망원인 2위(19.4%)
- 폐암은 최근 몇 년 사이에 급속도로 증가하여 2000년에는 암 발생 중 1위를 차지
- 폐암, 위암, 간암이 1,2,3위를 차지
- 남성은 폐암, 위암, 간암 사망률이 여성의 2~3배

암 발생의 남녀 차이에 대해 여러 원인은 분석이 되고 있으나 스트레스와 더불어 흡연, 음주 등의 생활 습관이 주요 원인으로 지적되고 있다. 폐암, 간암, 위암뿐만 아니라, 음주, 흡연과 관계가 깊은 식도암(9.5배), 후두암(5.4배), 방광암(3.1배)에 의한 사망률도 남자에게서 높은 것으로 나타났다.

2.4 암의 발생과정

암의 발생 과정은 다음과 같이 3 단계로 나눈다.

표 4-2-4 암 발생과정의 3단계

개시단계	•발암 자극이 몇몇 세포를 비가역적으로 손상시키는 과정 •이렇게 개시된 세포 중 일부만 암세포로 전환
촉진단계	•개시단계는 짧은 한순간에 이루어지는 과정이며 깡충깡충 뛰는 "토끼"로 표현이 된다면, 촉진단계는 느릿느릿 꾸준하게 진행되는 "거북이"로 표현함. •개시단계가 발암원에 의해서 유도되듯이 촉진단계도 여러 가지 암을 촉진시키는 인자를 필요
전이단계	•이렇게 성장한 종양 덩어리에서 암세포가 떨어져 나오면 다른 조직이나 기관으로 전이하는 단계를 거침. •다른 기관에서 새롭게 암이 발생하는 전이단계에까지 이르는 경우에는 제3의 기관에 전이 될 가능성이 큼.

2.5 암과 식이인자

중요한 화학적 발암원이 되거나 이를 예방할 수 있는 식이성분을 보면 다음과 같다.

(1) 식이지방과 단백질

지방은 유방암과 대장암, 전립선암에서 다른 어떤 인자보다 암 발생 위험도를 높일 수 있는 주요 요소로서, 우리나라에서도 식습관이 서구화되면서 대장암 환자가 늘고 있다는 것이 이를 증명한다. 지방의 섭취량이 많은 경우에는 대장암의 발병 위험성이 높아지며, 단백질을 많이 섭취할 경우에도 대장암의 위험도가 증가하는 것으로 보인다.

섭취하는 지방의 종류도 영향을 미칠 수 있는데 옥수수유를 먹은 쥐에 비해서 DHA, EPA 등이 풍부한 어유를 섭취한 경우에는 지방을 많이 먹어도 암 발생에 큰 변화가 없거나 오히려 암의 발생이 낮았다고 한다.

유방암도 대장암과 마찬가지로 지방 섭취의 영향을 받는데, ω3계 지방산에 비해 동물성 지방이나 ω6계 지방산을 많이 섭취하는 경우에는 훨씬 강력하게 암의 발생이 촉진되며 ω3계 지방산은 정어리, 대구간유, 꽁치 등의 생선에 풍부하다. 이에 비해 단일불포화지방산은 종양의 성장에 별 영향을 미치지 않는 것으로 보인다. 지방과 단백질은 췌장암과도 관계가 있는데, 고지방, 고단백질 식사를 하는 경우 암에 걸릴 위험성이 더 높은 것으로 나타났다.

(2) 에너지

실험동물에게 에너지 섭취량을 제한하면 종양의 형성이 지연되며, 보통 대장암이나 간암을 예방하기 위해서는 열량의 40% 정도를 감소시켜 섭취한다. 에너지 제한은 세포의 자동 사망(apoptosis)을 촉진, 암세포가 성장하기 위해서 필요한 필수 영양소 공급을 제한하는 효과가 있을 수 있으며, 산화적 스트레스를 감소시킬 수도 있을 것으로 보인다. 그러나 이를 사람에게 적용할 수 있을 지에 대해서는 논란이 크며, 열량 감소로 인해 유도 되는 단백질, 비타민, 무기질 섭취 부족은 다른 영양 문제를 야기할 수 있으므로, 이에 대해서는 많은 연구가 뒷받침되어야 한다.

(3) 식이섬유소

지방을 많이 섭취하더라도 섬유소가 많은 식품을 함께 섭취한 경우에는 대장암의 위험성을 낮출 수 있다고 알려져 있다. 그러나 섬유소를 많이 포함하는 식품이 대부분 전곡류, 과일, 채소, 두류이기 때문에 이들 식품에 많이 들어 있는 미량 영양소, 즉 비타민, 무기질, 각종 phytochemical에 의한 효과인지 섬유소에 의한 효과인지에 대해서 명확하지 않은 경우가 많다. 식이섬유소는 다른 기관보다 특별히 대장암 예방에 효과적인데, 이는 섬유소가 소화관 내에 존재하는 발암물질의 흡수를 방해하거나 희석시키며, 대장 내의 미생물 분포를 변화 시킬 수도 있기 때문으로 인식되고 있다.

(4) 염장 및 훈제식품

염장, 훈제를 하는 과정 중에 발암 물질이 생성, 문제가 되는 화합물은 질소를 함유한 발암물질인 nitrosoamine 이며, 비타민 C의 충분한 섭취는 암의 발생을 지연시킨다. Aflatoxin은 곰팡이가 오염된 식품에 들어 있으며 실험적으로 암을 유도할 때도 흔하게 이용되는 독소로서, 이에 많이 노출되어 있는 중국인들은 간암 발생률이 높은 것으로 알려져 있다. 벤조파이렌, 나프틸라민 등은 곰팡이 핀 식품, 탄 육류 등을 섭취할 때 함께 체내로 유입될 수 있는 것으로 보인다.

(5) Phytochemicals

식품 중의 phytochemical은 대부분 섭취하여도 안전하며 여러 만성 질환을 예방할 수 있고, 비교적 싼 가격에 구할 수 있다. 이러한 phytochemical은 식품 중으로 섭취하는 것 외에 따른 분리, 정제하여 약제화하거나 다른 식품에 강화하여 사용할 수 있으나 식품으로 섭취하는 것이 가장 바람직하다. 여러 phytochemical은 각각 하나 또는 여러 복합된 기전으로 암을 예방하며, 가장 잘 알려진 phytochemical의 작용은 항산화 기능이다. 이들은 자유 라디칼과 결합하여 세포의 노화, 상해를 방지하고, DNA, 지질, 세포막 등의 산화 반응을 차단하여 암을 예방한다.

2.6 암의 예방과 관리

우리나라 국민의 평균 수명은 1990년을 기준으로 70세를 넘어섰다. 인구 분포의 선진화로 노인 인구의 비율은 1990년 4.7%에서 2000년도에는 7.1%로 증가하였으며, 20년 후쯤에는 노령사회(인구의 14%가 65세 이상)로 진입할 것으로 전망된다. 이러한 변화는 OECD 회원국 중 가장 빠른 속도로 진행되고 있다. 노인 인구의 급증과 함께 점차 증가하고 있는 암, 순환기계 질환, 당뇨병 등 노인성 질환의 예방과 관리를 위한 대책이 시급히 마련되어야 할 것이다. 특히 순환기계 질환, 암, 당뇨병 등으로 대표되는 노인성 질환은 전염성 질환과는 달리 질환의 진행을 더디게 할 뿐, 치료법이 명확하지 않고 사망에 이르기까지 지속적인 의료 관리가 필요한 경우가 많기 때문에 의료비 부담과 삶의 질 저하가 심각한 문제가 될 수 있다.

3. 당뇨병과 영양

당뇨병(Diabetes mellitus)은 우리나라에서 고혈압, 순환기 질환과 더불어 대표적인 성인 질환으로, 연령이 높아질수록 당뇨병 발병률이 증가하는데, 우리나라에서는 성인의 약 10%인 200만명 정도가 당뇨병을 앓고 있으며, 당뇨병으로 인한 사망자수가 해마다 증가하는 추세에 있다.

3.1 당뇨병의 정의

당뇨병은 체내에서 포도당을 정상적으로 이용할 수 없게 되어 혈당량이 증가되고 소변으로 당이 배설되어 낭비되는 증세를 나타내는 질병이다.

3.2 당뇨병의 증세

당뇨병으로 진단되기 전에도 다음과 같은 자각 증세가 나타나는데 심한 갈증 때문에 물을 많이 마시게 됨, 음식을 많이 먹게 됨, 피부나 잇몸 염증이 잘 생기고 잘

낫지 않음, 시야가 선명하지 않을 때가 자주 있음, 소변을 자주 봄, 빈번한 공복감, 피로, 전신권태, 체중 감소, 발의 감각이 둔해지거나 쑤심 등으로 이상과 같은 증상에 속한다면 검사를 해보아야 한다.

3.3 당뇨병의 분류

당뇨병의 종류에 따른 특성은 제 1형 당뇨와 제 2형 당뇨로 발병속도와 시기, 발생빈도, 인슐린 분비 및 감수성, 위험요인으로 나누어진다([표 4-3-1]).

▌표 4-3-1▐ 당뇨병의 종류와 특성

구분	제1형 당뇨병 (인슐린 의존형, 소아형 당뇨병:IDDM*)	제2형 당뇨병 (인슐린 비의존형, 성인형 당뇨병:NIDDM*)
발병속도와 시기	갑자기 발병	서서히 발병
발생빈도	당뇨병의 10~12%	당뇨병의 80~90%
인슐린 분비 및 감수성	인슐린을 분비하지 못하거나 부족	인슐린 분비는 정상이나 인슐린 감수성 저하(즉 인슐린 저항성 증가)
위험요인	유전, 바이러스 감염 또는 자가 면역에 의한 췌장의 베타세포 파괴	유전, 비만, 운동부족, 임신, 스트레스, 중금속 오염, 약물남용

* IDDM: Insulin Dependent Diabetes Mellitus

* NIDDM: Non-Insulin Dependent Diabetes Mellitus

3.4 당뇨병의 진단

당뇨병의 진단 기준으로 소변량의 증가, 갈증, 뇨당 등을 측정할 수 있으나, 당뇨병을 정확하게 진단하기 위해서는 혈당검사(당부하검사)가 필요하다. 혈당검사는 8시간 이상 공복상태에서 측정되어 당뇨병 여부가 진단된다. 당뇨병은 자각 증상이 없는 경우가 많으므로 당뇨병 가족력이 있거나 비만한 사람은 혈당검사를 정기적으로 실시하여 당뇨병을 조기에 발견하는 것이 바람직하다. 당불내성으로 진단되면 약물치료 없이도 스트레스를 최소화하고 식사와 운동요법만 실시해도 정상적인 상태로 완전치료가 가능하다. 우리나라의 당뇨병 환자 대부분은 증상이 경미한 인슐린 비의존형이므로 당불내성을 조기에 진단하여 치료하는 것이 매우 중요하다([표 4-3-2]).

▌표 4-3-2▐ 당뇨병 진단의 기준

정상	공복 시 혈당 110mg/dL 이하
당불내성	75g 포도당 부하 30분과 1시간 후의 혈당이 200mg/dL 이상
당뇨병	•공복 시 혈당이 126mg/dL 이상, 반복검사에서 재확인되는 경우 •75g 포도당 부하 2시간 후 혈당이 200mg/dL 이상, 반복검사로 확인 •당뇨병 증상이 있으면서 임의의 시간에 측정한 혈당이 200mg/dL 이상

3.5 당뇨병 환자의 혈당량을 건강인 수준으로 유지하는 방법

- 하루 매끼 식사량을 항상 동일한 수준으로 유지한다.
- 매일의 식사시간을 항상 비슷한 시간대로 유지한다.
- 식사나 간식을 빼지 않고 매일 먹는다.
- 당뇨병 치료약을 복용할 때에는 매일 같은 시간에 복용한다.
- 운동은 동일한 시간에 규칙적으로 하고, 활동을 1주일에 적어도 3번 이상, 매회 30~40분 정도 규칙적으로 실시한다(걷기, 수영, 에어로빅, 댄스, 자전거 타기 등 유산소 운동과 집안 청소, 정원 가꾸기).

그러나 운동을 시작하기 전에 반드시 의사와 상의해야 하며, 환자 자신의 심장이나 발의 건강상태가 특별한 문제는 없는지를 확인하는 것이 안전하다. 당뇨병 환자의 경우는 무거운 것을 드는 운동보다는 빨리 걷기, 조깅, 수영, 등산 등의 지구력이 요구되는 운동이 더 적합하다. 이런 종류의 운동이 심장이나 혈관 등을 건강하게 하고 비만 해소 및 혈당을 낮추는데 도움이 되기 때문이다. 운동 효과는 혈당이 잘 조절된 경우에 더욱 좋으며, 꾸준히 한다면 시간이 갈수록 그 효과가 더 높아지는데 하루에 30~40분의 시간이면 충분하며, 횟수는 일주일에 3~5회 정도가 적당하지만 비만한 경우 적어도 5회 이상 실시하는 것이 좋다.

3.6 식품을 선택할 때 당뇨병에 도움이 되는 식품

▌표 4-3-3▐ 당뇨병 환자를 위한 권장 식품

곡류 및 감자류	•쌀, 잡곡, 국수류, 감자, 고구마로 우리 몸에서 열량과 비타민, 무기질, 섬유소를 제공 •각 개인이 먹어야 하는 1일 섭취량은 각자의 열량 필요량에 따라 다르다. •곡류는 도정률이 낮은 것을 선택, 현미 또는 5분 도미, 흰 식빵보다는 통밀빵을 이용 •보리, 조, 수수, 옥수수 등의 잡곡을 함께 이용하고 감자는 찌거나 삶아서 이용 •빵은 설탕과 지방 함량이 낮은 것을 선택하고 잼 등은 피한다.
채소	•건강한 사람 및 당뇨병 환자에게도 좋은 식품으로 생채소/익힌 채소를 매일 먹는 것이 좋다. •비타민, 무기질, 섬유소는 풍부/열량은 적지만 1일 섭취량은 열량필요량에 맞추어 결정한다. •섬유소가 많은 만복감을 주는 배추, 시금치, 오이, 당근, 버섯 등을 당뇨식에 많이 이용 •익힐 때는 소량의 물을 사용, 비타민이 조리수로 손실되는 것을 예방 •맑은 채소국 이용(저열량), 저지방 샐러드드레싱(예: 간장 드레싱, 겨자 소스 등)을 이용
과일	•열량과 비타민, 무기질, 섬유소를 제공, 섭취량은 열량 필요량에 맞추어 결정한다. •설탕을 첨가한 과일 주스, 과일 통조림, 말린 과일은 적합하지 않다. •과일주스를 마실 때에는 천천히 조금씩 마시는 것이 좋다.
우유와 유제품	•저지방 제품의 탈지우유, 저지방 우유 및 유제품을 권장 이는 총 지방, 포화지방, 콜레스테롤의 섭취량을 감소 •열량, 단백질, 칼슘과 리보플라빈 등 여러 가지 비타민과 무기질을 제공
육류, 생선, 계란 및 두류	•단백질이 풍부한 식품이므로 이들 식품 중 몇 가지를 선택해서 매일 소량씩 먹는 것이 좋다. •인체의 조직과 근육을 형성, 비타민과 무기질도 공급
유지류	•열량이 매우 높고 포화지방과 콜레스테롤 함량도 높으므로 아주 소량씩 먹는 것이 좋다. •고지방식품의 사용량을 줄이면 체중 감량효과, 혈당과 혈중 지방량, 혈압을 낮추어 준다. •동물성 지방보다는 식물성 기름을 선택하여 허용된 범위 내에서 섭취하도록 한다.
설탕 함량이 높은 식품들	•사탕, 초콜릿, 껌, 청량음료, 아이스크림, 꿀, 엿 섭취를 제한 한다. •케이크, 도넛, 쿠키와 같이 설탕과 지방 함량이 동시에 높은 식품도 피한다. •섬유소가 풍부한 두류, 잡곡, 채소 및 해조류의 식단을 권장한다.

3.7 당뇨병 환자의 약물요법

당뇨병이 심하지 않을 때에는 식사요법과 운동요법만으로도 혈당을 적정수준으로 조절할 수 있지만, 그렇지 않을 경우에는 당뇨약이라 불리는 경구 혈당 강하제를 복용 하거나 필요에 따라 인슐린을 투여해야 한다. 그러나 약물치료만으로는 고혈당을 조절 하는데 한계가 있으므로 약물요법을 사용할 때에도 반드시 식사요법과 운

동요법을 병행하는 것이 혈당량 조절과 만성 합병증 예방에 효과적이다.

■ 혈당 강하제

- 췌장의 베타세포에서 인슐린을 더 많이 분비하게 하고, 인슐린의 능력을 개선시킨다.
- 간에서의 포도당 생성을 억제시키고, 인슐린의 능력을 개선시킨다.
- 장에서의 포도당 흡수를 지연시켜 혈당이 급격히 오르지 않도록 해준다.

■ 인슐린

인슐린에는 속효성(레귤러), 중간형, 혼합형, 초속효성 인슐린 등이 있다. 이들 인슐린은 작용이 시작되기까지의 기간과 효과 지속기간이 서로 다른 인슐린들로서, 이들 인슐린 가운데 중간형 인슐린과 속효성 인슐린을 섞은 형태인 혼합형 인슐린이 가장 많이 사용되고 있다.

4. 심혈관계 질환과 영양

심혈관계의 기능은 심장으로부터 나온 혈액을 혈관을 통해 전신에 공급함으로써 산소, 수분, 영양소를 세포에 전달하고 세포 내 대사에 의해 생성된 이산화탄소 및 노폐물을 배설하도록 이동시키며 호르몬을 비롯한 여러 대사물질을 운반한다.

심장혈관계(cardiovascular system)는 혈액이 심장의 좌심실에서 대동맥을 통해 출발하여 체순환(systemic circulation)을 거쳐 우심방으로 돌아온 후, 우심실에서 폐동맥으로 출발하여 폐순환(pulmonary circulation)을 거쳐 좌심방으로 연결되어 있는 회로이다.

혈액은 체순환을 하는 동안 심장, 뇌, 간, 소화기관 등 인체 내의 여러 기관들을 순환하여 산소와 영양성분을 전달하고 이산화탄소와 노폐물을 교환받게 된다. 체순환을 통해 이산화탄소가 많아진 정맥 혈액은 곧이어 폐순환을 거치는 동안 기체교환을 통해 산소가 풍부한 동맥혈액으로 된다. 여기서 심장은 혈액 순환의 원동력으로 펌프 역할을 하여 혈압을 발생시킴으로써 혈액을 순환시킨다. 순환하는 동안 신체의 모세혈관에서는 혈액과 세포 사이에서 물질교환이 이루어지고, 폐 모세혈관에서는 혈액과 폐 사이에서 가스교환이 이루어진다([그림 4-1-1]).

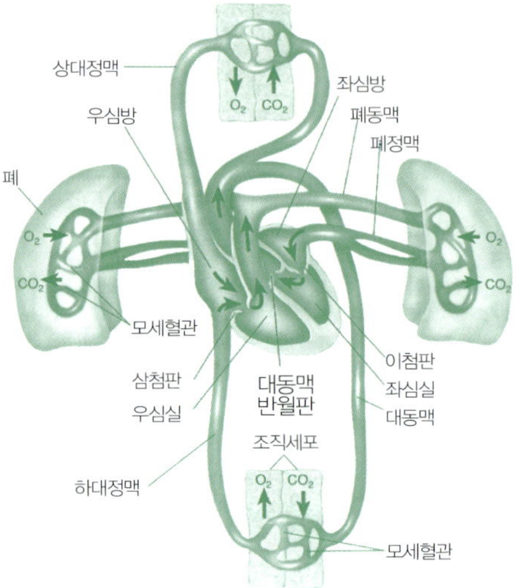

▌그림 4-1-1▐ 심장의 순환 경로

4.1 심장의 생리

심장(heart)은 좌우 폐 사이에 있으며 흉곽의 약간 왼쪽에 위치하고 있으며 펌프작용을 통해 혈압을 발생시켜 혈액을 심장혈관계로 순환시키는 작용을 한다. 심장은 2심방/2심실로 구성, 혈류의 흐름을 생각할 때는 서로 독립된 두개의 심장 같이 기능을 한다. 좌심방이 폐순환을 거쳐 심장으로 온 산소가 풍부한 혈액을 받아들여 좌심실로 보내면 좌심실은 혈액이 체순환을 하도록 박출하는 기능을 한다. 한편 우심방은 체순환을 거친 정맥혈액을 받아들여 우심실로 보내고, 우심실은 혈액이 폐순환을 하도록 박출하는 기능을 한다. 이와 같이 혈류가 한 방향으로만 일어나도록 하기 위해 심장 내에는 심실의 입구와 출구에 심장판막이 있는데, 이들은 혈류의 역류를 막기 위해 한쪽 방향으로만 열리고 닫히게 되어 있다. 심방과 심실 사이에는 방실판(삼첨판, 승모판)이, 심실과 동맥 사이에는 반월판(폐동맥판, 대동맥판)이 있어 심실이 이완할 때에는 혈액이 심방으로부터만 심실로 들어오게 하고, 심실이 수축할 때는 혈액이 심실로부터 동맥으로만 나가게 된다. 심장벽은 세층의 근육으로 되어 있는데, 심실의 근육이 심방에 비해 두껍고, 또 혈액을 체순환으로 박출하기 위해 더욱 높은 압력을 필요로 하는 좌심실의 근육은 우심실보다 두껍다.

심근은 횡문근으로써 골격근과 비슷한 구조를 가지고 있으나 특수한 구조를 지닌 불수의근으로써 자발적으로 흥분 및 수축하는 자율성을 가진다. 심근의 수축을 위한 활동 전압의 발생과 전도는 특수한 심근세포로 구성된 특수전도계인 동방결절, 방실결절, 프르킨예 섬유에 의해 이루어진다. 심장의 수축은 우심방에 위치한 동방결절에서 시작되어 우심방 아래쪽에 위치한 방실결절을 통해 심실로 전해진다. 방실결절을 통과한 활동전압은 방실 속으로 전해지고, 이어서 많은 프르킨예 섬유를 통해 심장의 모든 부분으로 차례대로 전달됨으로써 심장 전체를 흥분시켜 전체적으로 수축이 일어나게 된다([그림 4-1-2]).

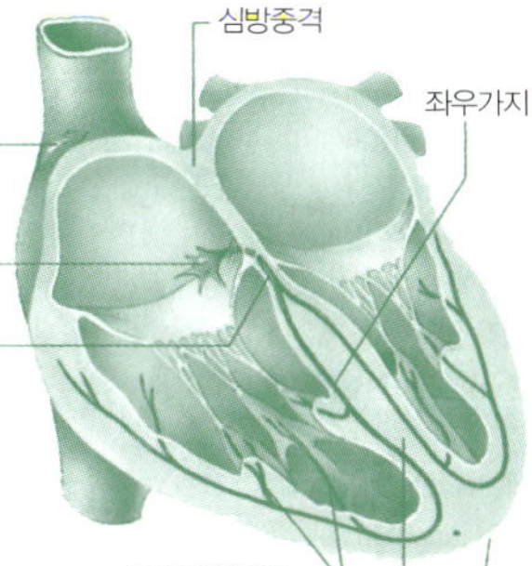

그림 4-1-2 심근과 연결된 각 결절의 위치

4.2 혈관순환계의 생리

혈관계(vascular system)의 주된 기능은 전신에 혈류를 공급하고, 혈액과 조직액 사이에서 물질교환이 이루어지게 하는 것이다. 심장에서 나온 혈액은 대동맥, 소동맥, 모세혈관, 소정맥, 대정맥을 거쳐 다시 심장으로 되돌아온다. 동맥에서 모세혈관으로 갈라지는 부분의 곳곳에는 이웃 동맥과 서로 연결되어 있는 문합이 발달되어 있어 혈관의 일부가 막히더라도 연결부를 통해 혈액이 조직으로 흘러갈 수 있게 된다. 그러나 뇌, 폐, 심장, 망막, 내이에는 문합을 형성하지 않는 경우 가 있어 이들 기관의 동맥이 막히면 그 이하의 혈관영역으로 혈액이 흐르지 않게 되어 조직에 변성이 일어나게 된다. 동맥은 심장으로부터 각 신체조직으로 혈류를 전달하는 혈관으로 내막, 중막, 외막의 세층의 혈관벽으로 되어 있는 탄력성이 큰 혈관이다. 모세혈관은 단층의 내피세포로 구성되어 확산에 의한 물질교환이 적합하게 되어 있는 혈관이다. 정맥은 동맥과 같이 세층으로 되어 있으나 얇고 탄성이 적으며, 곳곳에 판막이 있어 혈액이 역류하지 않고 심장으로 귀환하도록 하는 통로의 역할을 하고 있다.

4.3 심장질환의 종류

(1) 고혈압

고혈압(hypertension)은 우리나라 사망원인 중 다섯 번째에 해당되는 질환으로 유병률이 전체 인구의 10~15%로 매우 높으며 다른 심혈관계 질환과 마찬가지로 유전적 소인과 환경적 요인으로 인해 발생된다. 고혈압이란 동맥혈압이 지속적으로 높은 상태로서 세계보건기구(WHO)의 분류에 의하여 안정 시 수축기 혈압(systolic BP)이 140 mmHg, 이완기 혈압(diastolic BP)이 90mmHg를 초과한 경우를 말한다([표 4-4-1]). 대부분의 경우(90% 이상) 심장순환계 자체의 이상으로 인한 본태성 고혈압이고 나머지는 신장 질환, 내분비계 이상, 대동맥협착 등으로 인한 이차성 고혈압이다.

▌표 4-4-1▐ 고혈압의 정의(WHO 기준)

분 류	수축기 혈압 (mmHg)	이완기 혈압 (mmHg)	분 류	수축기 혈압 (mmHg)	이완기 혈압 (mmHg)
			고혈압		
최 적	〈120	〈80	1단계	140~159	90~99
정 상	〈130	〈85	2단계	160~179	100~109
경 계	10~139	85~89	3단계	〉180	〉110

(2) 고지혈증

고지혈증(hyperlipidemia)은 혈중 중성지방 및 콜레스테롤이 비정상적으로 증가된 상태를 말한다. 콜레스테롤은 세포막과 스테로이드계 호르몬의 성분으로 정상적인 신체기능의 유지를 위해 필수적인 물질이나 혈액 중에 지나치게 증가하면 동맥벽에 죽상경화성 플라크(plaque)를 형성하여 혈액의 흐름을 방해하므로 비정상적인 혈청 농도 증가는 위험하다. 체내 콜레스테롤의 대부분은 당질, 지방, 그리고 단백질 대사의 중간산물로부터 주로 간에서 합성된 것이며 나머지는 식사를 통해 섭취된 것이다.

중성지방은 여분의 에너지가 체내에 축적된 형태인데, 단순당과 알코올의 섭취는 혈액 중성지방 수치를 높인다. 지단백은 혈액에서 콜레스테롤, 중성지방 및 인지질의 운반을 담당하며, 일부는 동맥벽에 콜레스테롤이 침착하는 것을 조절하는 인자로서 작용한다. 지단백(Lipoprotein)의 종류로는 혈중 지질에는 콜레스테롤, 중성지방, 인지질, 유리지방산의 네 종류가 있는데, 이들은 물에 용해되지 않으므로 혈청 단백질과 결합하여 지단백 형태로 존재한다. 지단백은 콜레스테롤, 중성지방, 인지질, 단백질의 함유 비율에 따라 비중에 차이를 보이는데, 단백질을 많이 함유하고 중성지방을 적게 함유할수록 비중이 커진다. 이러한 비중의 차이를 이용하여 전기영동이나 초고속 원심분리에 의해 카일로마이크론(chylomicron), 극저밀도지단백(very low density lipoprotein, VLDL), 저밀도지단백(low density lipoprotein, LDL), 고밀도지단백(high density lipoprotein, HDL)으로 분류된다([표 4-4-2]). 단백질, 인지질, 유리 콜레스테롤(free cholesterol)은 지단백의 바깥쪽에 위치하며 콜레스테롤 에스테르, 중성지방은 안쪽에 위치하는 구조를 가진다.

▌표 4-4-2▐ 지단백의 종류 및 구성성분

지단백의 종류	단백질	콜레스테롤	중성지방	인지질	밀도
chylomicron	2	5	90	3	〈0.96
VLDL	10	22	60	18	0.960~1.006
IDL	10	30	40	20	1.006~1.019
LDL	25	50	10	15	1.019~1.063
HDL	50	20	5	25	1.063~1.210

▌표 4-4-3▐ 혈청 지단백질의 종류와 특징

종 류	주요 생성장소	특 징
Chylomicron	소장	식사로 섭취한 중성지질을 체내로 운반
VLDL	간	간에서 합성된 중성지질을 조직으로 운반
LDL	혈액에서 VLDL로부터 전환	-조직으로 콜레스테롤을 운반 -혈청 농도가 높을수록 심혈관계 질환 발생 위험도 증가
HDL	간	-조직의 콜레스테롤을 간으로 운반하여 체외로 배설 -혈청 농도가 높을수록 심혈관계 질환 발생 위험도는 감소

(3) 동맥경화

동맥경화증(arteriosclerosis)이란 동맥이 두꺼워지고 단단해져 탄력성을 잃는 현상으로, 정상적인 혈관은 매끄러운 튜브인데 반해 동맥경화가 진행된 동맥의 내벽에는 콜레스테롤, 인지질 등의 지방질이나 플라크(plaque)가 축적되어 동맥의 내면이 거칠어지고 직경이 좁아지게 된다. 동맥경화가 심해지면 혈액의 이동이 방해를 받게 되어 중요 장기로의 혈액 공급이 저하되거나 동맥이 파열되는 현상이 일어나기도 한다. 이러한 현상은 연령이 높아짐에 따라 점차 진전되어 보통 20~30대에 시작되고 50~60대에는 증상을 나타내게 된다. 동맥경화는 비교적 굵은 혈관 분기부의 내막에 아테로마(atheroma)가 진행되어 생기는 죽상동맥경화가 대부분인데, 특히 동맥의 중막에 생기는 것을 중막 경화라 하고 작은 동맥에 생기는 것을 세동맥경화(arteriosclerosis)라 한다([그림 4-1-3]).

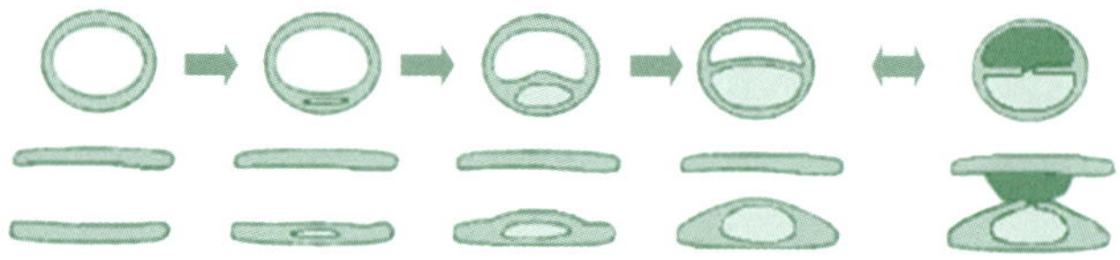

▌그림 4-1-3▐ 동맥경화의 전이 상태

5. 소화기계 질환과 영양

5.1 소화와 흡수

소화(digestion)란 음식물이 구강에서 저작 작용에 의해 잘게 분쇄되고 위와 장을 거치면서 더욱 잘게 분쇄된 후 각종 소화효소에 의하여 각각의 영양소로 분해되어 흡수되기 쉬운 형태로 되는 작용을 말한다. 흡수(absorption)는 소화에 의하여 분해된 각종 성분이 주로 소장의 상피세포막을 통과하여 혈액이나 림프액에 의해 운반되어 신체 내의 필요한 세포나 기관에 보내지는 과정을 말하며, 이 과정에서 흡수되지 않은 잔여물은 분변으로 되어 직장을 통하여 배설된다.

5.2 소화 작용

소화 작용은 기계적인 소화와 화학적인 소화로 나누며, 기계적인 소화란 음식물을 분쇄하여 소화액과 혼합하고 소화관을 따라 대장 쪽으로 보내는 작용으로 구강의 저작 작용, 위벽 근육의 연동수축운동, 그리고 장의 연동운동 등이 포함된다. 화학적인 소화란 타액, 위액, 장액의 소화액에 함유되어 있는 효소의 화학작용에 의한 소화 작용을 말한다. 그 외에 소장 하부로부터 대장에 걸쳐 존재하는 장내 세균에 의해 일어나는 발효작용 등 세균학적 소화 작용이 있다.

1) 구강 내에서의 소화

음식물은 구강 내에서 저작 작용에 의해 분쇄되어 타액과 혼합되고 타액 중의 프티알린(타액 아밀레이즈, salivary amylase)의 작용을 받는다. 저작을 충분히 함으로써 음식물과 타액을 혼합시켜 소화효소의 작용을 충분히 받도록 하는 것이 소화에 도움이 된다.

(1) 타액

타액(saliva)은 이하선, 설하선, 악하선으로부터 분비되는데 각 분비물의 성분은 동일하지 않다. 이하선의 분비액은 점액이 적고 전분 분해효소인 프티알린을 함유하고 있으며 설하선의 분비액은 점액이 많고 프티알린을 함유하지 않는다. 성인의 타액 분비량은 1~1.5리터이며 중추신경계와 자율신경계에 의하여 조절된다. 구강 내에서는 음식물의 자극에 의해 반사적으로 분비가 촉진되는데, 신맛의 음식물은 타액의 분비를 강하게 촉진시킨다. 타액의 기능은 전분을 가수분해하고 음식물을 삼키기 쉽게 하고 음식물을 용해시켜 미뢰를 자극함으로써 식욕을 돋우며 구강 내를 깨끗하게 하는 기능을 가지고 있다. 프티알린은 전분분해효소인 α-아밀레이즈로 전분, 덱스트린, 글리코겐 등을 가수분해하여 맥아당이나 덱스트린으로 만든다. 이 작용은 pH 5~8에서 활성을 나타내며 음식물이 위에 들어가 산성으로 될 때까지 계속된다.

2) 위에서의 소화

구강과 식도를 통해 내려온 음식물은 위에서 강력한 연동작용에 의해 위액과 혼합되고([그림 4-5-1]), 기계적/화학적 소화 작용을 거쳐 유미즙(chyme)으로 되어 서서히 소장으로 보내진다. 위의 유문부에서 분비되는 소화 호르몬인 가스트린(gastrin)은 위액의 분비를 촉진시켜 소화 작용을 촉진시킨다. 음식물이 위에 머무는 시간은 지방이 가장 길고 단백질, 당질의 순서이다([표 4-5-1]).

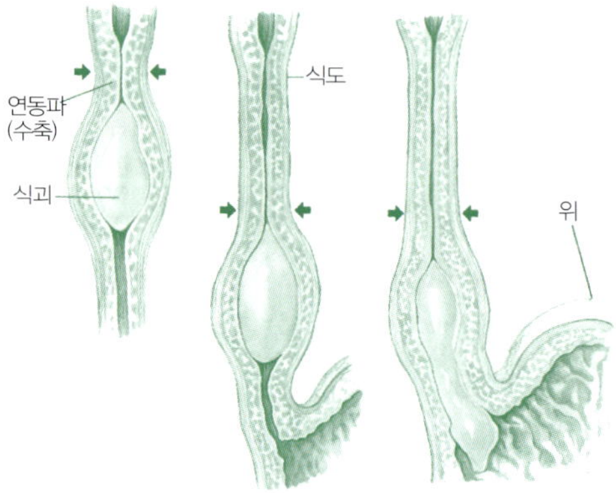

▌그림 4-5-1▐ 식도의 연동 운동

▌표 4-5-1▐ 식품이 위 속에 머무르는 시간

식품	섭취량	머무는 시간(시간)	식품	섭취량	머무는 시간(시간)
물	200cc	1.30	밥	100g	2.15
우유	200cc	2.00	버터	50g	12.00
맥주	200cc	1.15	쇠고기	100g	2.45
생달걀	100g	2.30	과실	100g	1.45
반숙란	100g	1.30	채소	100g	2.00

(1) 위 액

위액의 분비는 미각이나 식욕과 같은 대뇌 반사작용, 위벽의 기계적 자극 또는 위액의 분비 촉진물질에 의한 화학적 자극에 의하여 일어나며, 소화 호르몬인 가스트린에 의해 분비가 촉진된다.

위선에서 분비되는 위액은 펩시노겐(pepsinogen), 염산(HCl), 점액(mucin), 레닌(rennin), 비타민 B_{12} 내인성 인자(intrinsic factor)를 함유한 무색투명의 강산성 액체이다. 위선을 비롯한 소화선에서 분비되는 단백질 분해효소는 불활성형의 전구체(zymogen) 형태로 분비된 후 이를 활성화 시키는 물질들에 의해 활성형으로 전환되는데 위액의 펩시노겐은 염산에 의해 펩신(pepsin)으로 활성화 된다.

염산은 위액의 산도를 pH1.5~2.5로 만들며 음식물에 혼합되어 있는 세균을 살균하는 역할을 하고, 점액은 알칼리성으로 펩신 및 염산에 의한 위벽의 손상을 방지해 주는 위점막 보호역할을 한다. 당단백질인 내인성 인자는 비타민 B_{12}와 결합하여 이 비타민의 흡수장소인 회장까지 운반해 주는 작용을 하므로 비타민 B_{12} 흡수에 필수적 요소이다. 유아의 경우에는 위액 중에 레닌이 있어 유즙 중의 카제인(casein)을 paracasein으로 전환하고 칼슘과 결합시켜 단백질 응고물을 만들어 펩신의 작용을 받기 쉽게 한다. 위액 중의 지방분해효소(gastric lipase)는 위액의 산도가 낮기 때문에 거의 작용을 하지 않는다. 또한 음식물이 위액에 의해 완전히 산성으로 될 때까지는 프티알린에 의한 당질의 소화 작용이 계속된다.

3) 소장 내에서의 소화

산성을 띤 위의 내용물이 십이지장에 도달하면 십이지장에서 호르몬인 secretin이 분비되어 중탄산염이 풍부한 알칼리성 췌액의 분비를 촉진시킨다. 한편, 지방과 단백질의 소화물이 십이지장에 도달하면 소장 상부에서 cholecystokinin이 분비되어 소화효소가 풍부한 췌액을 분비하게 하며 담낭의 수축을 통해 담즙의 배출을 촉진 시킨다. 담낭으로부터 담관을 통해 분비되는 담즙은 지질을 유화시켜 지방의 소화 작용을 쉽게 하고 흡수를 촉진시킨다. 소장 내에서 지질은 췌장의 지질분해효소(lipase)의 작용을 받아 분해되고, 단백질은 trypsin, dipeptidase에 의해 아미노산까지 분해되며 당질은 아밀레이즈의 작용을 거쳐 이당류 분해효소인 서당 분해효소(sucrase), 맥아당 분해효소(maltase), 유당 분해효소(lactase)에 의해 단당류까지 분해된다.

(1) 췌장액

췌장액(pancreatic juice)은 췌장으로부터 분비되는 무색투명의 알칼리성 액으로 중탄산염(HCO_3^-)을 함유하고 있어 위 내용물의 산도를 중화시키고 염산에 의한 십이지장 점막의 손상을 방지시켜줄 뿐 아니라 3대 영양소를 분해하는 주요 소화효소를 다량 포함하고 있는 가장 강력한 소화액이다.

단백질 분해효소는 trypsinogen 및 chymotrypsinogen의 형태로 분비되는데 장액 중의 enterokinase의 작용에 의해 트립시노겐이 트립신으로 전환된다. 카이모트립시노겐은 트립신에 의해 chymotrypsin으로 전환된 후 단백질을 작은 펩타이드로 분해한다. 또한 말단효소 carboxypeptidase는 펩타이드 말단의 유리 카르복실기에 작용하여 아미노산을 한 개씩 분해하는 효소이다.

지방 분해효소(pancreatic lipase, steapsin)는 담즙산에 의해 유화된 지방에 작용하여 지방을 지방산과 글리세롤 또는 모노아실글리세롤로 분해하며, 전분 분해효소(pancreatic amylase, amylopsin)는 전분, 덱스트린, 글리코겐에 작용하여 맥아당으로 분해한다.

표 4-5-2 소화기계 주요 호르몬

호르몬	분비기관	분비 조절 자극	주요 기능
가스트린	위의 유문부	위 확장 위 내용물 중 단백질	위산 분비 촉진 펩시노겐 분비 촉진 위 운동 촉진
가스트린 억제 펩타이드 (GIP)	십이지장	유미즙 성분 중의 지방과 단백질	위산 분비 억제 위 운동 억제 췌장의 인슐린 분비 촉진
세크레틴	십이지장	십이지장에서 산이나 펩타이드 자극	췌장에서 중탄산염 분비 자극 위산 분비 억제 위와 장의 운동 억제
콜레시스토키닌	십이지장	유미즙 성분 중의 지방과 단백질	담낭 수축 자극 췌장 효소 분비 자극

표 4-5-3 소화 과정의 요약

소화관	분비기관	분비액(소화효소)	소화과정
입	타액선	•타액(타액 아밀레이즈(프티알린))	•저작작용: 음식물과 소화액을 혼합 •분해작용: 프티알린이 당질 분해 (전분, 글리코겐→텍스트린, 맥아당)
위	위점막 세포	•펩신, 염산, 점액, 내인성 인자, 가스트린, 레닌	•저장작용: 음식물의 저장 •분해작용: 펩신에 의한 단백질 분해 •이동작용: 반유동성의 유미즙 상태로 소장으로 이동 •살균작용: 염산에 의한 살균작용
소장	췌액	•무색의 약알칼리성 액 •췌장액의 중탄산염은 음식물을 중성으로 전환시켜 줌. •당질, 지질, 단백질을 분해하는 효소 포함 •단백질 분해효소들은 불활성형으로 분비되어 활성형으로 됨.	•기계적 소화: 연동운동, 분절운동 •화학적 소화 1. 탄수화물의 소화 •췌장 전분분해효소의 작용으로 이당류로 분해 •소장액 효소: –서당 분해 효소: 서당 → 포도당, 과당 –유당 분해효소: 유당 → 포도당, 갈락토오즈 –맥아당 분해효소: 맥아당 → 포도당
	담즙	•콜레스테롤의 최종 대사산물 •간에서 생산, 담낭에 저장·농축되었다가 담관을 통해 배출됨.	

		•강한 계면활성 작용으로 지질을 유화하고 지용성 물질의 흡수를 촉진함. •담즙산은 회장에서 95%가 재흡수됨 •콜레시스토키닌에 의해 분비촉진	2. 단백질의 소화 트립시노겐 ↓ 활성효소 트립신 폴리펩티드 ——→ 펩티드, 디펩티드 카이모트립신 ↑ 트립신 카이모트립시노겐 말단카르복실펩티드↘카르복실기 말단분해효소 ——→ 말단아미노펩티드↗아미노기 말단분해효소 디펩티데이즈 디펩티드 ——→ 아미노산 핵산분해효소 핵산 ——→ 핵산분해물 3. 지질의 소화 •담즙에 의한 지방유화 •췌장 지질 분해효소: –중성지질→지방산, 모노아실글리세롤
	소장액	•소장벽에서 분비되는 약알칼리성 액 •서당, 유당, 맥아당, 펩티드 핵산 분해 효소 함유	
대장		소화효소 없음	소장에서 보내진 찌꺼기는 대장 미생물에 의해 발효, 부패 등의 과정을 거쳐 가스나 유기산을 생성하기도 하고, 비타민을 합성하기도 함

표 4-5-4 단백질의 소화효소

분 류	역 할	효소원 → 효소	활성화시키는 물질	분비 장소	작용 부위
내부 펩티드 분해 효소	단백질 사슬의 내부를 끊음	펩시노겐→펩신	염산	위	특정 아미노산을 함유한 펩티드결합 부위
		트립시노겐→트립신	엔테로카이나제	췌장	
		카이모트립시노겐 →카이모트립신	트립신	췌장	
외부 펩티드 분해 효소	단백질 사슬 한쪽 말단의 펩티드 결합에 작용하여 한번에 한 개의 아미노산을 끊음	프로카르복실말단 분해 효소 →카르복실말단 분해효소	트립신	췌장	카르복실기 말단
		아미노말단 분해효소		소장	아미노기 말단
		디펩티드 분해효소		소장	디펩티드

(2) 담즙

담즙(bile)은 유화작용을 통해 지방의 소화와 흡수를 도울 뿐 아니라 여러 물질의 배설에도 중요한 역할을 한다. 담즙은 간에서 만들어져 담낭에 저장되었다가 십이지장으로 배출되는데, 주성분은 담즙산염과 담즙색소이다. 담즙산염은 콜레스테롤로부터 생성된 콜린산(cholic acid)에 글리신 또는 타우린이 결합한 글리코콜린산(glycocholic acid)이나 타우린산(taurocholic acid)에 나트륨이나 칼륨이 결합된 것을 말한다. 담즙산염은 표면 장력 저하작용이 강하여 장내에서 지방의 유화를 촉진함으로써 지방의 소화흡수에 도움을 준다. 담즙색소인 빌리루빈은 적혈구의 파괴로 생긴 헤모글로빈으로부터 생성되는데 황갈색을 나타낸다.

십이지장으로 배출된 담즙산의 대부분은 회장에서 재 흡수되어 혈액에 의해 간으로 되돌아가는 장-간 순환(enterohepatic circulation)에 의하여 재사용된다.

(3) 소장액

장벽은 소화된 영양소를 흡수하는 기능 외에도 장액선에서 장액을 분비하여 소화를 돕는 기능을 가지고 있다. 장액 단백질 분해효소에는 아미노 말단 분해효소(aminopeptidase)와 디펩티드 분해 효소(dipeptidase)가 있어 이들의 작용에 의해 펩타이드가 유리 아미노산으로 분해된다. 장액 중에는 핵산효소(polynucleotidase, nucleotidase)가 있어 핵산을 염기와 5탄당으로 분해한다. 당질 분해효소로는 이당류 분해효소인 서당 분해효소, 유당 분해효소, 맥아당 분해효소 등이 있어 서당, 유당, 맥아당을 각각의 단당류로 분해한다. 소장에서 분비되는 소장액의 양은 하루 약 3리터 정도인데 장으로 음식물이 들어가면 분비되며 이것은 기계적, 화학적 자극 및 신경, 호르몬 등에 의해 영향을 받는다. 다른 소화선들과 마찬가지로 부교감신경계는 장액 분비를 촉진시키며 교감신경계는 이를 억제한다.

4) 대장에서의 소화

대장에는 융모와 소화액의 분비가 없고 소장에서 충분히 소화되지 않은 영양소나 식이섬유 등이 장내 세균에 의하여 분해되는 발효작용에 의해 주로 메탄, 탄산가스 및 저급 지방산 등을 생성하거나 일부 비타민을 합성하는 작용이 일어난다. 분해 작용을 받지 않은 섬유소는 장을 자극하여 연동운동을 촉진시켜 변의 이동을 좋게 한다. 위장질환 등으로 단백질의 소화가 불충분한 경우 소화되지 않은 단백질이 대장 세균에 의해 부패작용을 일으켜 설사 등을 유발하기도 한다.

5.3 흡수 작용

영양소 흡수의 대부분은 소장에서 이루어지지만, 물이나 알코올 일부는 위점막에서 흡수된다. 소장 내면에는 많은 융모가 있어서 표면적을 크게 하고 각 융모에는 혈관 및 임파관이 분포되어 있어 흡수된 영양소를 운반한다.

1) 당질의 흡수

당질은 포도당, 과당, 또는 갈락토오즈 등의 단당류 형태로 십이지장에서 흡수되는데, 포도당과 갈락토오즈는 흡수 시 에너지를 소모하며 농도에 역행하여 이동되는 능동수송(active transport)에 의해 운반된다. 흡수된 단당류는 문맥을 거쳐 간으로 운반되어 글리코겐 형태로 간에 저장되고 나머지는 포도당 형태로 혈액에 존재하며 혈당을 유지한다.

2) 단백질의 흡수

단백질은 십이지장에서 주로 아미노산 형태로 흡수되나 일부는 단백질의 중간 분해물질인 펩티드의 형태로 흡수되기도 한다. 그러나 장점막이 이상 상태일 때는 단백질 분자 그대로 흡수되는 경우가 있어 알레르기를 일으키기도 한다. 아미노산의 흡수는 확산과 능동수송에 의하여 행하여지는데, 흡수된 아미노산은 문맥을 거쳐 간으로 운반되어 일부는 단백질을 합성하고 나머지는 아미노산 형태로 전신으로 보내진다.

3) 지질의 흡수

지질은 공장에서 주로 지방산과 글리세롤로 분해되어 흡수되나 모노아실글리세롤 형태로 흡수되기도 한다. 지방산은 흡수된 후 장벽에서 다시 중성지방으로 합성되어 콜레스테롤, 인지질, 아포단백질과 함께 카일로마이크론(chylomicron)을 형성한다. 카일로마이크론은 직접 간으로 운반되지 않고 임파액과 정맥 혈액을 통하여 심장순환계로 들어온 후 전신의 장기로 운반된다. 그러나 글리세롤과 단쇄 지방산은 수용성이므로 문맥을 통해 간으로 운반된다. 인지질인 레시틴(lecithin)은 일부 혹은 전부가 장에서 가수 분해되어 흡수되고, 콜레스테롤도 담즙산의 도움을 받아 장에서 흡수된다.

4) 비타민의 흡수

수용성 비타민과 지용성 비타민은 구조나 분자량이 각각 다르기 때문에 장을 통하여 이동하는 양상도 서로 차이가 있다.

① 수용성 비타민(티아민, 비타민 C, 비타민 B12, 엽산)

티아민은 운반체에 의한 확산에 의하여 흡수되고, 티아민을 제외한 비타민 B군이나 비타민 C는 십이지장에서 농도 차에 의한 확산에 의해서 흡수된다. 비타민 B_{12}는 회장에서 운반체에 의한 능동적 과정에 의하여 흡수되는데 위에서 분비되는 내인성 인자의 도움이 필수적이다. 엽산은 산이나 열에 대단히 약하기 때문에 섭취량의 일부만이 흡수되는데, 주로 공장 상부에서 능동적인 과정에 의하여 흡수되는 것으로 보여 진다.

② 지용성 비타민

지용성 비타민인 비타민A, D, E, 및 K는 지방질 흡수와 연관되어 소장에서 카일로마이크론 형태로 흡수되므로 질병이나 음식물 섭취 부족으로 지방질 섭취를 충분히 하지 못하면 지용성 비타민의 흡수도 장애를 받는다.

5) 무기질의 흡수

대부분의 무기질은 용해되어 소장에서 흡수되나 칼슘, 인, 철분 같은 알칼리성 무기질은 용해되기 어려워 흡수가 좋지 않고, 위산은 무기질을 가용성 또는 흡수하기 쉬운 형태로 만들므로 무기질의 흡수에서 위산 분비는 중요한 역할을 한다. 칼슘의 흡수는 수산, 피틴산 등에 의해 방해를 받으며 비타민D에 의해 촉진된다. 철분의 흡수형태는 2가 철(Fe^{++}, ferrous)인데, 식품에 존재하는 3가 철(Fe^{+++}, ferric)은 위산, 비타민C 등에 의해 환원되어 2가 철 형태로 흡수된다. 철분은 다른 무기질과 달리 인체의 철분에 대한 요구에 따라 그 흡수 정도가 크게 영향을 받는다. 음이온 무기질 중에는 염소이온이 흡수속도가 가장 빠르고 브롬, 요오드, 질산, 황산, 인산, 불소이온의 순서로 흡수된다.

6) 수분의 흡수

사람이 하루에 섭취하는 물의 양은 약 1.5~2.5L 이지만 타액, 위액, 췌액 및 담즙액과 같은 소화액을 합치면 실제로 장으로 들어오는 물의 양은 8.5~10L 정도이며, 이들 대부분은 소장을 통하여 흡수되고 나머지 1.0~1.5L 만이 대장에서 흡수된다. 물의 이동은 삼투압 차이에 의하여 수동적으로 이루어지며 세포막의 투과도 및 혈압등에 의해서도 영향을 받는다([표 4-5-5]).

표 4-5-5 음식물의 소화관 통과시간

	삼켜서 위에 이르기까지	삼켜서 소장에 이르기까지	삼켜서 대장에 이르기까지	삼켜서 배설 되기까지
액 즙 고형물	6초 0.5~1분	5분~6시간	4~15시간	24~72시간

5.4 분변

대부분의 영양소는 장에서 흡수가 완료되나, 물과 염류의 일부, 섬유질, 소화관 점막이나 장내 세균등은 흡수되지 않고 분변으로 배설된다. 대사물 중 수용성 물질은 소변을 통해 배설되지만 난용성 무기질이나 중금속류는 대부분 분변에 함유되어 체외로 배설된다. 분변의 색은 담즙 색소에 의해 영향을 받는데, 유아의 분변은 빌리루빈(bilirubin) 때문에 황색이고, 성인의 것은 유로빌린(urobilin) 때문에 갈색을 나타낸다.

5.5 구강 및 식도질환

구강으로 들어온 음식물은 저작에 의한 기계적 소화 작용과 타액에 의한 화학적 소화작용을 받은 후 식도를 통해 위로 전달되어 계속적인 소화 작용을 받게 된다. 식도역류증이나 연하곤란증 등의 구강 및 식도질환이 있는 경우에는 이 부위에서의 소화에 장애를 받을 뿐 아니라 이후 소화기관에서의 소화 작용에도 지장을 주게 된다.

1) 식도역류증(Esophageal reflux)

구강과 식도를 거친 음식물은 위로 이동된 후 위에서 기계적·화학적 소화 작용을 하게 된다. 음식물을 잘게 분쇄하기 위한 위 연동운동이 일어날 때에는 식도와 위를 연결시켜주는 식도 하부 괄약근이 수축되어 위 내용물이 역류되지 않도록 하는데, 식도 하부 괄약근의 수축력이 약화되어 위 내용물과 위산이 식도로 거꾸로 올라와 속쓰림 등의 증상을 보이는 경우를 식도역류증이라고 한다. 식도역류증이 만성화되면 식도염을 유발하고 식도의 궤양과 출혈을 일으켜 식도협착 및 식도암 등을 초래할 수 있다. 식도역류를 일으키는 원인으로는 임신, 비만, 과식, 과다한 위산분비, 식도운동의 이상 등이 있다.

식도 역류증 환자의 경우에는 정상 체중을 유지하도록 하며, 역류와 관련된 증상 및 식도염 등의 합병증을 최소한으로 줄이기 위하여 과식과 자극성 있는 음식의 섭취를 피하도록 하며 복압을 증가시킬 수 있는 꼭 조이는 옷도 피하도록 한다. 담배, 술, 고지방식, 초콜릿, 박하, 마늘, 양파, 계피 등은 식도 하부 괄약근의 압력을 저하시켜 식도역류를 악화시킬 수 있으므로 섭취를 제한하도록 한다.

2) 연하곤란증(Dysphagia)

연하곤란증이란 음식물이 구강에서 위로 이동되는 연하과정에 장애가 생긴 것으로 폐렴 및 질식사를 유발할 수도 있으므로 매우 위험하다. 연하곤란증의 원인으로는 뇌졸중 등 뇌질환의 경우가 가장 많으며, 신경적 장애나 식도부위의 수술, 항콜린작용제, 진통제, 항경련제 등의 약물사용 등이 있다. 연하곤란증으로 인해 부적절한 식사섭취가 계속되면 체중감소, 탈수, 영양결핍 등을 초래 할 수 있다. 환자에게는 고영양식을 처방하고 식도에 부담을 주지 않도록 맛과 질감이 부드럽고 작은 크기의 음식을 체온 정도의 온도로 규칙적으로 공급하도록 한다. 연하곤란증 환자 중 식도가 폐쇄된 환자에게는 유동식 형태로 음식을 공급하거나 결장을 통한 영양을 시행하도록 한다.

표 4-5-6 연하곤란증과 관련 있는 질병의 영양 섭취

• 뇌졸중/뇌손상에 의한 뇌질환	• 파킨슨 병	• 외상성 뇌 쇼크
• 알츠하이머 병	• 뇌성 마비	• 척수염
• 근소실증	• 식도 종양이나 식도 폐쇄	• 근무력증
• 흡인 장애	• 두위나 목의 암 수술 후	

3) 식도염(Esophagitis)

식도염은 식도 점막에 염증이 생긴 상태로 주로 식도 하단부에 발생하며, 급성과 만성으로 나누어진다. 급성 식도염은 자극성 음식물의 섭취, 바이러스나 박테리아 감염 등이 주원인이며 만성 식도염은 위산의 역류가 주원인이 된다. 위산의 역류는 탈장, 식도하부괄약근의 압력 감소, 복부압력 증가, 반복되는 구토 등이 원인이 된다. 아스피린이나 항염제(antiflammatory drugs)의 과다한 사용이 원인이 되기도 한다. 식도염의 가장 대표적인 증상은 속 쓰림이며, 이 통증은 식후 30~60분 후에 일어나는 특징이 있으며, 그 외에 식도역류, 연하곤란 등이 나타난다.

식도염이 급성일 경우에는 식도 점막의 자극을 최소화하고 위산의 역류를 억제하며, 위산의 산도를 감소시켜 자극을 감소시키기 위한 영양관리를 실시한다. 유동식을 주어 식도의 자극을 피하며 탄산음료, 커피, 후춧가루, 토마토, 오렌지, 매우 뜨겁거나 찬 음식과 같은 자극성 음식의 사용은 피한다. 또한 위산의 역류를 막기 위하여 식도하부괄약근의 압력을 저하시키는 식품의 섭취는 피하고, 단백질을 충분히 섭취하도록 한다.

5.6 위장질환

소화기 질환 중 가장 흔하게 발생되는 질환은 위 점막에 염증이 발생하는 위염으로 시간경과에 따라 급성과 만성위염으로 분류된다. 위염이 더욱 진행되면 소화성 궤양 증세를 나타내고, 궤양에 대한 치료가 적절히 이루어지지 않게 되면 위절제 수술을 해야 하는 경우도 있다.

1) 위염(Gastritis)

위 점막에 염증이 유발되어 생기는 위염은 병이 진행되는 기간에 따라 급성위염과 만성위염으로 나눌 수 있다.

① 급성 위염(Acute gastritis)

급성위염은 소화기 질환 중에서 가장 많이 발생하는 병으로 위 점막에 갑자기 염증이 생겨 점막이 붓고 충혈 되어 복통 및 식욕부진 등의 증상을 나타내는 것으로 원인을 찾아 치료와 영양관리를 잘 하면 보통 1주일 이내에 회복된다.

② 만성 위염(Chronic gastritis)

만성위염은 급성위염으로 인해 발생한 위 점막의 염증이 장기화된 경우로 주로 불규칙적인 식습관과 부적절한 식생활로 인해 생긴다. 만성위염이 적절히 치료되지 않으면 체중감소 및 빈혈 등이 생길 수 있고 위 점막이 약해져 궤양으로 발전할 수 있으므로 유의하여야 한다.

표 4-5-7 과산성 위염과 무산성 위염의 비교

구분	과산성 위염	무산성 위염
정의	위 점막의 염증이 장기화된 것	
원인	점막조직에 생긴 염증으로 위산분비 과다	위선의 위축으로 위산분비 저하
특징	청장년기	노령기
증상	공복시 통증 –소화성 궤양과 비슷	설사(불충분한 살균에 의한) 단백질 소화능력 저하
영양 치료	위액분비 저하, 염증회복	위산분비 촉진, 염증회복, 빈혈예방
	진한육즙, 자극성 조미료, 술, 커피, 신음식, 탄산음료제한, 적절한 단백질 섭취	무즙, 파, 마늘, 생강 등 사용 식전 유자차, 연한 커피, 홍차, 주스, 요구르트 섭취

2) 소화성 궤양(Peptic ulcer)

소화성 궤양은 위액에 존재하는 염산이나 펩신에 의한 소화기관의 점막이 자가소화를 받아 점막조직에 결손이 일어나는 질환으로 위궤양(gastric ulcer)과 십이지장궤양(duodenalulcer)이 가장 흔하게 발생된다.

표 4-5-8 소화성 궤양의 원인

위궤양	십이지장 궤양
• 유문부 기능의 이상 • 십이지장 내용물의 역류 • 위점막 방어기능의 결함 • 헬리코박터 파일로리 감염에 의한 점액층의 감소	• 위산 분비량의 증가 • 위액 배출시간의 이상 • 십이지장 점막 방어기능의 이상 • 중탄산염의 분비 감소
• 식사성 이유 : 필수아미노산 부족, 과식, 불규칙한 식사 습관, 자극성 음식, 과음 • 흡연	

3) 위하수증(Gastroptosis)

위하수증이란 위가 정상위치를 넘어 배꼽아래까지 길게 늘어져 위의 기능이 저하되어 여러 자각 증상이 나타난 경우를 말한다. 위의 긴장과 운동 능력이 약해져 소화

능력이 떨어지며 조금이라도 식사량이 많아지면 위의 압박감과 복부 팽만감 등이 보이고 적은 섭취량으로 인해 변비가 흔히 나타난다. 위하수증을 위한 영양관리는 영양가가 높고 소화가 잘 되며 위 안에 장시간 머무르지 않는 음식을 선택하고 식사 이외에 간식, 중간식 형태로 식사회수를 늘려 위의 부담을 덜게 한다. 식사 전이나 식사 시에는 물, 주스, 차 등의 섭취를 피하고 수분이 많은 죽 종류는 주식으로서 피하는 것이 좋다. 또한 섬유질이 많거나 질긴 채소, 장내에서 발효하거나 가스를 발생시키는 식품 등은 피하도록 한다. 위의 근육을 튼튼하게 하기 위해 단백질이 필수적이므로 부드러운 고기, 생선 등의 소화성이 좋은 양질의 단백질을 충분히 섭취하도록 하고 적당량의 향신료로 식욕을 촉진시킨다.

5.7 장질환

최근 우리나라에서는 염증성 장질환, 과민성 장증후군 및 대장암의 발생이 증가하고 있는 추세이다. 염증성 장질환은 소장이나 대장에 염증이 생겨 설사나 통증 등을 유발하는 질환이고, 과민성 장증후군은 소장이나 대장의 운동이 비정상적으로 항진되어 변비 및 설사가 발생하는 증상이다.

1) 만성염증성 장질환(Chromic inflammatory bowel disease)

염증성 장질환이란 소장이나 대장에 만성적으로 염증이 생겨 설사나 통증 등이 유발되는 질환들을 말한다. 넓은 의미로는 결핵성 장염, 세균성 장염, 아메바성 장염, 허혈성 장염 등을 포함하나 주로 만성궤양성 대장염(Chromic ulcerative colitis)과 크론병(Crohn's diseases)을 말한다. 만성궤양성 대장염은 대장의 점막층에 염증과 궤양이 발생한 경우이고 크론병은 회장과 대장에서 흔히 발생, 점막 깊숙이 육종(grannle)이 발생되는 경우이다.

2) 과민성 대장 증후군(Irritable bowel syndrome)

과민성 대장 증후군은 소장이나 대장의 운동이 비정상적으로 항진되어 경련성 복통, 반복적인 설사나 변비, 식후 팽만감 등의 증상이 나타나는 것을 말한다. 원인으로는 저섬유식, 장운동 장애, 정신적 스트레스가 관련된 것으로 알려져 있으나 정확한 원인은 아직 밝혀지지 않았다. 과민성 대장 증후군에서는 변비와 설사를 예방하고 적절한 영양 상태를 유지하기 위하여 수분과 전해질 균형을 유지하면서 균형적인 고영양식을 취하도록 한다. 영양관리 시 유의할 점은 유당이 들어 있는 우유 및 유제품은 단독으로 섭취하는 것을 피하고 기름기가 적고 부드러운 단백질 급원인 달걀, 흰살 생선, 닭고기 등을 이용하여 단백질을 공급하도록 한다. 섬유소는 장을 청소해 주는 역할을 하므로 신선한 과일, 채소, 김, 미역, 다시마 등의 해조류, 콩류 등의 섭취를 적절히 하도록 하나 지속적으로 설사가 발생 시에는 저섬유소식을 하여야 한다.

3) 변비(Constipation)

변비란 대변을 보기가 힘들거나 배변 횟수가 적은 경우, 또는 변이 지나치게 굳어 배출되기 힘들거나, 배변 후에도 변이 남아 있다는 느낌이 드는 상태를 말하며 변비 환자들의 대부분은 과민성 대장 증후군을 가지고 있다. 변비는 형태와 빈도에 따라서 경련성, 이완성, 폐쇄성 변비로 나눌 수 있다([표 4-5-9]).

[표 4-5-9] 경련성, 이완성, 폐쇄성변비의 증상과 치료

경련성 변비	이완성 변비	폐쇄성 변비
•장의 경련성 변화에 의해 적은 양의 염소똥 모양의 변을 보는 것을 경련성 또는 과민성 변비라 하며 주로 장 폐쇄, 신경 불안, 우유나 밀로 인한 식품 알레르기가 원인이 되어 나타난다. •정서적 안정을 유지, 증상이 심한 경우 과도한 장의 자극을 피하기 위해 연질 무자극식을 하고 어느 정도 증상이 호전되면 섬유소의 양을 점차 증가시키도록 한다.	•완하제의 과다 사용, 불규칙적인 배변습관 등으로 대장의 근육이 이완되어 더 이상 적절한 기능을 못하는 것. 임신 후반기의 여성, 고령자, 오랫동안 병상에 누워있는 환자들에게서 자주 나타난다. •현대에는 섬유질 섭취가 적고 운동이 부족한 젊은 층에서도 자주 나타난다. 규칙적인 식사, 장의 연동운동을 자극시키기 위해 유당 및 지방의 섭취량을 증가, 대변의 용적과 수분을 증가시키기 위해 섬유질과 수분의 섭취량을 증가, 반면에 수렴작용이 있는 탄닌의 섭취는 제한하도록 한다.	•항문 협착이나 직장 탈장 등 직접 배변이 이루어지는 기관의 폐쇄로 인해 생기는 변비이며 심하면 수술적 치료가 필요하다. •변비의 영양관리는 변비의 유형에 따라 다르다. •폐쇄성 변비에는 분변의 양을 최소화하기 위해 부드러운 저잔사식을 시행하도록 한다([표 4-5-10]).

표 4-5-10 섬유소 및 잔사량 조절식

종 류	공급되는 식이섬유소의 양	작 용	적 용
고섬유식	25~50g/일	•변의 용량 증가, 장 내압 감소, 장 통과 시간 감소 •발암성분 희석, 장 통과시간 단축, 발암 성분의 형성 낮춤 •식후 혈당 상승 지연, 인슐린 민감성 향상 •담즙산과 결합하여 변으로의 콜레스테롤 분비 증가	만성 변비, 일부 과민성 장 질환 대장암 당뇨병 고지혈증
섬유소 제한식	10~15g/일	•장 팽창 억제, 대변량 감소	다발성 게실염, 소장 폐색, 장의 수술
저잔사식	8~10g/일(섬유소와 함께 우유, 육류의 결체조직, 견과류 등도 제한)	•장 휴식을 위해 대변의 용량을 최소화	수술 전후 장폐쇄, 폐쇄성 변비

4) 게실염(Diverticulitis)

식이 섬유소의 섭취가 부족하면 대변의 양이 줄어들고 이런 상태가 오래 지속되면 대장의 지름이 감소하게 됨으로서 대변 배설 시 대장의 연동 작용은 대장 벽에 압력을 가하게 된다. 이러한 압력이 대장 내벽을 부풀려 대장 점막에 작은 주머니 모양의 돌기, 즉 게실을 형성하게 되는 것을 게실증(Diverticulosis)이라 하는데 그 안에 대변이 머물면서 여러 가지 염증을 일으켜 게실염이 된다. 증상으로는 복부팽만, 아랫배의 통증, 발열, 오한, 경련 등으로 인한 합병증으로 장폐쇄, 누관, 천공으로 인한 복간 내 농양, 출혈 등이 발생될 수 있다. 게실염은 치료보다 예방이 중요하고 예방을 위해서는 섬유소를 충분히 섭취, 섬유소는 수분과 결합하는 성질이 있고 흡수되지 않으므로 양이 많고 부드러운 변을 만든다. 일단 게실증이나 게실염 증상을 나타내면 섬유소의 섭취가 게실을 악화시킬 수 있으므로 적당한 섬유소의 섭취와 유동식으로부터 시작하여 점진적으로 섬유소 섭취를 늘리는 식사를 하도록 한다.

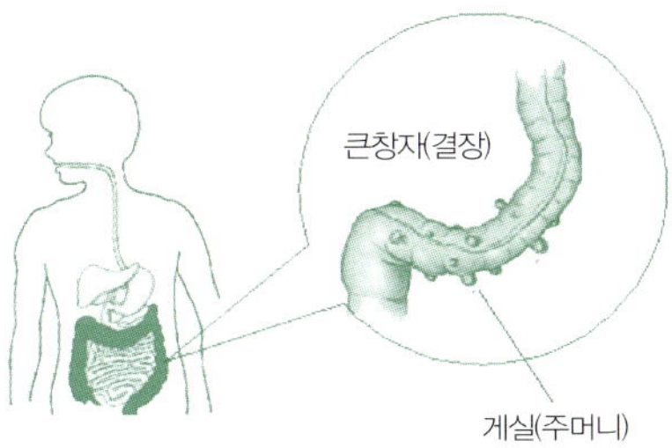

그림 4-5-2 게실염의 모양

H E A L T H Y   D I E T A R Y

健强食

제5장

식품과 건강

21세기의 시대는 '포식', '개성화', '다양화' 등 여러 가지로 표현되며, 이들을 배경으로 오늘날의 식품은 양적인 것보다는 질적인 것으로 변화하고 다량의 소품질로부터 소량의 다 품질의 식생활 시대로 바뀌고, 의학의 발전에 따라 체격이나 평균수명이 현저히 향상되었다.

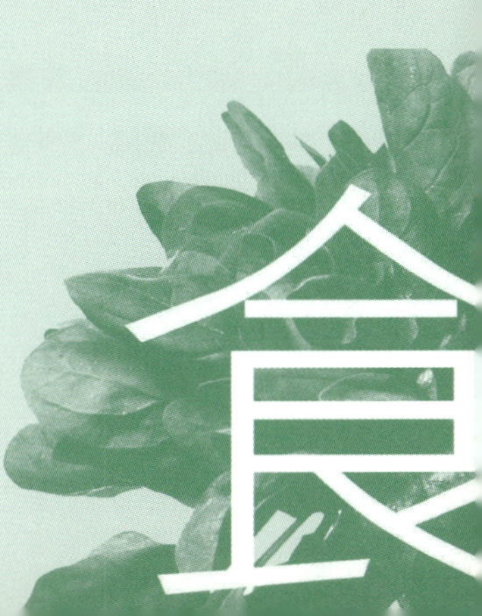

제5장 식품과 건강

1. 한국의 전통 발효식품

1.1 발효식품이란?

발효식품은 전 세계 사람들의 생활과 식문화에 중요한 부분을 차지하며, 각국의 발효식품은 각 나라의 고유한 식습관과 환경에 따라 매우 다양한 종류가 있다. 발효식품은 인간의 역사와 함께 해 왔으며 미생물학의 연구발전과 밀접한 관계가 있는데, Antoni van Leeuwenhoek(1632~1723)는 자체 제작한 현미경으로 미세한 생물을 관찰 하면서 극미동물(amimacules)을 발견함으로써 미생물학 발전의 전기를 마련하였다.

Louis Pasteur(1822~1920)는 발효에 있어서 미생물들의 역할을 해명하여 생물발생설(biogenesis)을 실험으로 증명하였으며, 알코올 발효가 효모의 혐기적 상태에서 에너지 획득을 위한 수단이라는 주장을 하여, 발효분야에 큰 기여를 하였다. 또한 Brefeld(1872)와 Hansen(1878)은 곰팡이 및 효모의 순수배양법을, Robert Koch와 Joseph Lister 등(1881)은 세균의 순수배양 방법을 개발함으로써 근대 발효공업 발전의 기초를 마련하였다.

미생물들은 지구환경에서 유기물의 분해와 재이용이라는 중요한 역할을 수행하면서 인류에 유용한 역할을 해왔으며, 자연계에서 과잉 생산된 과실 등은 땅에 떨어져서 단백질, 지방, 탄수화물 등 대부분의 성분들은 미생물들에 의해서 분해되며, 발효성 당은 미생물효소에 의해서 발효 대사산물인 알코올이나 산으로 되거나 또는 물과 탄산가스로 분해될 수 있다. 식품들은 미생물에 의해서 독소성분(toxins)을 포함하거나, 곰팡이독을 생산하는 곰팡이에 의해서 오염되어 인간에게 치명적인 부패식품이 될 수 있으며 반면에 식품이 미생물작용에 의해서 좋은 맛과 향, 조직감 및 유용한 성분을 포함하는 발효식품으로 전환될 수 있다. 발효식품은 지역과 원료에 따라서 고유한 산과 맛, 풍미 및 조직감을 갖는 식품으로 분류되며, 특히 발효식품은 식품소재의 저장성 부여와 영양성 증진이라는 매우 중요한 의미를 갖고 있으며, 대체로 식품발효의 중요한 역할은 아래와 같이 요약된다.

- 식품소재의 향, 풍미, 조직감 향상
- 젖산, 초산, 알코올 발효를 통한 식품의 저장성 향상
- 단백질, 필수아미노산, 필수지방산 및 비타민들이 풍부한 식품의 제조
- 식품의 발효과정을 통한 독성물질 파괴, 생리활성물질 생산 및 소화성 증진
- 발효를 통한 식품의 요리시간 단축 및 에너지 소비 감소

일반적으로 고유한 발효식품들에 존재하는 미생물들은 식용이 가능하고, 이들 미생물은 탄수화물, 단백질, 지질 및 펙틴을 분해하는 가수분해효소들과 기타 효소들을 생성한다. 또한 대사산물로서 비타민, 필수아미노산, 필수지방산, 항생물질(antibiotics), 유기산, 펩타이드, 단백질, 지질, 다당류 및 방향물질 또는 풍미증진물질을 생성하는 능력을 지니면서 발효식품의 가치를 높이고, 사용되는 원료 또는 발효기작에 따라 분류할 수 있다. 원료는 크게 농산, 축산, 수산물로 분류하고 이를 원료로 하여 제조된 발효식품은 다음과 같다([표 5-1-1]). 지역과 인종에 관계없이 다양한 원료로부터 제조되는 발효식품은 발효형태에 따라 알코올발효, 젖산발효, 초산발효 및 기타 발효로 크게 분류된다.

표 5-1-1 원료에 따른 발효식품 분류

원료	발효식품
축산물	치즈, 젖산발효 음료(우유) 알코올포함 발효유(우유) 발효버터(유지방)
농산물	빵(밀/빵효모) 젖산발효음료(곡류, 콩, 과실, 채소류) 알코올음료(과실류, 곡류, 감자) 식초(곡류, 감자, 과실류, 술) 간장, 된장, 청국장(콩) 김치, sauerkraut, pickle(채소류)
수산물	젓갈류(생선/소금) 식해류(생선/곡류/소금)

세계 각 지역에서 다양한 원료로부터 생산되는 고유한 발효식품들의 종류와([표 5-1-2]) 발효식품 제조에 관여하는 유용한 미생물들은 주로 젖산균, 초산균, 곰팡이 및 효모 등이다.

▌표 5-1-2▐ 발효관여 미생물 종류에 따른 분류

발효관여 미생물	원료	발효식품
젖산균(Lactic acid bacteria)	채소류 고기 우유	김치, 사우어크라우트(sauerkraut) 소시지(salami, cervelat), 발효유, sour cream, yoghurt, 치즈(cheddar, gouda, ricotta)
젖산균 + Propionic acid bacteria + 세균 + 효모 + 곰팡이	 우유 우유 우유 채소 콩	 치즈(swiss, emmenthal) 치즈(limburger, brick) 발효유(kefir, koumiss) 피클(nukamoso pickles) 템페(tempe), 간장(soy sauce)
초산균(Acetic acid bacteria)	알코올(술)	식초
효모(Yeast)	맥아(malt) 과실(fruits) 당밀(molasses) 곡류(grain) 쌀 용설란(agave) 밀가루 반죽	맥주(larger, ale, porter, pilsner) 과실주 럼(rum) 위스키(whiskey) 청주, sake, 약주, 막걸리 용설란주(pulque) 빵(bread)
효모 + 젖산균	곡류 ginger plant 콩(beans)	신맛의 빵(sour dough bread) ginger beer 버미세리(vermicelli)
곰팡이 + 세균	콩(soybeans)	미소(miso), 간장(soy sauce), 청국장, 된장, 고추장

서양에서는 식품의 영양 강화를 위해서 발효보다는 합성 소재들을 첨가하는 경향이 있으며, 육제품이나 유제품의 젖산 발효 등 미생물을 이용한 식품소재의 전환은 풍미 생성 목적보다는 저장성 증진에 주로 이용되어 있다. 반면에 동양에서는 채식과 곡류 위주의 식문화에서 맛을 부여하려는 목적으로 발효식품들의 제조가 이루어져 왔으며 이는 궁극적인 채소와 곡류 및 어류들의 저장성 향상은 물론 고유한 맛과 풍미를 갖는 중요한 식품을 제공하는 수단이 되었다.

1.2 미생물의 종류

미생물은 공기나 토양, 땅 속과 바다뿐만 아니라 사람이나 동물의 장관 내에도 살고 있으며, 그 종류나 수도 매우 다양하다. 예를 들어 토양 1g 중에는 1천만에서 1억의 미생물 개체가 존재하며, 사람의 창자 속에는 100조 마리의 세균이 살고 있다. 미생물의 크기는 종류에 따라서 차이가 있으며, 각종 미생물들의 크기는 매우 다양하다([표 5-1-3]). 대부분의 미생물들은 인간의 생활과 밀접한 관계를 가지며, 특히 식품에 작용하여 유용한 물질을 만들거나 변패시킬 수도 있다. 즉, 식품에 작용하는 미생물들은 부패(putrefaction)와 발효(fermentation)에 관여할 수 있다.

발효식품 제조에 관여하는 미생물은 곰팡이, 효모 및 세균들로 분류된다. 막걸리, 청주, 맥주, wine, whisky 등의 알코올음료의 양조와 된장, 간장, 고추장, 청국장(담북장), 식초 등 조미료의 양조 및 빵의 발효, 각종 침채류, 치즈, 요구르트 제조 등은 모두 미생물에 의한 발효식품들이다. 현재 미생물들은 아미노산 비타민류, 효소류의 생산 등에 널리 이용되고 있으며, 최근의 생명공학에서 중요한 역할을 하고 있으며, 무수히 많은 미생물 중에서 식품과 발효에 관련된 중요한 미생물들인 곰팡이, 효모, 세균(초산균, 유산균, 고초균) 등에 대해서 살펴보기로 한다.

표 5-1-3 미생물의 크기

종류	크기(㎛)
녹조(Chlorella)	6~8
진핵세포(Eukaryotic cells)	10~50
곰팡이(포자)	5~10
효모	(3~10)×(4.5~21)
원핵세포(Prokaryotic cells)	
대장균	0.5×2.0
젖산균	(0.8~1.0)×(4~6)
고초균	1.3×3
바이러스(Virus)	0.02~0.3
박테리오파지(Bacteriophage)	0.18~0.2

1) 곰팡이(molds, fungi)

곰팡이는 수분이나 pH 등에 대해여 내성을 가지면서, 주위에서 가장 쉽게 볼 수 있는 미생물이다. 일반적으로 진균류(眞菌類)에 속하는 곰팡이는 조균류(藻菌類, Phycomycetes),

자낭균류(子嚢菌類, Asocomycetes), 담자균류(擔子菌類, Basidiomycetes) 및 불완전균류(不完全菌類, Fungi imperfecti)의 4가지 강(綱)으로 분류되며, 균체가 실모양(糸狀)을 이루는 미생물을 지칭한다. 이 같은 분류는 주로 곰팡이의 형태나 구조 또는 생활사를 주로 현미경으로 관찰하고 그들의 차이에 의하여 분류하고 있다. 곰팡이는 사상(絲狀)으로 분지(分枝)한 균사가 집합하여 균사체(菌絲體, mycelium)를 이루고 있기 때문에 사상균(絲狀菌)이라고도 부른다. 균사체는 음식물 속을 식물의 뿌리처럼 뻗어나가면서 영양섭취를 하는 영양균사(營養菌絲, vegetative hypha)와 표면으로 자라면서 기균사(氣菌絲, aerial hypha)로 구별된다. 곰팡이의 포자(胞子, spore)나 균사(菌絲, hypha)는 작아서 눈으로 볼 수 없지만, 포자가 번식하여 집락(colony)을 만들고 있는 상태에서는 잘 볼 수 있다. 곰팡이의 종류에 따라 포자의 색은 황색, 녹색, 갈색, 흑색 등 여러 가지 색을 띠게 되며, 이들에 의해서 곰팡이의 종류가 분류될 수 있다. 곰팡이는 옛날부터 각종 양조 및 발효식품공업에 주로 이용되어 왔으며, 동양에서는 전통적으로 술, 된장, 간장들의 제조에 서양에서는 치즈제조 및 효소생산에 이용, 식품에 관련된 곰팡이류는 다음과 같다([표 5-1-4]).

표 5-1-4 발효식품에 관여하는 곰팡이

식품	미생물
변질 식품 (녹말식품, 채소, 과실)	*Mucor*속, *Rhizopus*속, *Aspergillus*속, *Penicillium*속, *Neurospora*속
된장, 간장, 청주	*Aspergillus*속
치즈	*Penicillium* 속
구연산	*Aspergillus niger*
비타민B_2	*Eremothecium ashbyii*
효소류(amylase, ptotease)	*Aspergillus*속, *Rhizopus*속

2) 효모(yeast)

효모란 알코올발효 때 생기는 거품(foam)이라는 뜻의 네덜란드말인 'gast'에서 유래되었다. 효모는 곰팡이균과 같은 菌類(Fungi) 중의 眞正菌類(Eumycetes)에 속하며, 외견상 달걀형, 구형의 단세포로 생육하는 자낭균류(子嚢菌類)에 속한다. 효모는 태고적부터 술을 만드는데 관여했으며, 발효식품에 관여하는 효모들은 매우 다양하다. 빵효모(baker's yeast, *Saccharomyces cerevisiae*), 맥주효모(brewer's yeast, *Sacch. carlsbergensis*), 청주효모(sake yeast, *Sacch. sake*), Wine 효모(wine yeast, *Sacch. ellipsoideus*), 식용효모(food yeast), 또는 사료효모

(fodder yeast)로 분류된다. 효모는 공기 중, 과실, 토양, 식물 등 자연계에 널리 분포되어 있으며, 모세포(母細胞: mother cell)의 일부가 출아(budding)하여 낭세포(娘細胞 또는 딸세포: daughter cell)를 만들면서 증식한다. 효모는 공기가 충분하면 호흡작용(respiration)을 하는데, 당은 주로 효모 증식 시에 에너지 공급원으로 이용된다. 그러나 혐기적 환경에서는 당류를 분류하여 에탄올과 탄산가스를 만든다. 효모의 생육최적온도는 25~30℃이며, 일반적으로 40℃를 넘으면 사멸하는 것이 많다. 효모의 영양원으로서 단당류인 glucose, fructose, mannose 및 galactose는 양조효모에 의하여 탄소원(carbon source)으로 이용되는 발효성당(醱酵性糖)으로서 알코올 발효된다. 이당류 중 설탕(sucrose)과 맥아당(maltose)은 대부분 효모에 의해서 발효되나, 유당(lactose)은 일부 효모에 의해서만 이용된다. 삼당류인 raffinose는 하면효모(bottom-fermenting yeast, Sacch. carlsbergensis)에 의해서는 모두 발효되나 상면효모(top-fermenting yeast, *Sacch. cerevisiae*)로는 1/3밖에 발효되지 않는다.

melibiose

raffinose = galactose – glucose – fructose

sucrose

질소원(nitrogen source)으로는 무기질소원인 황산암모니아, 인산암모니아, 염화암모니아 등이 주로 이용되며, 유기질소원으로는 요소, 아미노산과 amide, peptone, yeast extract 등이 있다. 무기염류는 인(P)와 칼륨(K)원으로 인산칼륨(KH_2PO_4, K_2HPO_4), 마그네슘(Mg)은 $MgSO_4 \cdot 7H_2O$의 형태로 잘 이용된다. 이외에도 Fe, Ca, Mn 등 미량금속을 필요로 하는 경우가 있다. 생육인자(growth factor)로는 biotin, thiamine, inositol, niacin, pantothenic acid, pyridoxine 등 주로 비타민 B-복합체에 속하는 물질들이 알려져 있다.

3) 세균

세균(細菌, bacteria)은 곰팡이와 효모에 비하여 작고, 주로 분열에 의해서 증식하는 분열균으로서 식품의 미생물적 변화에 관여하면서 유용한 발효를 유발하거나 또는 식중독의 원인이 되기도 한다. 한편 전통적인 식품발효, 양조산업 또는 아미노산발효 등 근대적 발효산업에 있어서도 세균은 중요한 역할을 하고 있다. 세균의 크기는 종류에 따라 다양하지만, 간균의 경우 2.0~1.5×1.0~0.5㎛정도이고, 세균 10억개의 무게가 1mg 정도인 것을 감안할 때 그 크기를 짐작할 수 있다. 세균은 원핵세포(procaryotic cell)생물이며, 주로 2분열법(fission)의 세포분열에 의해 증식하는 단세포생물로서, 분열후의 모양이나 집합상태에 따라서 구균, 간균, 나선균으로 분류된다. 구균은 단구균(Monococcus), 쌍구균(Diplococcus), 사련구균(Pediococcos), 팔련구균(Sarcina), 연쇄상구균(Streptococcus), 포도상구균(Staphylococcus)이 있다. 간균은 길이가 폭의 2배 이상인 것을 장간균이라 하고, 그 이하인 것을 단간균이라 한다([그림 5-1-1]). 미생물 생육에서의 산소요구성에 따라서 산소를 필요로 하는 세균(호기성균), 산소를 필요로 하지 않는 세균(편성혐기성균, 절대혐기성균), 또는 산소의 유무와 관계없이 생육 가능한 세균(통성혐기성균)이 있다. 호기성균인 *Acetobacter*속과 통성혐기성균인 젖산균들은 각각 식초생산과 lactic acid를 생산하여 발효식품에 맛과 저장성 및 기능성을 부여한다. 대표적인 호기성균인 *Bacillus*속과 혐기성균인 *Clostridium*속은 고온에서도 내성이 있는 포자(spore)를 형성하기 때문에 식품위생상 문제를 야기할 수 있으며, *Clostridium*속의 포자는 통조림식품 살균의 기준이 된다. 세균의 분류는 현재 세균동정편람(Bergey's Manual of Determinative Bacteriology)을 기준으로 하고 있다.

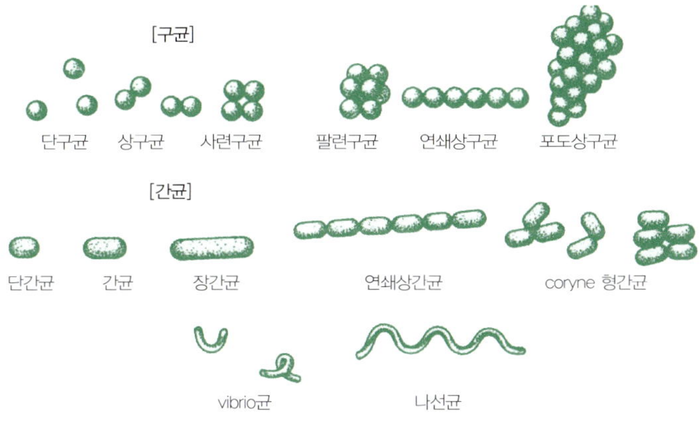

▌그림 5-1-1▐ 세균의 분류와 모양

(1) Lactic Acid Bacteria

당질을 분해하여 대사산물로서 주로 젖산을 생산하는 세균을 말하며, Gram 양성의 통성혐기성균이다. 식품과 관련된 중요한 젖산균은 *Lactobacillus*속, *Streptococcus*속, *Leuconostoc*속, *Pediococcos*속, *Staphylococcus*속 등이 있고 젖산균은 포도당의 발효형식에 따라 정상젖산균(home type)과 이상젖산균(hetero type)으로 구별되며, 발효생성물은 아래와 같다([표 5-1-5]).

▌표 5-1-5▐ Lactobacillus의 분류

발효양상	특징	유산균 종류
Homo type	•당으로부터 젖산 생산 •가스 생성 안함	*L. bulgaricus, L. delbrueckii, L. thermophilus* *L. acidophilus, L. plantarum, L. casei, L. lactis*
Hetero type	•당으로부터 50% 젖산, •CO_2, 에탄올 생산	*L. fermenti, L. brevis*

*Lactobacillus*속의 경우 home형 발효균은 증식의 최적온도가 28~32℃ 정도로 낮은 반면에, *L. bulgaricus*의 우유 발효적온은 40~45℃이며, 유당으로부터 다량의 젖산을 생성하므로 요구르트 제조에 널리 이용된다. *L. acidophilus*는 내산성이 강하여 장내에서 생육하고 정장작용이 강하여 젖산균제제나 발효유의 일종인 acidophilus milk제조에 이용된다. 젖산균은 프로바이오틱(probiotics)로서 항생제 대체물로 이용될 수 있으며 프로바이오틱은 사람이나 동물의 장내 균총을 개선하여 유익한 영향을 주는 단일 또는 복합균주 형태의 생균을 말한다. 병원성세균의 억제능, 콜레스테롤 저하능, 면역증강 및 항암효과 등의 생리활성 및 기능성을 가지기 때문에 프로바이오틱 유산균은 발효유, 유아식, 화장품, 건강보조식품 등에 사용되고 있다. *L. plantarum*은 치즈, 김치, silage 등의 발효에 주로 관여하는 젖산균이며, *L. sake*는 청주의 양조에 관여하며, *L. homohiochii*와 *L. heterohiochii*는 저장 중의 청주를 산패시킨다.

(2) Bifidobacterium속

장내 세균 중에서 Gram 양성이며 유익한 편성혐기성균인 젖산균은 Bifidobacterium이다. 비피더스균은 젖산균과 같이 당을 발효하며 젖산을 만드는 작용을 하며, 초산도 생성하는데 즉 bifidum pathway를 거쳐서 젖산과 초산을 1:1.5의 비율로 생성한다.

2 glucose → bifidum pathway → 3 acetate + 2 lactate

또한, 비피더스균은 발효시 탄산가스나 메탄가스 등은 전혀 생성하지 않으며, 단백질을 분해하는 암모니아, 아민, 황화수소 등의 독성물질을 만들지 않는다. 음식물을 부패시키는 작용이 없어서 장내에서 증식하여도 전혀 해롭지 않으며, 오히려 여러 가지 유익한 물질을 만들어 주어 몸에 이로운 작용을 하는 균이다. 이런 비피더스균은 아기의 장내, 성인 또는 동물의 소화관에 존재하며, 과거에는 혐기성균인 비피더스균을 배양하는데 어려움이 있었으나 오늘날에는 아미노산, 당, 비타민 등의 합성배지를 사용하여 혐기성조건만 유지하면 비피더스균을 배양할 수 있다.

현재 비피더스균 증식 촉진 물질로는 갈락토올리고당, 콩 올리고당, 이소말토올리고당, 키틴올리고당, 키토산올리고당 등이 있다. 비피더스균은 다른 젖산균이 갖는 probiotice로서의 역할을 함과 동시에 인체에 생육하면서 다음과 같은 유익한 작용을 한다. 병원균의 감염으로부터 우리 몸을 보호한다, 장내의 부패를 억제한다, 비타민을 만들어 낸다, 장운동을 촉진하여 변비를 예방한다, 설사의 예방과 치료에 효과가 있다, 몸의 면역력을 강화시킨다, 발암물질(nitrosamine)을 파괴하여 암을 예방한다.

(3) *Bacillus*속

*Bacillus*속의 세균은 Gram 양성 호기성이고 자연계에 널리 분포하고 있으며, 부적합한 환경에서 내열성 포자를 생성하고 적당한 조건이 주어지면 출아(出芽)하여 영양세포로 된다. 대표적인 균인 고초균(枯草菌, *Bacillus subtilis*)은 강력한 protease와 amylase를 생산하기 때문에 효소제의 생산균 또는 콩을 원료로 하는 장류나 청국장의 제조에 이용되어 왔다. 납두(納豆)에 분리된 납두균(*Bacillus natto*)은 이 고초균의 biotin요구성 변종이다.

(4) *Clostridium*속

포자를 형성하는 Gram 양성 간균 중 편성혐기성 세균으로 통조림 부패세균으로 알려져 있다. *Clostridium*속은 토양 중에 많이 분포하여 먼지와 함께 동물, 생선, 곡류, 채소, 과일 등에 묻어 2차 오염으로 식품에 혼입된다. *Clostridium*속은 단백질분해성(부패성)인 것과 탄수화물을 강력히 발효해서 초산, 탄산가스, H_2, 알코올, 아세

톤을 생성하는 당질 분해성인 것으로 분류된다. 육류나 생선에서 비롯되는 균은 단백 분해력이 강해서 부패와 식중독을 일으키는 것이 많으며, 식품에 분포하는 *Clostridium*의 대표적인 것은 ([표 5-1-6])과 같다. *Cl. botulinum, Cl. perfringens* 등은 식중독균으로 유명하다.

▌표 5-1-6▐ 식품중의 Clostridium속

균	관여하는 식품
Cl. botulinum(당류 분해성)	치즈, 산패우유, 녹말, 된장, 침채류, 어육소시지
Cl. pasteurianum(당류 분해성)	산패과실통조림, 설탕
Cl. nigrificans(고온균)	통조림(옥수수, 시금치), 설탕, 녹말, 밀가루
Cl. sporogenes(단백질 분해성)	육류, 소시지, 치즈, 수산연제품, 소금에 절인 고기
Cl. botulinum(식중독성)	연제품, 햄, 소시지, 통조림
Cl. welchii(식중독성)	냉동생굴, 수산연제품, 닭고기, 베이컨, 햄, 통조림, 과채류

(5) *Acetobacter*속

무포자, Gram 음성의 호기성 간균이며, 에탄올을 호기적으로 산화하여 초산을 만드는 세균이므로 초산균으로 불린다. *Acetobacter oxydans, Acetobacter aceti*는 식초양조에 사용된다. 포도주초 양조에 이용되는 *Acetobacter orleanese, Acetobacter rancens*도 있다. *Acetobacter xylinum*은 발효액 표면에 두꺼운 피막(microbial cellulose pellicle)을 만드는 식초양조의 유해균이지만, Philippine에서는 야자수나 파인애플 주스로부터 식용의 cellulose pellicle인 necta를 생산하는데 이용되는 유용한 균이다. *A. aceti, A. xylinum, A. peroxydans*는 *Gluconobacter suboxydans*와는 달리 TCA cycle 기능을 포함하고 있어서 에탄올을 acetate로 산화한 후 최종대사산물을 탄산가스로 산화시키는 능력이 있다.

(6) 대장균속(Escherichia 속)

대장균은 Gram 음성으로 사람이나 동물의 대표적인 장내세균으로, 대장균군(coliform group)은 분뇨오염의 지표균인 동시에 식품의 부패세균으로서 공중위생상 중요한 지표균으로 사용된다. 또한 유전학 및 생화학을 비롯한 미생물분야의 연구에 주로 이용되는 균이다.

1.3 발효 및 부패

미생물은 공기, 물 또는 토양 등 자연계에 무수히 존재하기 때문에 항상 식품에 부착될 수 있으며, 식품에는 그 자체에 가장 생육하기 쉬운 일정한 미생물군(micraflora)이 있다. 이 미생물군을 좌우하는 인자에는 식품의 성분, 온도, 산소의 유무, pH, 수분 함량 등의 영양적, 화학적 또는 물리적인 것이 있다. 식품은 미생물의 작용에 의해 색, 맛, 향과 조직감 등이 변화되어 식품의 품질에 큰 영향을 주는 발효 또는 부패가 일어난다. 미생물에 의한 발효와 부패현상은 모두가 미생물이 분비하는 분해효소들에 의해서 이루어지는 일종의 효소작용 결과이며 차이를 명확히 구별하기란 쉽지 않다. 발효(fermentation)는 미생물이 탄수화물을 에너지원으로 이용하여 알코올, 유기산, 탄산가스 등이 생성되는 현상을 말한다. 부패(putrefaction)는 주로 단백질이 암모니아, 아민, 등으로 분해되어 불쾌취 및 유해 또는 유이하지 못한 물질을 생성하는 현상이다. 효모의 혐기적 발효는 에너지 획득 수단이면서 탄수화물로부터 유용한 알코올을 생성하는 과정으로서 주류제조 공정에서 중요하다.

$$C_6H_{12}O_6 \rightarrow 2C_2H_5OH + 2CO_2 + 27.9kcal$$

호기적 조건에서 당의 대사과정을 보면 최종산물이 탄산가스와 물로 분해되며 세포의 증식에 이용될 수 있는 높은 에너지를 생산하는 호흡과정(respiration)과 비교된다. 이는 빵효모의 대량생산을 위한 조건으로 알코올발효와는 다르다.

$$C_6H_{12} + 6O_2 \rightarrow 6CO_2 + 6H_2O + 657.6kcal$$

결국 어떤 기질에 미생물이 작용해서 얻어지는 결과가 목적에 부합되면 발효라고 정의하며, 유익하더라도 목적에 부합되지 않는 산물을 얻게 되면 이상 발효 또는 부패라고 할 수 있다. 효모를 이용한 과실로부터 술을 만드는 양조업자에게는 발효산물인 술이 식초균에 의해서 산화되어 식초로 전환되는 것은 치명적인 경제적 손실을 주는 부패라고 볼 수 있다. 반면 식초를 만드는 양조업자는 술로부터 더 많은 식초가 생산되기를 바라기 때문에 이것은 유용한 발효라고 볼 것이다.

2. 유산균과 건강

발효유는 포유류의 젖을 젖산균이나 효모 등의 미생물로 발효시켜 독특한 풍미와 젖산을 함유한 한 유제품을 의미하며, 세계 각국에서 특색 있는 발효유 제품들이 생산되고 있다. 식품공전에 따르면 발효유는 원유 또는 가공품을 유산균, 효모로 발효시킨 것을 말하며, 우유로부터 주로 젖산균에 의해서 제조되는 발효유는 특유의 풍미와 맛을 지니며 조직감을 가진다. 특히 발효유에 함유된 젖산균의 probiotics 로서 역할을 고려할 때 영양뿐만 아니라 기능성이 우수한 발효식품이다.

2.1 발효유의 역사

발효유의 출현은 인류의 역사와 함께 시작했으며, 발효유에 대한 기록은 성경의 창세기에 아브라함이 천사들에게 발효된 우유를 바쳤다는 기록이 있다. 고대 그리스와 로마사람들이 발효된 신맛의 우유(soured milk)를 제조하는 것에 익숙했으며, “Opus lactarum”라는 발효유는 벌꿀, 과실을 포함하는 발효유였다. 동양에서 요구르트의 유래는 터키 유목민들이 8세기경에 “Yogurut” 라는 이름으로 발효유를 제조한데서 비롯되었다. 원래 발효유(yogurut)는 양(sheep), 물소(buffalo), 또는 부분적으로 염소(goat), 소(cow)의 우유로부터 제조되었다.

발효유는 전 세계적으로 많은 사람들의 중요한 식품이며 우유만으로 발효된 제품, 야채류 또는 양념류가 혼합된 발효유로서 소비된다. 고대 중동에서는 발효유 또는 유사한 발효유제품을 사람들의 위, 장 및 간의 질환을 치유하는 목적으로 사용하였다.

Metchnikoff(1845~1916)는 그의 불로장수설(theory of longevity)에서 발효유는 장내 이상발효와 위장질환을 방지하여 사람들이 장수하는데 기여를 한다고 보고하였다. 2차 세계대전 후에 발효원리의 과학적 이해를 통하여 발효유의 제조기술은 발전하였으며, 순수 배양균주의 활용, 균주의 개량 및 현대적인 장비의 이용으로 산업적으로 발효유의 생산을 가능하게 하였다. 최근에는 Bifidus 유산균 이외에 유용한 유산 균주들을 분리하여 발효유에 사용함으로서 생리활성 및 정장작용을 증진시키는 발효유를 제조, 기능성 물질들을 포함한 다양한 천연소재의 첨가에 의한 발효 유제품의 다양화가 이루어지고 있다.

2.2 발효유의 분류

발효유(fermented milk)는 제품의 규격에 따라 발효유, 농후발효유, 크림발효유, 농후크림발효유 및 발효 버터류로 구별되며 식품공전에는 다음과 같이 정의하고 있다([표 5-2-1]). 우유나 탈지유를 발효시키는 방법에 따라서 발효유는 젖산발효에 의해서 제조된 산 발효유(젖산균발효유)와 효모에 의한 알코올발효에 의해서 제조되는 알코올발효유(alcohol fermented milk)로 대별 된다. 산발효유는 조직형태에 따라 호상(set-type yoghurt)과 액상(stirred-type yoghurt)으로 구별되며, 알코올을 함유하는 발효유는 Kefir와 Koumiss가 대표적이다.

젖산균발효유 중에는 원유만을 살균하여 유산균을 배양시킨 것을 플레인 요구르트(plain yoghurt)라 하며, 이외에 다양한 과즙을 첨가한 요구르트(flavoured yoghurt)가 있다. 현재 우리나라에서 시판되고 있는 것은 대부분이 액상요구르트 혹은 액상발효유의 유산균음료 등이다. 요구르트의 무 지방 고형분은 원칙적으로 8%이상, 지방 3.0%으로 규정되어 있지만 좋은 제품을 만들려면 탈지유 등을 첨가하여 고형분을 약 10% 정도로 하는 것이 좋다. 또 요구르트의 조직을 개선하기 위하여 유청의 분리를 방지하는 한천(0~0.2%), 젤라틴(0.2~0.3%), pectin(0.2%) 등을 사용한다. 세계 각국에서 제조되는 주요 발효유들은 지역에 따라서 매우 다양하며, 고유한 젖산균 스타터를 혼합하여 사용한다.

[표 5-2-1] 발효유의 유형과 규격

항목 \ 유형	발효유	농후발효유	크림발효유	농후크림발효유	발효 버터유
성상	고유의 색택과 향미를 가진 액상으로서 이미, 이취가 없어야 한다.				
무지고형분(%)	3.0이상	8.0이상	3.0이상	8.0이상	8.0이상
조지방(%)	–	–	8.0이상	8.0이상	1.5이상
유산균수 또는 효모수	〉1×10^7/ml	〉1×10^8/ml (단, 냉동제품은 〉1×10^7/ml)	〉1×10^7/ml	〉1×10^8/ml (단, 냉동제품은 〉1×10^7/ml)	〉1×10^7/ml
대장균	음성	음성	음성	음성	음성

2.3 발효유 스타터

발효유의 제조에 이용되는 젖산균 중에서 간균은 산 생성능이 높고, 구균은 풍미물질을 생산하는데, 일반적으로 발효유제조에서 *Streptococcus thermophilus*와 *Lactobacillus bulgaricus*의 혼합 스타터가 이용되며, 이외에도 다른 젖산균들이 병용되어 사용된다. 스타터에서 균의 활성을 유지하는 mother starter와 발효제품을 만들 때 쓰이는 bulk starter로 나누어지며, 발효유제조에 사용되는 주된 젖산균의 종류와 특징이다([표 5-2-2]).

▌표 5-2-2▐ 발효유제품 제조에 이용되는 주요 젖산균

균종	형태	배양온도	발효유 산도(%)	발효유 pH	가스발생	용도
St. cremoris	球	20~25	0.7~0.9	4.1~4.3	−	치즈, 버터
St. lactis	球	30	0.7~0.9	4.1~4.3	−	치즈, 버터, 발효유
St. diacetilactis	球	30	0.7~0.9	4.1~4.3	±	치즈, 마가린
St. thermophilus	球	37~45	0.7~0.9	4.1~4.3	−	치즈, 발효유
Leuc. cremoris (*Leuc. citrovorum*)	球	20~25	−	−	+	버터, 마가린, 발효유 발효유, 유산균, 음료
L. bulgaricus	球	37~45	1.5~1.7	3.4~3.6	−	치즈, 발효유, 음료
L. helveticus (*L. jugurli*)	球	37~45	2.5~2.7	3.2~3.4	−	치즈, 발효유 유산균음료
L. acidophilus	球	37~40	0.8~1.0	3.8~4.0	−	유산균음료

발효유의 제조 시에 젖산균 스타터는 단일균주보다는 혼합균주를 사용함으로서 단시간에 다양한 향미를 생성할 수 있다. 일반적으로 고온성 세균인 *St. thermophilus*와 *L. bulgaricus*의 혼합 스타터를 사용하는 경우에는 40~45℃에서 2~3시간 발효시킴으로서 단일 균주의 사용에 비해서 우유의 응고시간이 단축된다. 초기에 *L. bulgaricus*는 강한 단백질 분해 능력을 가지고 있어서 우유단백질로부터 여러 아미노산을 유리시킴으로써 *St. thermophilus*의 생육을 촉진시키며, *St. thermophilus*는 formic acid의 형성으로 *L. bulgaricus*의 생육을 촉진시킨다.

2.4 젖산균의 대사산물

발효유에 사용되는 젖산균들은 당으로부터의 산생성 능력과 단백질 등으로부터

분해산물의 생성은 균주마다 다양하며 젖산균에 의한 젖산발효에서 젖산의 생성은 우유의 응고와 신맛부여 및 향기 증진 등에 기여하는 중요한 대사산물이다. 젖산균의 발효산물은 정상발효(homo-fermentation) 또는 이상발효(hetero-fermentation)에 의해서 차이가 있다. 우유의 주된 당성분인 유당(lactose)은 이당류로서 대부분 젖산균(lactic acid bacteria)의 세포벽에 존재하는 효소(lactose permease) 또는 phosphoenol pyruvate phosphotransferase system에 의해서 세포내로 이동되어 대사된다. 이 때 유당을 발효하는 유산균들은 phpspho-β-galactosidase 활성보다는 주로 β-galactosidase 활성에 의존하여 lactose를 D-galactose와 D-glucose로 가수분해 한다. 당의 대사과정에서 에너지(ATP)가 생성되면 대사부산물(by-product)로서 아래 [그림 5-2-1]과 같이 유당으로부터 젖산이 생성되어 세포 밖으로 배출되며, 젖산 수율은 실제적으로 90~99%(w/w)이다.

$$\underset{\text{(lactose)}}{C_{12}H_{22}O_{11}(342g)} + H_2O \longrightarrow \underset{\text{(glucose)}}{C_6H_{12}O_6(180g)} + \underset{\text{(galactose)}}{C_6H_{12}O_6(180g)} \longrightarrow \underset{\text{(lactic acid)}}{4CH_3CH(OH)COOH(90g)}$$

가수분해

▌그림 5-2-1▐ 유당으로부터 젖산의 생성 과정

2.5 젖산균 음료

1) Acidophilus milk

Acidophilus milk란 젖산균 *L. acidophilus*에 의해서 발효되는 일종의 발효유이며, 사람의 장내에 존재하여 산에 대한 저항성이 큰 젖산균으로서 정장작용을 하고 일정량의 젖산균이 장내에 존재하기 위해서는 매일 500~1000mL의 acidophilus milk의 섭취가 권장된다.

2) Bulgaricus buttermilk

Bulgaricus buttermilk는 *L. bulgaricus*에 의해서 발효된 일종의 발효유(sour milk)로 2.0~4.0% 정도의 높은 젖산을 포함하고 있어서 발효유의 풍미가 비교적 거칠다.

3) 젖산균 음료

일반적으로 1.5~2% 산도를 갖는 발효유에 당액, 안정제, 색소, 과즙 등의 첨가물을 일정량 혼합 희석해서 만든 것을 젖산음료(lactic acid beverage)라 한다.

2.6 알코올 발효유

1) 케퍼(Kefir)

Kefir는 우유에 kefir grain을 스타터로 접종하여 제조되는 일종의 발효유로서 전형적인 신맛과 약간의 알코올을 포함한다. Kefir는 러시아의 코카서스 지방(Caucasus)에서 널리 소비되고 있으며 우유(cow milk), 양유(sheep milk), 염소유(goat milk) 등이 원료로 이용된다.

2) 쿠미스(Koumiss)

Koumiss는 마유(mare milk)로부터 제조되는 알코올과 젖산을 포함하는 일종의 발효유이며 탄산가스를 포함하여 청량미와 정장효과가 있다. Kefir와 유사한 제품이지만 알코올 함량이 많은 것이 특징이다. 러시아에서는 koumiss생산을 위해서 수십만 마리의 말을 사육하는 경우도 있으며, 중앙아시아와 남부시베리아 지역의 유목민족들에게도 중요한 발효식품이다.

3. 기능성식품

3.1 기능성식품 개요 및 개발 배경

21세기의 시대는 '포식', '개성화', '다양화' 등 여러 가지로 표현되며, 이들을 배경으로 오늘날의 식품은 양적인 것보다는 질적인 것으로 변화하고 다량의 소품질로부터 소량의 다 품질의 식생활 시대로 바뀌고, 의학의 발전에 따라 체격이나 평균수명이 현저히 향상되었다. 그러나 영양적, 기호적인 면을 강조하게 되면서 현대병인 암이나 노화문제 또는 고칼로리인 지방, 그중에서도 동물성지방과 조직구성원인 단백질의 과다섭취로 인한 비만, 동맥경화증, 심장질환 등 순환기계통질환의 증가가 문제시되고 있다. 이들이 식품성분과 식생활에 밀접한 연관성을 가지고 있다는 것이 역학적으로 지적되면서 식품에 대한 안전성과 건강지향이 급속히 강조되고 있다.

인간에게 있어서 건강과 식품의 상관관계는 동서고금을 막론한 연구대상으로, 종래의 식품을 새로 만드는데 있어서 지도적인 역할을 해온 것은 바로 영양학이다. 그러나 새로운 개념으로 '기능성식품'의 개발이 좋은 평을 받음으로써 과거의 영양학만으로 대처하는 것이 곤란하게 되었다. 이로 인해 어떠한 것으로 기능성식품을 개발해 나가야 하는 것이 커다란 관심거리가 되었다. 결론적으로 말하자면 기능성식품의 창제 및 개발은 생명공학(biotechnology) 발전위에 있다고 할 수 있다. 그러므로 기능성 식품은 넓은 의미의 생명공학과 관련 있는 주변과학의 도움으로 만들어지는 것이라 할 수 있다. 기능성식품을 개발하기 위해 관련 있는 과학으로는 약학, 화학, 의학, 생리학을 시작으로 여러 종류가 있다고 생각되지만 그 가운데서도 중요한 역할을 한 것은 좁은 의미의 생명공학 다시 말해 조직배양법, 세포 융합법 및 유전자 조작법이라는 신영양학이다.

전후 식량난과 영양부족을 배경으로 한 구영양학의 역할은 그런대로 중요하였는데, 그 최대의 성과는 각 식품의 영양소를 상세하게 분석하여 여러 가지 '식품분석표'를 제시한 점이다. 이와 관련한 법규로서 식품위생법, 영양개선법, 약사법이 제정되어 오늘에 이르고 있다. 이와 같은 배경과 경제발전에 의해 영양부족 문제는 없게 되고 최근에는 보다 건강을 향상시키기 위한 식품이 요구되고, 보다 나은 식품을 섭취함으로써 건강이 향상된다면 현재 국민 총 의료비를 감소시키는 것도 기대할 수 있어 정책적으로도 효율적일 것이다.

한편 생명공학 및 물리, 화학적 분석법도 발전되어 체내에서 식품성분으로서의 식품분석법으로 대표되는 '과거의 영양학'의 정체가 타파되어 '새로운 영양학'이 대두되고 있다. 예를 들면 식품의 미량성분해석이나 동물실험방법이 발전되어 식품성분들의 체내에 역할이 해명되고 밝혀지고 있다. 식품에 관한 종래의 상식이 바뀌는 경우도 있는데 단백질 식품의 흡수는 아미노산보다도 peptide 쪽이 보다 효율적이라고 하는 발견으로 대두 올리고 펩타이드가 새로운 식품 등으로 등장하고 있다. 식물섬유의 생리적 역할이 강조되어 polysaccharide계의 상품이 출현되고 있으며, 장내세균의 연구발전에 의해 올리고당과 비피더스균을 결합시킨 음료가 각광을 받게 되었다. 이와 같이 임상분석의 진보에 의해 식품성분이 체내에서 모양 및 역할이 시간이 지남에 따라 해명되고 있는 중이고 개개의 발견을 새로운 식품개발에 결합시키는 것이 가능하여 그 노력이 이미 시작되고 있다.

현대의 대표적 질병인 비만, 영양과잉 대책, 동맥경화, 고혈압, 당뇨병 등을 예방하는 식품개발이 가능하게 되었고, 최종적으로는 개개인의 체질에 맞는 식품이나 불노장수를 지향하는 식품으로 나아가는 것이라고 기대할 수 있겠다.

3.2 기능성식품의 분류

기능성식품을 기능별로 분류해 보면 크게 생체리듬조절, 생체방어, 질병예방, 질병회복, 그리고 노화억제 등으로 크게 나눌 수 있다([그림 5-3-1]).

1) 생체리듬조절

자율신경계의 조절작용 이상을 방지, 치료하는 기능은 물론 스트레스로부터 오는 교감신경과 부교감신경의 이상 작용을 시정하는 것을 포함하고 있다. 그 외에도 감미를 느끼지 못하게 함으로써 당분의 섭취를 억제하는 섭취기능 조절식품, 당분, 지방 등의 체내 흡수를 조절하여 영양수급을 조정하는 흡수기능조절식품이 이에 포함된다.

2) 생체방어기능

알레르기는 면역 즉 생체방어능력과 불가분의 관계가 있으므로 이를 억제하는 식품이나 면역력을 향상시키는 면역부활식품 등이 포함되어 있다.

3) 질병예방기능

고혈압, 당뇨병 등 주로 성인병에 효과가 있는 식품이 이에 속해 있는데 이중 항종양식품에 있어서는 암 등 악성종양의 원인이나 예방방법에 대하여 아직 명확한 해답이 발표되지 않은 현 시점에서는 다소 불확실하다.

4) 질병회복기능

주로 혈액순환에 대한 기능을 포함하는 식품이 차지하는데 동맥경화를 방지하거나 혈액을 생성하는데 도움이 되는 기능성분을 가진 음식이 이에 포함된다.

5) 노화억제기능

최근 노화의 원인 중의 하나로 과산화지질의 증가가 증명되어, 비타민 E 등은 그것을 억제하는 기능이 있는 것으로 과산화지질 생성억제 식품 등이 이에 속한다.

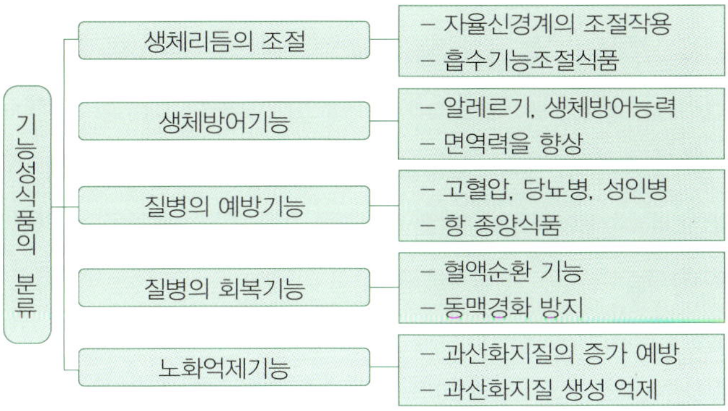

그림 5-3-1 기능성 식품의 분류

3.3 기능성식품의 제도화

기능성식품이라는 용어는 일본에서 처음으로 사용되었는데 이는 식품이 갖는 다양한 기능을 종합적으로 연구하기 위하여 1984년부터 오차노미즈 여자대학의 후지마끼 학장을 중심으로 연구그룹이 문부성의 특정연구비를 지원받아 '식품기능의 계통적 해석과 전개'라는 테마로 지속적인 연구를 추진하는 데서 비롯되었다. 이러한 연구가 발단이 되어 식품의 제 3차 기능에만 역점을 둔 '기능성식품'이라는 낱말이 사람의 입에 오르내리게 되었다.

기능성 식품을 제도화하기 까지는 많은 문제가 발생되었는데 이를 해결하고 개선하기 위하여 1990년 3월에 관련학자 22명으로 구성된 '기능성식품 검토회'가 설치되어 국제적인 동향과 각 분야로부터의 의견 등을 포함하여 여러 각도에서 검토가 이뤄져 동년 11월에는 보고서의 형태로 요약되었다. 보고서에는 '기능성식품'에 대신하여 '특정보건용식품'이라는 용어가 사용되었다. 이유는 기능성식품이 갖는 제 3차 기능 혹은 생체조절기능만을 갖는 것은 아니므로 당연히 영양기능과 감각기능이 합쳐져야 비로소 식품으로서의 가치를 갖게 된다.

식품이란 그 특성상 바꾸어 말하면 생체조절기능만이 강조된 식품이 출현하는 경우 그것은 일상의 식생활과 동떨어진 것이 되어 식품으로서 불가결한 영양기능, 감각기능이 무시되므로 편향된 영양의 섭취나 기능성식품에 대한 소비자의 지나친 기대 등 악영향을 끼칠 우려가 표명되었다. 그 결과 식품이 갖는 유용한 작용을 활용해 가고자 하는 관점에서 영양기능과 감각기능을 함께 가진 종합기능으로서 식품을 평가해야 한다는 점으로부터 '특정보건용식품'이라는 용어가 새로이 제창되었던 것이다. 또 특정보건용식품이라는 명칭으로 됨에 따라 특정성분의 첨가, 증강뿐만 아니라 알레르기의 원인물질이 되는 특정성분의 제거에 의하여도 보건상의 효과가 기대되므로 이런 식품도 그 대상에 포함시켜 결과적으로 특정보건용식품은 기능성식품보다 그 대상이 확대되었다. 특정보건용식품의 정의는 '식품 및 식품성분을 건강과의 관련성에 대한 식견으로 판단할 때 어떤 보건효과가 기대되는 식품이어서 식생활에서 특정의 보건목적으로 사용하는 사람에게 그 섭취에 의하여 그 보건의 목적이 기대되는 취지의표시가 허가된 식품을 말한다'는 것이다.

그리고 영양개선법 12조의 특수영양식품 중에 '특정보건용식품'을 신설함으로서 법적인 위치부여를 하여 국민에게 보건상 유용한 식품이 적절히 선택(1991년 9월)되도록 정확한 정보의 제공을 기하고 국민의 영양개선에 이바지하는 것으로 되었다.

1) 특수영양식품

일본의 영양개선법 제12조(특수영양식품 표시허가)에는 '판매용 식품에 유아용, 환자용 등의 특별용도에 적합하다고 표시할 사람 또는 표시된 식품을 수입하는 사람은 후생성장관의 허가를 받도록 규정'하고 있다. 예전에는 강화식품의 경우에는 표시허가를 받아야 했으나 95년 5월 영양개선법이 개정되면서 강화식품이 특수영양식품에서 제외되었으며 특수영양식품 중 건강정보표시와 관련되는 항목은 환자용식품과 특정보건용식품이다.

2) 특정보건용식품

1984년 문부성 특정연구로 출발하여 7년 5개월인 1991년 9월 1일에 탄생한 특정보건용식품은 기능성식품을 제도화한 유일한 식품이다. 먼저 이 제도가 탄생되기까지의 주요경위를 살펴봄으로써 기능성식품과 관련된 제도를 국내에 도입하고자 할 때 우리 관·산·학·연이 어떤 준비를 해야 할 것인가를 참고로 할 필요가 있다. 특정 보건용식품의 표시허가 품목은 보건용도별로 크게 5가지로 분류할 수 있는데 장의 상태를 조절해 주는 식품/콜레스테롤치가 높은 분을 위한 식품/혈압이 높은 분을 위한 식품/미네랄의 흡수를 도와주는 식품/충치의 원인이 되지 않는 식품 등이다.

(1) 장의 상태를 조절해 주는 식품

장의 상태가 좋지 않을 때 변이 양호한 상태로 매일 규칙적으로 배설하게 하고 장내환경이 건강하게 유지되도록 특별히 설계된 식품으로 '장의 상태를 조절한다'고 하는 표시를 허가받아 시장에 출하된 식품군은 유산균, 식이섬유, 올리고당 함유식품이 있다([표 5-3-1]).

표 5-3-1 장의 상태를 조절해 주는 식품

보건용도	품목수	표시허가 내용	섭취 시 주의사항
정장 1 (유산균)	8	본 음료는 락토오스를 원료로 하고 장내의 비피더스균을 적정으로 증가, 복부상태를 양호하게 유지	과용 시 체질, 몸의 상태에 따라 변이 묽어지는 경우가 있음
정장 2 (식이섬유)	24	식이섬유의 구아검 분해물로 하여 복부상태를 양호하게 유지하는 식품	과식에 의한 일시적으로 팽만감, 이때는 소량으로 시작
정장 3 (올리고당)	40	비피더스균을 증가시켜 장내의 환경을 양호하게 유지	과용 시 체질, 몸의 상태에 따라 일시적으로 변이 묽어지는 경우, 양을 가감

(2) 콜레스테롤치가 높은 분을 위한 식품

콜레스테롤이 흡수되기 어렵도록 고안한 식품으로 '콜레스테롤치가 높은 사람의 식생활 개선에 도움이 된다'고 하는 표시를 허가받은 식품군은 대두단백질, 저분자화 알긴산, 키토산 함유식품이 있다([표 5-3-2]).

표 5-3-2 콜레스테롤치가 높은 분을 위한 식품

보건용도	품목수	표시허가 내용	섭취 시 주의사항
콜레스테롤 관련	12	'메나드콜레돌비'는 콜레스테롤의 흡수를 저해하는 키토산을 소정량 배합한 비스켓으로 콜레스테롤이 높은 분과 콜레스테롤치에 주의하고 있는 분의 식생활을 개선	식이섬유가 함유되어 있으므로 가능한 수분을 같이 복용

(3) 혈압이 높은 분을 위한 식품

혈압을 높이는 요인을 억제하는 식품으로 '혈압이 높은 분에게 적당한 식품이다'고 하는 표시를 허가받은 식품군은 두충엽 배당체, 카제인도데 카펩타이드, 락토트리펩타이드 함유식품이 있다([표 5-3-3]).

표 5-3-3 혈압이 높은 분을 위한 식품

보건용도	품목수	표시허가 내용	섭취 시 주의사항
혈압관련	4	본 음료는 두충엽 배당체를 함유하고 있어 혈압이 높은 분에게 적당한 식품	본 제품은 고혈압증의 예방약 내지 치료약이 아님

(4) 미네랄의 흡수를 도와주는 식품

칼슘, 철 등의 미네랄 성분을 보급하고 이것이 효율적으로 흡수 이용되도록 설계된 식품으로 '칼슘의 흡수성을 높이고 식생활에서 부족하기 쉬운 칼슘을 섭취하는데 적당하다'고 하는 표시 허가된 CCM을 함유한 식품과 CCP함유식품이 있으며 '철의 보충이 필요한 빈혈경향이 있는 사람에게 적당하다'고 하는 햄철 함유식품이 있다([표 5-3-4]).

표 5-3-4 미네랄의 흡수를 도와주는 식품

보건용도	품목수	표시허가 내용	섭취 시 주의사항
미네랄 보급	8	'헴철음료 Fe'은 철의 보급을 필요로 하는 빈혈기미가 있는 사람에게 적합	본 제품은 철의 보급을 필요로 하는 빈혈기가 있는 사람의 식사요법의 소재로 적당하지만 많이 섭취함에 의하여 질병이 치료되는 것은 아님

(5) 충치의 원인이 되지 않는 식품

충치균의 영양원이 되지 않는 감미료를 이용한 것, 충치균의 증식을 억제하는 작용이 있는 성분을 가하거나 또는 양쪽성분을 병용한 식품으로 '충치의 원인이 되지 않는다' 하는 표시가 허가되어 있다([표 5-3-5]).

표 5-3-5 충치의 원인이 되지 않는 식품

보건용도	품목수	표시허가 내용	섭취시 주의사항
충치관련	1	키스민트검 화이트는 충치를 일으키지 않는 말티놀, 환원 파라티노즈, 에리스리톨과 차폴리페롤을 원료로 하여 충치를 유발하지 않는 검	과용 시 체질, 몸의 상태에 따라 변이 묽어지는 경우가 있고, 이 검을 섭취함으로서 충치가 치료된다고 말할 수 없음

3.4 기능성식품의 조건

1) 제조목표의 명확화

기능성식품을 제조할 때에는 그 목적에 있어서 어떠한 종류의 생체조절을 대상으로 하는가 또한 어떠한 질병으로부터 회복이 가능한가 하는 면을 명확하게 하지 않으면 안된다. 다시 말해서 기능성식품은 목적지향형 식품이라 할 수 있는데 예를 들면 당뇨병, 고혈압, 고지혈증 등에 대한 예방, 치료를 위한 사용을 목적으로 하거나 특정 연령층을 고려한 식품군으로서의 설계와 구성을 필요로 하는 것이다.

2) 기능성인자의 함유성

기능성식품에는 당연히 각종 질병에 대한 예방, 치료 등의 목적을 달성하기 위하여 필요한 기능성 인자를 함유하고 있어야만 하며 그 기능성 인자는 구조가 해명되어 있는 것으로서 여러 가지 방법(산소공학적 합성, 화학적 합성 따위)에 의해 양적으로 생산 가능하여야 한다.

3) 기능성인자의 작용에 대한 해명성

기능성식품에 있어서는 그 기능성인자가 인체 내에 작용하는 기능에 대하여 분자레벨에서 해명하는 것이 필요하며 기능발현에 대하여 생화학적, 생리학적, 분자생물학적 이해가 가능하여야 한다.

4) 기능성인자의 존재상태의 특정성

기능성인자가 식품 중에 유리형으로 존재하는 결합형 또는 비공유 결합형으로 존재하는가를 물리적, 화학적, 생화학적 분석에 의해 특정하게 정해두지 않으면 안된다.

5) 섭취 후 기능의 실제적인 발현성

기능성식품이 존재하기 위해서는 섭취 후 기대하는 기능이 실제로 발현되는가를 증명할 수 있어야만 한다. 이 경우 중요한 것은 식품 중 함유되어 있는 기능성 인자의 존재량과 생체 내에의 기능발현의 정도와의 관계를 명확하게 파악하는 것이 필요하다. 이를 통하여 기능을 가장 효율적으로 발현할 수 있는 해당인자의 존재량(최대

유효 발현량)을 확보할 수 있기 때문이다.

6) 기타 부대조건

위의 여러 가지 조건 이외에도 기능성식품이 되기 위해서는 그 유형이 어떻든 간에 식품의 안전성에 대한 문제가 없어야하며 또한 기능성식품은 의약품의 범주에 속하지 않으므로 식품 본래의 성질과 상태에서 벗어나서는 아니 된다.

3.5 기능성식품의 상품화

우리나라에서는 아직 기능성식품에 대한 체계적인 연구 및 상품개발은 미미한 실정에 있으나 최근 수년 사이 껌, 사탕 등을 중심으로 한 기능성 과자를 위주로 신제품 개발이 활발히 이루어지고 있다.

1) 졸음방지 껌

국내 최초로 소개된 기능성 껌은 88년 L-제과에서 만든 '노타임'으로서 충치균의 활동을 억제하는 무타스테인과 천연감미료 파라치노스를 사용하며 치아건강과 충치예방에 효과를 지닌 것이 특징이라 할 수 있다. 이어 L-제과는 남미산 열대과일 '과라나'로부터 추출한 특정성분을 이용하여 졸음을 방지하는 각성효과를 지닌 '블랙블랙' 껌을 내놓았다. 껌의 성분 중에 천연물인 Guarana Extract가 들어있을 경우에는 뇌의 각성수준을 보다 개선시키는 것으로 알려지고 있는데 껌 씹는 것에 의한 졸음방지는 운전조작을 전혀 방해하지 않으며 껌을 씹는 것이 생활습관에 정착되어 있다는 점에서 효과적인 것으로 알려졌다. 껌을 씹는다는 것은 근육의 강한 활동을 필요로 하는데 이 근육수축과 이완의 반복은 뇌신경계에 impulse를 주고 이것이 직접적으로 각성수준을 높여준다고 한다. 특히 껌의 성분 중에 천연물인 Guarana Extract가 함유되어 있는 경우에는 보다 뇌의 각성수준을 개선시킨다고 한다.

2) 구취제거 껌

음주, 흡연, 식사 후의 입 냄새를 없애주는 이 껌은 타인에게 불쾌감을 주는 동시에 사회생활에 장애요인이 되기도 하여 대인관계를 중시하는 사람들 가운데서 구취에 대한 관심을 가지고 이를 제거 또는 감소시키려는 노력이 증대하고 있는데 이러한 요구에 부응한 구취제거용껌도 경쟁적으로 출시되었다. 89년 말 D-제과가 녹차잎에서 추출한 후라보노이드 성분을 이용하여 만든 '후라보노껌'이 바로 그것이다. 1960년경 T. Adams가 과거 마야족 및 아스데카족이 神木으로 여기던 Sapodilla나무에서 채취한 수액으로 생고무를 만드는 과정의 부산물을 미국 국민들이 씹던 파라핀 대신 씹을 수 있도록 시판하기 시작하면서 현대사회에 중요한 기호식품으로 등장하였다. 껌은 그 특성상 구강 내에 계속 잔존하기 때문에 이것을 구강 환경관리에 이용하거나 구강병을 예방하는 특수물질을 저작껌에 배합하는 노력까지 이루어지고 있다. 한편 기능껌은 이에 그치지 않고 여성들의 미용효과에 어필하는 신제품도 등장하였다. H-제과는 알로에 벨라겔과 토코페롤 성분을 첨가한 '뷰티껌'을 내놓은 바 있고 L-제과와 D-제과에서도 '아세로라껌'을 동시에 시판하여 기능껌 개발 경쟁을 가속화시키고 있다.

표 5-3-6 껌과 사탕류의 제품명 및 효과

종류	제조업체	제품명	효능
껌	L-제 과	노타이	충치예방
		블랙블랙	졸음방지
		후라보노	입냄새 제거
		아세로라	미용
		후리존	치아에 붙지 않음
		허브	목, 기관지 보호
	H-제 과	뉴쇼킹	졸음 방지
		노노	비만방지(무설탕)
		뷰티	미용
	D-제 과	후라보노	입 냄새 제거
		아세로라	미용
사탕	L-제과	목 캔 디	목, 기관지 보호
	H-제과	허 브 큐	목, 기관지 보호
음료	H-약품	미에로 화이바	변비, 정장
	D-식품	화이브미니	변비, 정장
	H-유업	미니화이바	변비, 정장
	I-약품	나폴레온/화이바애플	변비, 정장

3) 캔디류

기능성식품이라고 단정하기는 어려우나 그 초기의 형태라고 할 수 있는 기능성과자로서 국내 최초로 도입된 상품은 80년대 중반 H-제과가 내놓은 '허브 큐'를 들 수 있다. 북구에서 자라나는 허브와 10 여 종류의 고산식물에서 추출한 향을 사용하여 목과 기관지를 시원하게 해 준다는 것이 그 효능이다. '허브 큐'의 매출이 늘어나자 L-제과에서도 역시 같은 효능을 가진 '목캔디'를 개발하여 시장을 공략하였다. 이들 사탕류는 최근 자가운전자들이 증가함과 함께 공해로 인한 불쾌감 해소를 목적으로 또는 담배 대용으로써 이를 애용하는 사례가 늘면서 성인남자 청소년을 주 소비계층으로 하고 있다([표 5-3-6]).

4) 식이섬유 음료류

식이 섬유질이 장과 위의 기능을 활성화시킴으로써 동맥경화 및 변비의 예방과 다이어트 등에 효과가 있는 것으로 알려지자 높은 인기를 끌게 되었다. 국내에서는 89년 6월 H 약품이 '미에로 화이바'를 각각 출시하면서 경쟁이 과열되었고, 기존 식이섬유 음료가 미각과 청량감에 있어 다소 뒤떨어졌던 단점을 보완하여 탄산가스와 과즙을 함유한 신제품 개발로 지속적으로 성장하고 있다.

4. 건강식품

4.1 건강식품의 정의

건강은 올바른 생활습관, 건전한 정신상태 및 위생적인 의식주에 의해 일상생활에서 획득되는데 이중에서 식생활이 건강에 가장 큰 영향을 주고 있다. 최근 비약적인 경제발전으로 인한 국민 생활수준의 향상은 식생활 패턴에도 많은 변화를 가져와 자연생체리듬에 변화가 오고 식품첨가물 사용증가와 불규칙한 생활이나 편협한 기호 등으로 예전에 비해 암이나 고혈압, 심장병, 당뇨병 등 생활 습관병이 현저히 증가하고 있다. 이러한 생활 습관병은 음식물의 섭취형태와 깊은 상관관계를 나타내고 있어 질병의 치료나 예방에 음식물이 크게 관여하고 있음을 알 수 있다. 이것이 바로 건강의 유지와 증진에 대한 소비자의 기대감에 부응하여 건강식품이 출현하게 된 배경이다. 그러나 100년 이상 전 세계적으로 '건강식품'이라는 용어가 사용되는 동안 그 용어의 적정성 여부가 꾸준히 제기되어 왔으며 현재 어느 나라에서도 법적으로 건강식품에 대한 명확한 정의를 내려놓고 있지 않다. '건강식품'이란 상업, 산업적 용어이지 학술적인 용어가 아니라는 것이다. 모든 일반식품과 식품중의 많은 성분들이 건강에 도움을 준다는 점에서 일반식품과 건강식품은 근본적으로 다른 점이 없다고 보고 있다. 즉, 개인적 차원에서 생기는 영양의 불균형 혹은 영양소의 섭취부족을 충당하기 위해 매일의 식생활 중에서 부족영양소를 일반식품보다 약간 많이 함유하고 있는 식품을 통해 영양보조 혹은 보급식품으로서의 기능을 갖는 것으로 해석되고 있는 것이다. '건강식품은 보통의 식품에 비해 그 성분 중 특징이 있는 것, 즉 보통의 식품보다 적극적인 의미로의 보건, 건강유지, 증진 등의 목적을 갖는 식품으로 그런 효과가 기대되는 식품'이라 설명하고 있다. 또 '일반식품과는 달리 일상적인 상품으로 제공되는 것은 아니며 무의식중에 어떤 효과가 기대되는 식품 가운데 동식물과 천연물을 원료로 하는 것'으로 해석되기도 한다. 한편, 미국의 AMA (America medical association)가 지난 84년에 실시한 건강식품 조사에 따르면 '건강식품은 건강을 가져오는 치료적인 성질이 있다고 암시되는 식품으로 기대되는 영양소 몇 가지를 볼 수 있는 것에 불과한데도 다른 식품보다 건강을 향상시키는 식품으로 여겨지는 것은 잘못된 호칭이다'라 말하고 있다. 이렇듯 합리적인 정의를 내리기는 어렵다 하더라도 '건강식품이란 식품에 통상 함유되어 있는 성분 중 인체에 좋은 부분을 적극적으로 활용하는 것을 목적으로 제조된 화학적합성품 등을 함유하지 않은 식품'으로 정의하는 것이 가장 적절한 표현이라고 할 수 있다.

4.2 건강식품의 탄생배경

1) 식생활의 변화에 따른 영양의 불균형

건강은 한 개인의 처한 생활환경, 유전, 보건, 의료서비스, 생활방식 등 여러 요인에 따라 결정된다. 그러나 건강문제 전문가들은 현대인에게 사망을 일으키는 주요원인 중 50% 이상이 식사, 운동, 스트레스, 수면 등의 생활방식과 관련되어 있다고 추정하였으며 그 중에서도 식사내용이 가장 큰 문제가 된다고 하였다. 또한 개인이 어떤 식품을 선택하여 어떠한 식생활을 영위하게 되느냐 하는 것은 개인적인 기호나 식습관 뿐 아니라 한 나라의 정치적, 경제적, 사회적 구조 등 종합적 환경변화의 영향을 받게 된다. 21세기를 바라보는 현 시점에서 우리 국민들의 식생활을 전체적으로 평가할 때 과거 어느 때 보다도 식생활이 풍요로워 졌으며 식품의 절대부족으로 인한 기아와 영양실조는 특수한 경우를 제외하면 대부분 사라졌다고 생각된다. 오히려 최근의 조사결과들은 열량과 영양의 과다섭취로 인해 지방섭취량의 증가현상이 지적될 수 있고, 가공식품에 의존하는 비중이 높아지는 것에 따른 영양불균형으로 볼 수 있다.

2) 생활 습관병 발병률의 증가

오늘날 대부분의 사람들이 특별한 질병의 상태도 아니면서 건강하지 않은 반쪽 건강상태에 있으며 뇌졸증, 동맥경화증, 고혈압, 암, 당뇨병, 만성간질환, 만성위장병, 만성신장병 등 만성적 퇴행성질환의 발생률이 증가되어 주요 사망원인이 되고 있다. 또한 만성적 퇴행성질환은 성인뿐 아니라 어린이들에게도 증가되어 더욱 커다란 사회문제가 되고 있다. 지금까지 의학은 감염증으로 인한 전염병과 결핵 등의 영양부족에 의한 질병을 치료하는 것이 그 목표였다. 그러나 만성퇴행성질환은 병에 걸린 다음에는 치료하고자 하여도 일단 나빠진 건강이 양호한 상태로 회복되기는 어려우므로 이러한 질병에 걸리지 않기 위하여 현재의 건강을 유지하고 증진시킨다는 입장에서 예방의학 측면이 크게 요구되고 있다. 현대인의 이러한 건강상태의 변화가 생활환경의 변화 특히 식생활의 변화에 의해 크게 영향을 받고 있음은 잘 알려진 사실이다. 따라서 올바른 식품과 영양에 대한 지식이 일상의 식생활에 적극적으로 반영되고 우리나라 뿐 아니라 세계 각국은 올바른 식사지침을 마련하는 등 식생활 개선에 최선을 다하고 있으며 건강식품으로 질병예방에 효과를 얻게 된다면 기하급수적으로 늘어만 가는 의료비를 억제하고 국민건강유지 및 증진을 할 수 있어 국가경제에 크게 기여할 수 있을 것이다.

3) 고령화 사회의 도래

현재 우리나라는 UN이 규정한 노령인구 비율에 진입 속도를 산정해 본 결과 첫째, 고령화사회 65세 이상의 인구가 전체인구의 7% 이상일 때, 둘째, 고령사회 65세

이상 인구가 전체인구의 14% 이상일 때, 셋째, 초고령사회 65세 이상 인구가 전체인구의 20% 이상일 때를 말한다 우리나라는 90년 기준 60세 이상 인구가 전체인구에 7.7%를 점하고 있으며 2000년대에 가면 10.7%에 이를 것으로 예상되고 있다. 또한 평균수명이 지난 70년에 63.2세에서 90년 71.3세로 높아진 것으로 보아 2000년대에는 78.3세로 전망되고 있다. 이처럼 평균수명이 늘어난 것은 생활수준의 향상으로 인하여 충분한 영양이 공급되었기 때문이며, 의학기술의 발달로 먹지 못해 생기는 웬만한 질병은 치료가 가능하고, 의약품의 다양한 개발로 병에 대한 치료 및 예방이 가능해졌기 때문이다.

4.3 건강식품의 분류

건강식품의 분류는 각국의 국민식생활, 관습, 영양상태 등을 고려해 다양하게 이루어지고 있으며, 미국, 일본, 한국의 건강식품 분류는 다음과 같다.

1) 미국 건강식품의 분류

현재 미국을 포함해서 세계 어디서나 과학적, 법적으로도 건강식품에 대한 명확한 정의는 없다. 건강식품은 '다른 식품보다 건강을 보다 향상시키는 식품에 대한 통칭' 또는 '스트레스와 질병에 대해서 생리학, 심리학적으로도 건강을 촉진한다고 생각되는 식품류나 성분'이라고 정의하는 학자도 있다. 미국의 건강식품은 자연식품, 유기식품, 다이어트식품, 건강보조식품 등 크게 4가지로 분류하고 있다([표 5-3-7]).

표 5-3-7 미국의 건강식품 분류

건강식품의 분류	내 용
자연식품	수확 후 인공적인 첨가물과 성분을 함유하지 않은 것으로 최소한의 가공만을 한 식품
유기식품	유기토양에서 퇴비와 부식토를 이용하고 성장단계에서 화학비료, 농약 등을 사용하지 않고 유기적으로 재배, 수확한 농산물
다이어트식품	저칼로리, 저염 등 영양소 조정식품
건강보조식품	비타민, 미네랄, 아미노산, 허브 등의 동식물 또는 이들 원료성분의 대사물, 구성성분, 추출물 또는 혼합물

2) 일본의 건강식품 분류

일본은 현재 건강식품을 정의한 법률 등은 없지만 일반적으로 '영양성분을 보급하거나 특별용도에 적합한 것으로서 판매되는 식품(식품으로서 통상 이용되고 있는 소재를 만들거나 통상의 형태 및 방법에 따라 섭취되는 것은 제외)'이라고 생각할 수 있다. 일본의 건강식품은 일본건강, 영양식품협회의 자가 기준, 규격으로 설정되어 있는 47개의 품목군이 있다([표 5-3-8]). 건강식품으로 설정된 품목군은 식품의 안전, 유용성은 물론 표시내용 등에 대해서도 엄격한 심사를 거쳐 자가 기준, 규격에 적합성을 인증 받은 식품으로 품목군이 설정되어 있다.

▌표 5-3-8▐ 일본 건강식품 품목군

자가 기준규격 47개 품목군		
1. 소맥 배아유	17. 바지락 가공식품	33. 베타카로틴 함유식품
2. 대맥 배아유	18. 단백식품	34. 매실엑기스 식품
3. 미 배아유	19. 올리고당류 가공식품	35. 푸룬엑기스 식품
4. 율무 배아유	20. 유산균(생균) 이용식품	36. 뮤코다당 단백함유식품
5. Vitamin E 함유식품	21. 월견초유	37. 자라오일식품
6. Vitamin C 함유식품	22. 녹색홍합 가공식품	38. 배아식품
7. 클로렐라	23. 식물엑기스 발효식품	39. 대두사포닌 가공식품
8. 스피루리나	24. 식물발효식품	40. 회분식품
9. 효모식품	25. 칼슘함유식품	41. 단백질 효소분해물 식품
10. EPA/DHA함유정제어유가공식품	26. 맥류약엽가공식품	42. 프로폴리스 식품
11. 식이섬유 가공 식품	27. 진고(줄)가공식품	43. 키토산 가공식품
12. 인삼근 가공식품	28. 알파파 가공식품	44. 기타치알로에
13. 대두레시틴 함유식품	29. 가시오가피 가공식품	45. 알로에베라
14. 표고버섯 가공식품	30. r-리놀렌산 함유식품	46. 녹차엑기스가공식품
15. 잉어가공식품	31. 영지가공식품	47. 김네마 실베스타 가공식품
16. 모려(굴껍데기)가공식품	32. 자라(건조분말)가공식품	

3) 한국의 건강식품의 분류

우리나라에서 생산 및 유통되는 건강식품류의 유형을 분류하면 특정성분을 추출, 농축, 정제, 혼합 등의 방법으로 제조, 가공한 '건강보조식품', 특정 용도에 제공할 목적으로 제조, 가공한 '특수영양식품', 인삼에 전통적 동, 식물 생약원료를 혼합한 '인삼제품류'와 전통적 식습관에 관련한 '다류', 그 외 단순 가공하여 만든 건강을 표방한 '기타 식품류'로 나눌 수 있다. 이 분류를 식품공전상의 식품분류를 기준으로 내용은 다음과 같다([표 5-3-9]).

▌표 5-3-9▐ 한국의 건강식품 분류

건강식품의 분류	내 용
건강보조식품	신체의 육체적, 생리적 측면에서 유용성을 기대하여 섭취할 목적으로 식품소재에 함유된 성분을 그대로 원료로 하거나 이들에 들어 있는 특정성분을 분리 또는 추축, 농축, 정제, 혼합 등의 방법으로 제조, 가공한 식품
특수영양식품	영, 유아, 병약자, 노약자, 비만자 또는 임산부 등 특별한 영양관리가 필요한 특정 대상을 위한 용도에 제공할 목적 또는 한 끼의 식사를 대용할 목적으로 식품원료에 영양소를 가감시키거나 일상의 식이에서 부족할 수 있는 영양소를 보충할 목적으로 식품과 영양소를 배합하는 등의 방법으로 제조, 가공한 영양용 조제식, 성장기용 조제식, 영, 유아용 곡류 조제식, 기타 영, 유아식, 영양보충용식품, 환자용 식품, 식사대용식품
인삼제품류	인삼 또는 홍삼을 주원료로 하여 제조, 가공한 제품을 말하며 주원료로 인삼 또는 홍삼을 소량 사용한 것도 포함된다. 인삼제품류로는 농축인삼류, 인삼분말류, 인삼차류, 인삼음료, 인삼과자류, 홍삼차류, 홍삼음료 등 15가지의 분류로 구성
다류	식물성 물질을 주원료로 하여 제조, 가공한 침출차, 분말차, 과실차 등 음용을 목적으로 하는 기호성 식품
기타 식품류	건강식품류에 해당되는 식품으로 과일 채소 가공품류, 벌꿀, 추출가공식품, 재제, 가공소금 등이 있는데 과일 채소 가공품류는 과실류 또는 채소류를 절단, 건조, 마쇄 또는 농축 등 단순 가공한 것을 주원료로 하여 제조, 가공한 과실류가공품이나 채소류가공품 등을 말한다. 벌꿀은 꿀벌이 채집하여 벌집에 저장, 숙성한 것을 말하고, 추출가공식품은 식용동물성 소재를 주원료로 하여 물로 추출한 것이거나 이에 식품 또는 식품첨가물 등 부 원료를 가하여 가공한 것을 말한다. 또한 재제/가공소금은 해수나 암염 등으로부터 얻은 염화나트륨이 주성분인 결정체를 재처리하거나 가공하여 식품의 제조, 가공, 조리, 저장 등의 원료나 직접 식용에 사용되는 것

4.4 건강식품의 지향목표

건강에 대한 개념은 시대별, 개인별로 상대적인 차이를 나타내고 있으며 건강을 찾고자 하는 방법도 다양한데, 건강식품은 건강회복, 건강유지, 건강증진, 육체에 의한 자기실현 등의 4가지 건강지향을 목적으로 하고 있는 것이 특징이다.

1) 건강회복 지향

고혈압이나 당뇨병 등의 성인병, 알레르기성 질환, 그 밖의 만성적인 질병을 가지고 있는 사람들은 식생활에 의한 체질개선에 커다란 비중을 두고 있으며 그 체질개선에 도움이 될 저염, 저당, 저콜레스테롤식품 등을 구하게 된다. 그리고 최근의 건강식품을 판매하는 상점에서는 다양한 체질개선 식품을 진열해 놓고 있는데 과잉보호를 받고 자란 인구의 증가, 중고령화 사회의 진행 등으로 이 체질 개선식품의 선호경향은 더욱 더 강렬해질 것이다.

2) 건강유지 지향

현재의 건강을 유지하기 위하여 비만방지, 충치예방, 부족 되고 있는 칼슘보급 등의 식생활 관리는 상식화되었으며, 무농약, 무첨가의 자연식품의 섭취를 선호하는 현상도 건강유지에 대한 관심에서 비롯된다.

3) 건강증진 지향

노령기에 들어서도 스포츠나 여행을 즐길 수 있는지의 여부는 개인의 체력에 있으며 체력의 약화가 시작되는 중년기 이후에는 건강증진에 대한 걱정을 하게 되는데 죠깅, 태권도, 에어로빅, 댄스 등으로 체력을 관리하는 것이 바람직하다.

4) 육체에 의한 자기실현 지향

이상적인 육체를 소망하는 것은 인간의 바람이며 이것은 풍요한 사회만이 가질 수 있는 문화적 경향이라고 할 수 있다. 이러한 경향은 특히 젊은 층에 많이 적용되어 단순히 체중을 줄이는 것이 아니라 팔을 가늘게 하고 싶다든지 다리만을 날씬하게 하고 싶다든지 반대로 가슴에 근육을 발달시키고 싶다든지 하는 것이다. 최근 젊은 여성들이 많이 하고 있는 미용술, 보디빌딩 등은 이러한 경향의 연속이라고 할 수 있을 것이다.

H E A L T H Y D I E T A R Y

健强食

제6장

식품의 안전성

식품의 영양성은 위해가 없는 건전한 식품으로부터 얻게 되고, 식품안전성의 경우는 외부인자와 내부인자에 의해 평가 된다. 즉 식품첨가물, 잔류농약과 환경오염에 의한 유해물질, 세균, 바이러스 및 독성 곰팡이 등의 병원미생물 오염, 기생충 오염 등이 중요한 외부인자이다. 식품 내부인자로는 복잡한 여러 성분으로 구성, 이중에는 영양이 되는 탄수화물, 단백질, 지방, 핵산 주요 영양성분이 대부분이나 이 밖에도 여러 종류의 미량 천연물 성분이 포함되어 있다.

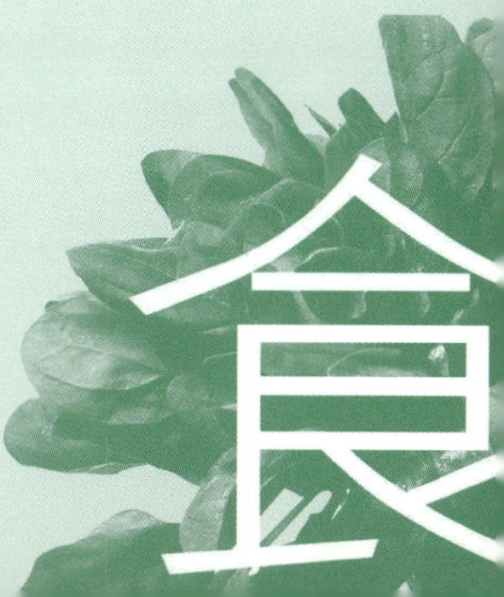

제6장 식품의 안정성

의·식·주(衣·食·住)는 사람이 살아가는데 있어서 가장 필요한 기본으로서 이 중에서 食은 없어서는 안 될 요소이다. 그렇다면 식(食)은 다시 식품의 원료로서 사용되는 농산, 축산, 수산물로 나누어지고 이때 우리는 건전한 식품이란 어떤 것이며 그리고 식품의 안전성 문제를 논의하게 된다. 우선 건전한 식품의 조건은 영양성, 안전성, 맛과 색, 저장성, 편리성 및 경제성으로 여기에서 개개인의 취향과 경험에 의하여 상식적으로 선택하기가 어려운 것이 영양성과 안전성이다.

식품의 영양성이라면 위해가 없는 건전한 식품으로부터(에너지 영양소 또는 열량 영양소 : 탄수화물, 지방, 단백질) 얻게 되고, 식품안전성의 경우는 외부인자와 내부인자에 의해 평가된다. 즉 식품첨가물, 잔류농약과 환경오염에 의한 유해물질, 세균, 바이러스 및 독성 곰팡이 등의 병원미생물 오염, 기생충 오염 등이 중요한 외부인자이다. 식품 내부인자로는 식품자체가 복잡한 여러 성분으로 구성, 이중에는 영양이 되는 탄수화물, 단백질, 지방, 핵산 주요 영양성분이 대부분이나 이 밖에도 여러 종류의 미량 천연물 성분이 포함되어 있다.

이러한 천연물 성분 중에는 독성 작용을 일으키는 것을 천연독이라고 하는데 이들에 대한 안전성 기준이 별로 마련되어 있지 않은 것이 선진국, 후진국 모두 공통적이다. 식품외부 유해인자는 국가가 정한 안전성 기준에 의하여 관리 될 수 있으나 내부 인자로서 존재하는 천연독 성분은 워낙 미량이고 관습적으로 사용하여 온 식품일 경우 안전성 평가 기준으로 관리하기에는 어려움이 적지 않다. 따라서 이장에서는 네 부분으로 식품 중의 독성분, 식품과 알레르기, 식품과 위생 및 환경문제로 나누어서 설명하고자 한다.

1. 식품 중의 독성분

식품 중의 독성물질(toxic substances)이란 식품을 통해서 섭취될 때 인체에 유해하거나(hazardous) 건강하게 정상적인 생활을 유지하는 데 장애를 줄 수 있는 물질이라고 할 수 있다. 유해한 독성물질은 그 종류도 많을 뿐더러 지금 당장은 건강을 해칠 만한 수준이 아니더라도 인체 내의 어떤 장기에 잔류, 축적되어 언젠가는 장애를 유발하기 때문에 유념해야 한다. 특히 오늘날 공업화, 도시화, 기계화, 농업의 현대화 등으로 인하여 자연환경의 오염이 가속화되고, 생태계의 파괴와 농약의 대량살포, 보존제와 같은 첨가물의 사용 증가 등으로 이러한 환경에서 생산 공급되는 식품 원료 자체의 오염이 위험수준을 넘고 있는 사례가 자주 보고되고 있다. 더구나 국제무역의 다변화와 관세자유화로 인하여 농산물의 대량 수송에 여러 가지 형태의 화학물질(chemicals)이 살포되어 도입되고 있는 실정에서 식품의 안전성(safety)이 크게 위협받고 있는 시대적 상황을 슬기롭게 극복할 방법을 모색하지 않으면 안 될 것이다.

1.1 독성물질의 분류

식품에 유래하는 독성물질은 크게 다음과 같이 나눌 수 있다.

- 식품 속에 원래부터 존재하는 정상적인 독성물질의 구성성분(inherent constituents),
- 정상적인 성장조건 하에서 또는 어떤 스트레스가 가해졌을 때 식품에 기생, 번식하는 미생물의 생체 대사과정 중 생성되는 독성 대사산물(microbial toxic metabolites),
- 야채류, 과실류 및 농, 축, 수산물을 생산하는 단계에서 사용하는 살충제(insecticides), 제초제(herbicides), 방미제(fungicides), 성장촉진제(growth hormones), 보존제(preservatives), 훈증제(fumigants) 등의 잔류 독성물질,
- 식품을 가공하거나 포장하는 과정에서 의도적(intentionally)이거나 우발적(accidently)으로 혼입되거나 오염(contamination)되는 독성물질들,
- 도시화와 산업화에 따른 산업폐기물(wastes)과 매연, 배기가스, 먼지 등의 오염원(contaminants)을 통해 인체에 들어오게 되는 독성물질들.

1.2 독성학과 관련되는 용어

1) 급성 독성(acute toxicity)

급성 독성이란 단 일회만의 노출로 즉시 독성반응을 나타내는 상태를 말하며, 사이안산(HCN)은 50~60mg 수준에서 몇 분 안에 치사하게 되며, 시큐톡신(cicutoxin)은 물에 서식하는 돌미나리(hemlock)의 주된 독성물질로 워낙 독작용이 빠르기 때문에 소가 먹이를 섭취하자마자 식도를 모두 통과하기 전에 죽게 만든다. 일반적으로 어떤 물질의 급성독성은 LD_{50}으로 나타내는데, 이것은 독성물질에 노출된 일단의 동물의 50%를 치사시키는 물질의 양(Lethal Dose: LD_{50})을 말한다.

2) 만성 독성(chronic toxicity)

만성 독성이란 암(cancer)처럼 독성을 나타내기까지 상당한 기간이 필요한 독성을 말한다. 만성 독성을 시험하려면 시험재료를 쥐(rodents)에게 20~24개월 동안 지속적으로 투여해야 한다. LD_{50}과 마찬가지로 일단의 실험동물 중에서 50%가 암을 유발시키는 데 필요한 발암성 물질의 양을 TD_{50}(종양유발량$_{50}$, tumor dose$_{50}$)이라고 한다.

3) 아급성 급여시험(subchronic feeding test)

적당한 실험동물로 90일간에 걸친 시험을 일컫는 말로 흔히 MTD로 정의되며, 비발암성 물질에 대해서는 NOAEL이란 용어로 표현한다.

(1) MTD

MTD란 "최대허용투여량(Maximum Tolerable Dose)"에 대한 머리글자로서 뚜렷한 독성의 증상을 나타내지 않을 정도로 실험동물에게 급여할 수 있는 어떤 물질의 양을 의미한다. MTD의 개념은 체중 감소라든가 독성의 거시적 척도에만 근거를 둔 값이기 때문에 비판을 받고 있다. 말하자면 세포 안의 미묘한 생화학적 지표(subtle biochemical indicators)를 무시하고 있는 셈이다.

(2) NOAEL

NOAEL은 "부작용이 관찰될 수 없는 수준(no observable adverse effect level)"의 용어로, 만성 독성시험에서 독성반응(암은 제외하고)을 일으킬 수 있는 물질에 대하여 일일섭취허용량(acceptable daily intake, ADI)을 결정하는 데 쓰인다.

(3) ADI

ADI도 마찬가지로 "일일섭취허용량(accceptable daily intake)"으로 보통 발암성 물질이 아닌 것에 대해서는 NOAEL의 1/100 수준으로 정해져 있다. 암을 유발할 수 있는 것으로 밝혀진 주요 식품첨가물들은 델라니 조항(Delaney Clause)의 적용을 받게 되어 있다. 이 조항에 따른 물질들은 법적인 한도에서 NOAEL값이 있을 수 없다.

(4) M.U. 단위

독성물질의 효과를 검출하거나 서로 비교하고자 할 때 자주 M.U. 단위(mouse unit)를 사용하는 경우가 있다. M.U. 단위는 독성물질의 적당한 묽은 용액(diluted solution)을 20g 정도의 체중을 가진 흰쥐(white mice)에게 복막 내에 주사(intraperitoneal injection)하여 15분 이내에 그 쥐가 죽을 때 독성물질의 효과를 1 M.U.(mouse unit)로 나타낸다. 대개 사람에 대한 조개류 독성물질인 베네루핀(venerupin)의 치사량은 약 3,000 M.U.로 추정되고 있고, 이 독성물질 1 mg은 5,500 M.U.에 해당하므로 이 독성물질의 치사량은 0.6 mg이 되는 셈이다.

1.3 자연 식품에 함유되어 있는 독성물질

1) 식물성 독성물질

(1) 사포닌(saponin)

콩, 팥 또는 시금치와 같은 여러 가지 식물에는 독성물질로서 사포닌과 그 아글리콘(aglycon)인 사포제닌(sapogenin)의 유해성이 오래전부터 알려져 있었다. 당 성분은 대개 D-포도당, D-갈락토오스, L-아라비노오스이고, 메틸 오탄당(methyl pentose)과 우론산(uronic acid) 등도 들어 있다. 사포닌은 기포성(foam property)이 있는 물질로 시험관 시험에서(in vitro) 강한 용혈작용(hemolysis)이 있는 것으로 밝혀지고 있으나 생체 내에서는(in vivo) 그 작용이 확실치는 않고 혈장성분들에 의해 억제되는 것으로 알려져 있다. 이러한 점에서 사포닌의 독작용은 섭취한 생체에 대하여 뚜렷한 유해 작용을 나타내지는 않는 것으로 믿어진다.

(2) 단백질 가수분해효소 저해물질(protease inhibitor)

대두, 완두, 땅콩, 강낭콩 등을 비롯한 콩과식물의 종자와 감자, 고구마에는 단백질 가수분해효소의 활성(protease activity)을 저해하는 성분이 알려져 있다. 단백질 가수분해효소 저해물질(protease inhibitor) 중에서 대두에 들어있는 트립신 저해물질(trypsin inhibitor, antitrypsin)이 가장 대표적인 물질로 지금까지 5~6종이 확인되어 있으며, 그 중에서 쿠니츠 저해물질(Kunitz inhibitor)이 유명하여 아미노산 잔기가 200개 정도인 것이 밝혀져 있다. 단백질 가수분해효소 저해물질(protease inhibitor)의 생체 안에서의 작용에 대해서는 단백질 가수분해효소(protease)의 구조를 변형(modification)시킴으로써 그 효소 기능을 잃게 한다는 사실 외에는 확실하게 알려진 것이 없다. 그러나 이 물질들이 생체 실험에서 동물의 성장을 억제하는 사실은 여러 실험에서 확인되고 있다. 단백질 가수분해효소 저해물질들은 가열 변성되어 그 유독성이 사라진다. 그 보기로서 대두 가루(raw soybean flour)에 들어있는 트립신 저해물질(trypsin inhibitor)의 활력은 100℃에서 15분간 가열하면 약 1/40 정도로 줄어든다고 한다. 또한 두유(soy milk)를 가공할 때 93℃에서 30~75분 또는 121℃에서 5~10분간 가열하면 트립신 저해물질(trypsin inhibitor)의 활력이 완전히 소실된다고 한다.

(3) 소진(sojin)

콩, 완두, 강낭콩 등의 콩과 식물에는 알부민(albumin)계 단백질인 소진(sojin)이 들어있는 것이 확인되고 있다. 특히 날콩(raw soybean)을 다량 섭취하거나 물 추출액(water extract)을 주사하면 장기 내 출혈(hemorrhage)이 심하게 일어나 치사하게 된다. 소진(sojin) 성분도 가열 처리하면 변성되어 독성이 사라진다.

(4) 리신(ricin), 리시닌(ricinine) 및 알러젠(allergen)

피마자(아주까리) 씨(castor seed)나 피마자박(castor oil meal)에는 세 가지 형태의 독성물질이 들어있는 것으로 알려져 있는데, 즉 강력한 독성을 나타내면서도 가열에 의해 쉽게 독성을 잃는(heat labile) 알부민계 단백질로 혈액응집성 독소인 리신(ricin)과 이 물질보다 독성은 다소 약하면서 알칼로이드(alkaloid)계 물질인 리시닌(ricinine) 및 일부 알레르기 유발물질이면서 그 독성은 아직 확인되지 않은 알러젠(allergen) 등이다. 리신(ricin)은 피마자 이외에 여러 가지 식물의 잎, 뿌리, 구근류(tubers) 등과 특히 콩과 식물의 종자에 널리 함유되어 있으며, 적혈구(erythrocyte, red blood cell)를 응집시키는 말하자면 식물성 용혈소(phytohemagglutinin)로 잘 알려져 있다. 리신은 피마자기름을 착유 할 때 유기용매에 의해 용출되어 제거되는 것으로 알려져 있으며, 독성 알칼로이드(toxicalkaloid)인 리시닌은 그 함량이 매우 낮아 별다른 문제가 없으나, 알러젠은 피마자박에 약 6~9% 정도로 많이 들어있을 뿐만 아니라 내열성이 강하여 특히 주의해야 한다. 이 알러젠의 불활성화에는 피마자박에 8%의 석회(lime)을 혼합하여 140℃의 높은 온도에서 1시간 정도 처리해야 할 만큼 격렬한 처리를 요한다.

(5) 고시폴(gossypol)

면실(cotton seed) 즉 목화씨에는 고시폴이란 독성물질이 들어있는데, 면실유(cotton seed oil)의 채유과정에서 기름과 면실박(cotton seed oil meal)으로 이행된다. 면실유에는 거의 남아있지 않고 거의 면실박으로 옮겨져 그 함량이 0.7~1.5%에 이르므로 우수한 단백질 자원임에도 불구하고 유해성이 문제된다. 더구나 면실박 또는 면실분말(cotton seed flour)중의 라이신(lysine)과 복합체(complex)를 형성하므로 라이신을 감소시킨다.

(6) 솔라닌(solanine)

감자에는 독성물질인 솔라닌(solanine)과 차코닌(chaconine)과 같은 배당체인 글리코알칼로이드(glycoalkaloid)가 들어있다. 이들 배당체의 공통적인 아글리콘(aglycone)은 솔라니딘(solanidine)이다. 정상적인 감자에는 0.005~0.01%에 지나지 않으나 싹이 튼 감자에는 그 함량이 매우 높은데, 특히 새 싹눈 부위에는 0.2~0.5%로 그 함량이 크게 증가한다. 감자의 솔라닌과 차코닌은 특히 콜린에스터레이스(choline esterase)의 기능을 저해함으로써 독성을 나타내는 것으로 알려져 있으며, 보통 30mg 이상을 섭취하면 수 시간 안에 복통, 어지러움 및 위장장애 등의 중독증상(intoxication symptoms)을 초래하게 되므로 주의해야 한다.

(7) 시안 배당체(cyanogenic glycosides)

시안 배당체는 묽은 산이나 가수분해효소에 의해 시안산(hydrocyanic acid, HCN)을 생성하는 물질로 식용식물에 비교적 널리 분포하고 있다. 시안산은 독성이 매우 강한 산이어서 성인에 대한 치사량(lethal dosage)은 약 200 mg 정도에 지나지 않는다. 이 시안산은 생체의 호흡효소(metalloenzyme)에 대해서 강한 저해물질(inhibitor)로 작용한다. 일반적으로 시안산을 생성할 수 있는 식물은 약 1,000여종에 이르는 것으로 알려지고 있다. 대표적인 시안 배당체는 아미그달린(amygdalin: 복숭아, 살구, 매실 등의 씨), 리나마린(linamarin: 버마콩, 카사바콩) 이다.

(8) 독버섯(toxic mushroom)의 독성 물질

버섯은 독특한 향미를 가지고 있을 뿐만 아니라 영양가가 비교적 높고 조직이 특이하여 식용버섯은 널리 이용되고 있는 식품이다. 그러나 흔히 독성을 지닌 독버섯이 식용버섯과 비슷한 관계로 오인하여 잘못 먹고 위장장해, 구토, 신경장애 등의 식중독 사고가 빈발하고 있다. 독버섯에는 광대버섯, 알광대버섯, 마귀광대버섯, 무당버섯, 말굽버섯, 외대버섯, 화경버섯 등에 걸쳐 그 종류가 꽤나 많다. 주요한 독버섯의 유독성분은 뉴린(neurine), 무스카린(muscarine), 아마니틴(amanitin), 팔로이딘(phalloidine)이다.

(9) 혈압 증진성 아민류(pressor amines)

과실류의 세로토닌(serotonin), 포도주의 히스타민(histamine), 바나나의 노에피네프린(norepinephrine), 레몬즙의 옥토파민(octopamine), 치즈류의 타이라민(tyramine), 트립타민(tryptamine) 등의 아민류이다.

2) 동물성 독성물질

(1) 조개류의 독성물질

미틸로톡신(mytillotoxin: 섭조개류)과 베네루핀(venerupin: 모시조개) 조개류의 독성은 주로 급속한 신경마비(acute paralysis of nerves)를 일으키는 독소이다.

(2) 어류의 독성물질

복어(puffer fish, swell fish 또는 fungu)의 독성물질은 테트로도톡신(tetrodotoxin)으로 1964년에 그 구조가 확인되었으며, 분자식은 $C_{11}H_{17}N_3O_8$으로 헤미아세탈성 고리를 가지고 있다. 식용 복어에는 20여종이 알려져 있으며, 난소, 알 및 간장이 가장 독성이 강하고 어피에도 독성이 있으며 어육의 독성은 미약하다. 산란기의 독성이 최고조에 이르며, 마우스(mouse)에 대하여 LD_{50}=10 ug/kg으로 치명적이다. 테트로도톡신은 100℃에서 30분 가열해도 독성이 20% 정도 분해될 만큼 열에 비교적 안정하다. 이 독소를 섭취하면 30분~3시간 사이에 독성이 나타나기 시작하여 입술이나 혀의 마비가 나타나며, 중증인 경우에는 운동장애와 호흡마비가 동반되면서 치사하게 된다. 다행스럽게도 중독된 경우에도 8시간 정도 생명에 이상이 없으면 회복될 가능성이 있는 것으로 알려져 있다. 중탄산나트륨과 같은 알칼리처리에 의해 2-아미노-6-하이드록시메틸-8-하이드록시퀴놀린(2-amino-6-hydroxymethyl-8-hydroxyquinoline)으로 변화되므로 독성이 줄어든다.

(3) 기타 어류의 독성물질

동갈치(gar fish)의 일부, 곤들메기, 바벨(babel), 킬리피쉬(killifish), 말씀뱅어(cabezon), 빼도라치, 크리올피쉬(creolfish) 등의 알에서 강력한 독성물질이 검출되고 있는데, 이들 어란 독소는 위장장해, 세포증식의 억제, 간장과 비장(spleen)의 괴저(necrosis) 등의 증상을 유발한다고 한다.

3) 미생물에 의한 독성물질

곡류를 비롯하여 야채류와 과실류의 생산단계부터 가공 또는 저장단계에서 기생하는 곰팡이류에 의해 여러 가지 독성물질이 생성되는 경우가 많이 보고된 바 있다. 곰팡이 중에서 맥각균인 *Claviceps purpurea, Aspergillus* 및 *Penicillium* 등이 대사과정에서 생산하는 독성대사산물(toxic metabolites)이 식품에 혼입되거나 저장 중 생산되어 건강한 식생활에 위협이 되는 경우가 많다.

(1) 맥각 알칼로이드(ergot alkaloid)

맥각 알칼로이드는 보리, 호맥, 연맥 등의 맥류에 잘 번식하는 맥각균인 *Claviceps purpurea*에 의해 생성되는 식중독의 원인 물질이다. 이 곰팡이에 오염된 맥류는 균핵(sclerotium)이 분포하여 흑청색의 맥각을 형성하고 있기 때문에 그 조직은 부스러지기 쉽다. 이 곰팡이가 오염된 보리제품을 과다하게 섭취하면 맥각병(ergotism)이라는 심한 중독증상을 일으킨다. 맥각병의 증상은 구토, 설사, 복통 등의 소화기계통의 증상 및 두통, 이명, 무기력 등을 유발하고 중증이면 지각이상과 더불어 치사하게 되며, 임신부는 조산(premature parturition) 또는 유산(abortion)을 일으킬 수 있다.

(2) 마이코톡신(mycotoxins)

저장 중인 곡류에 기생하는 곰팡이들이 생성하는 독성 대사물(toxic metabolites)로서

Aspergillus flavus 등의 각종 곰팡이류가 생성하는 아플라톡신류(aflatoxins), 스테리그마토시스틴(sterigmatocystin), 이즈란디톡신(islanditoxin) 등이 있다([표 6-1-1]).

(3) 황변미

쌀을 상대습도가 높은 조건에서 저장하거나 건조 상태가 불량한 쌀을 저장하는 동안에 기생하는 곰팡이에 의해 변색이 되면서 독성 대사산물이 생성되는 경우가 있다. 이러한 황변미에서 분리된 곰팡이 중 독소를 생성하는 것은 세 종류인데, *Penicillium islandicum*으로부터 발암성이 있는 루테오스키린(luteoskyrin)과 췌장 장해와 간세포를 파괴하는 아이란디쿰(islandicum) 독소가 생산되고, *Penicillium citroviride*로부터는 신장독인 시트레오비리딘(citreoviridin)이, 그리고 *Penicillium citrinium*에서는 신장장해를 유발하는 시트리닌(citrinin) 독소가 생성된다.

▌표 6-1-1▐ 마이코톡신(mycotoxin)을 생성하는 곰팡이

마이코톡신(mycotoxin)	곰팡이 균종	주요 증상	원인 식품
발암성 진균독균			
아플라톡신 B1, B2 (aflatoxin B1, B2)	*Aspergillus flavus*	간암(쥐, rat)	땅콩, 면실박
아플라톡신 G1, G2 (aflatoxin G1, G2)	*Aspergillus parasiticus*	신장암(쥐, rat)	밀가루
스테리그마토시스틴 (sterigmacystin)	*Aspergillus versicolor* *Aspergillus nidulaus*	간암(쥐, rat)	옥수수
루테오스키린(luteoskyrin) 아이란디톡신(islanditoxin)	*Penicillum islandicum*	간암(쥐, rat)	황변미
파툴린(patulin)	*Penicillum expansum* *Penicillum urticae* *Aspergillus clavatus* *Aspergillus terreus*	간암(쥐, rat) 신경장해	곡물
사이틀로클로로틴 (cytlochlorotine)	*Penicillum islandicum*	간장해, 간암	쌀
기타 진균독균			
오크라톡신 A(ochratoxin A)	*Aspergillus ochraceus*	간장해	옥수수
사이트로비리딘(citroviridin)	*Penicillum citreoviride*	신경장해	쌀
트라이코세단(trichcedan)	*Fusarium trichinetum* *Fusarium nibale* *Fusarium scripi* *Trichothecium raseum* *Trichderma viride*	골수세포의 괴사	맥류

류브루톡신 B(rubrutoxin B)	*Penicillum rubrum* *Penicillum purpurogenum*	간, 기타 장해	
페니실산(penicillic acid)	*Penicillum puberulum* *Penicillum cycloponium* *Aspergillus ochraceus* *Aspergillus sulphurus*	혼수, 경련	
알터나리아(altermaria)	*Altermaria alternata*	돌연변이성, 출혈	곡물, 토마토, 사료
사이트리닌(citrinin)	*Penicillum citrinum*	신장독, 돌연변이성	
사이클로피아존산 (cyclopiazonic acid)	*Aspergillus flavus* *Penicillum cyclopium*	신경독, 관상동맥손상	땅콩, 옥수수, 치즈
데옥시리발레놀(deoxynivalenil)	*Fusarium graminearum*	신경독	밀, 옥수수
퓨모니신스(fumonisins)	*Fusarium moniliforme*	간장해, 신경독, 호흡기 장해	옥수수, 수수
모닐리포민(moniliformin)	*Fusarium moniliforme*	신경독, 관상동맥손상	옥수수
페니트렘 A(penitrem A)	*Penicillum palitans*	신경독	사료, 옥수수
로케포틴(roquefortine)	*Penicillum roqueforti*	신경독	치즈
T–2 독소(T–2 toxin)	*Fusarium sporotrichoides*	피부독소, 신경독	옥수수, 곡물, 건초
제아랄레논(zearalenone)	*Fusarium graminearum*	성기능장해 돌연병이성	곡물, 옥수수 사료, 쌀

(4) 단백질 독소

독소형 식중독균인 *Clostridium botulinum, Clostridium welchi, Clostridium perfringens, Staphylococcus aureus* 등은 각종 신선식품과 가공식품에 기생하면서 급속히 증식하여 단백질성 독소를 생성한다. 이들 독소단백질은 열에 안정하기 때문에 가열로 무독화 시키기가 어렵고, 가공단계와 저장과정에서 이들의 오염을 원천적으로 막거나 적당한 저장조건에 의해 이들 독소 생성균의 증식을 억제하는 것이 가장 좋은 방법이다.

4) 잔류 농약

농산물의 안정적 생산과 생산성 향상을 위해 해마다 막대한 양의 농약(agricultural chemicals)이 살포되고 있고, 골프장을 비롯하여 공원과 정원 관리 등과 같은 농업분야가 아닌 영역에 이르기까지 엄청난 수량과 여러 종류의 농약들이 사용되고 있고, 그 사용량은 해마다 급증하는 추세에 있다. 일반적으로 사용되고 있는 농약은 살균제

(bacteriocides)를 비롯하여 살충제(insecticides), 방미제(fungicides), 제초제(herbicides), 살서제(rodenticides) 등으로 가장 문제가 되는 것은 잔류농약의 문제와 축적효과(cumulative effects)에 있다. 최근까지 그 효과가 가히 기적적이라 할 만큼 애용되던 DDT와 BHC는 유기염소제로서 PCB와 마찬가지로 그 유해성이 확인되어 역사의 뒤안길로 사라져 갔다. 각국에서는 신선한 식품들에 대하여 주된 농약들에 대하여 최대 잔류허용량(maximum tolerances for insecticide residues)을 규정하여 수출입품에 대하여 엄격하게 규제하고 있다.

(1) 유기수은제

가장 대표적인 유기수은제(organomercuric compounds)는 방미제(fungicides)로서 벼의 도열병 방제용으로 쓰이는 아세트산 페닐수은(phenylmercuric acetate)을 들 수 있으며, 강력한 독성이 인체에 쉽게 흡수되는 문제점이 있다.

(2) 유기염소제

살충제로 널리 사용되어 온 유기염소제(chlorinated organic insecticides)로는 DDT (dichlorodiphenyltrichloroethane), DDD(dichlorodiphenyldichloroethane), DFDT(difluorodiphenyltrichloroethane), 1,1-bis-(p-chloropheny)-2-nitropropane), methoxychlor, γ-BHC(γ-benzene hexachloride) 등이 있으며, 유기인제에 비해서는 독성은 다소 약하나 안정성이 문제가 된다.

(3) 유기인제

대표적인 살충제인 유기인제(organic phosphorus insecticides)에는 파라티온(parathion), 메틸파라티온(methylparathion), 말라티온(malathion), 다이아지논(diazinon), 피로인산 테트라에틸(tetraethyl pyrophsphate, TEPP), 포스폰산 에틸 p-나이트로페닐싸이오노벤젠(ethyl p-nitrophenylthionobenzene phosphonate, EPN), 옥타메틸 피로포스포라마이드(octamethyl pyrophosphoramide, OMPA) 등이 사용되어 왔다. 이 유기인계 살충제들은 강력한 신경독(nerve poison)이어서 곤충뿐만 아니라 고등동물에까지 그 유해성이 미치고 있다. 실험쥐에 대한 50% 치사량(LD_{50})을 보아도 TEPP는 3 mg/kg, 파라티온은 6 mg/kg 등으로 극히 낮으며, 각국의 최대 잔류허용수준은 거의 1.0ppm 이하로 되어 있다.

(4) 비소제

살충제로 사용되는 비소제(arsenic compounds)에는 산성비산 납($PbHAsO_4$)과 비산 칼슘 [$3Ca_3(AsO_4)_2 \cdot Ca(OH)_2$] 등이 있다. 이들의 잔류허용량은 대개 0.7~2.3ppm 수준이다.

5) 기타 농약류

곡류의 저장과 대량 수송에 대비하기 위하여 브로민화 메틸(methyl bromide, CH_3Br)과 클로로피크린(chloropicrin, Cl_3CNO_2) 등이 훈증살균제(fumigants)로 대량으로 사용되고 있어 식품에 잔류할 가능성이 크다. 옥신(auxin), α-나프틸아세트산(α-naphthylacetic acid), 2,4-다이클로로페녹시아세트산(2,4-di-chlorophe-noxyacetic acid, 2,4-D), 2,4,5-트라이클로로페녹시아세트산(2,4,5-trichlorophenoxyacetic acid, 2,4,5-T) 등의 생장촉진제들(growth hormones)도 식품에 오염될 소지가 충분히 있다.

1.4 환경오염 및 중금속염

가공식품을 중심으로 수집, 가공, 포장과정에서 유해한 중금속염(heavy metal salts)이 우발적으로 혼입되어 오염될 가능성이 높다. 특히 유기 금속염류는 대개 지용성이므로 체내에 잔류할 가능성이 높아 축적효과(cumulative effect)로 인해 매우 심각한 독성을 나타낼 수 있다. 그리고 공장이나 광산 등에서 배출되는 배기가스나 폐수로 인하여 대기, 토양 및 수질이 오염되면 농산물, 축산물 및 수산물 등의 각종 식품가공 소재가 이차적으로 오염될 소지가 충분히 있다. 이러한 오염원(contaminants)에 대하여 간단히 살펴보면 다음과 같다,

1) 유기수은(organic mercury)

공장폐수를 통하여 배출되는 메틸수은이 바닷물을 오염시키기 때문에 특히 등 푸른 생선을 중심으로 한 각종 어류에서 유기수은이 검출되어 중대한 문제로 대두되고 있다. 일반적으로 어체의 총수은(total mercury) 함량은 0.4ppm 이하, 메틸수은의 잔류량은 0.3ppm(수은 기준)으로 규제되고 있다.

2) 납(lead)

대개 만성 중독(chronic toxicity)으로 나타나며, 납의 출처는 주로 안료(pigments), 도료(paints), 농약(agricultural chemicals) 등이며, 중독증상은 식도와 위의 작열감, 위통, 구토 이외에 피로, 체중 감소, 소화기 이상, 지각 소실, 사지 마비, 시력 장해 등에 걸쳐 다양하다.

3) 카드뮴(cadmium)

납과 같이 만성 중독을 나타내는 경우가 많으며, 주로 기계, 용기, 도금된 주방용구 등이 주요 오염원이다. 중독증상은 신장장해(kidney malfunction), 골연화증(osteomalacia) 등이다.

4) 아연(zinc)

성인의 간장에 50~140ppm 정도가 유지되고 있으나, 과도하게 축적되면 만성적으로 납 중독증과 비슷한 증상을 나타낸다.

5) 주석(tin)

독성이 약한 편이지만, 통조림 식품(canned foods)을 통해 용출되는 탓으로 섭취될 가능성이 높다. 통조림 주스류의 경우 주석의 최대허용량은 미국 300ppm, 영국 250 ppm, 그리고 일본 150ppm으로 각각 규제되고 있다.

6) PCB(polychlorinated biphenyl)

폴리염소화 바이페닐은 불연성과 비휘발성의 특성 때문에 안정성과 전기절연성이 뛰어나 각종 전기기기를 비롯하여 열매체와 무탄소종이(no carbon paper)에 널리 사용되어 왔으나 최근에 그 유해성이 확인되어 제조 금지되고 있는 상태이지만 잔류수준이 문제가 된다.

1.5 식품가공 과정에서 형성되는 독성물질

1) 유지의 종합체

과도하게 가열하거나 가열 산화된 식용유지에는 요소와 부가생성물을 형성할 수 없는 지방산(non-urea adduct forming fatty acid, NAFA)의 함유량이 점차 늘어나는 현상이다. 이들 지방산은 이합체(dimer) 이상의 고분자 중합체이므로 이러한 유지를 급여한 실험동물의 성장이 현저하게 억제된다는 사실이 입증되고 있다. 아울러 지나치게 가열 산화된 유지는 발암성 물질로 작용할 개연성이 있다는 점에서 평소 튀김이나 굽기 과정에서 과도한 가열 처리는 피해야 할 것이다.

2) 나이트로사민(nitrosamine)

육제품 가공과정에서 발색을 촉진하기 위하여 질산염(nitrate)과 아질산염(nitrite)이 사용되는 사례가 많으며, 식품위생법상 아질산기를 기준으로 70ppm 이하로 규제하고 있는 실정이다.

2. 식품과 알레르기

2.1 알레르기의 정의

음식물에 대한 알레르기 반응을 식사성 알레르기라고 하며, 여기에서 음식물이라고 하면 입으로 섭취하는 것을 모두 포함하며, 식사하는 것 외에도 간식, 음료수, 차 또는 커피, 술 등도 해당된다. 음식을 먹고 불편감을 느끼거나 알레르기 반응을 일으킨다고 생각하는 경우는 많으나 실제는 약 1%의 성인과 3%의 어린이들에서만 식사성 알레르기가 진단된다.

식사성 알레르기는 과민성 반응으로, 즉 과거에 알레르기를 일으키는 원인물질에 노출되어야만 알레르기 반응을 일으킨다. 처음 노출에서는 알레르겐(alergen)이 림프구를 자극하고 그 알레르겐에 특이한 E형 면역글로블린이 만들어진다. 이 E형 면역글로블린이 다른 곳에 있는 비만세포에 가서 달라붙은 뒤, 그 음식에 다시 노출되면 알레르겐이 비만세포의 E형 면역 글로불린과 반응하여 비만세포로 하여금 히스타민 같은 화학물질을 내어 놓게 한다. 이러한 화학 물질이 분비되는 위치에 따라서 여러 가지 식사성 알레르기 증상이 나타나게 된다.

2.2 알레르기의 원인

1) 항원항체 반응

생체는 단백질과 같은 거대 분자량 물질이 체내로 들어오면 이것에 대하여 항체를 형성한다. 일단 항체가 생긴 후에 다시 항원이 들어오면 항체 사이에서 항원항체 반응이 일어난다. 항원항체 때문에 생체에 강한 반응이 일어나는 것을 알레르기 반응이라고 부른다. 일반적으로 여러 가지 면역현상인 항원항체 반응 중에서 생체에게 유리한 현상을 면역이라고 하고, 불리한 현상을 알레르기하고 한다. 알레르기의 원인이 되는 알레르겐의 진입 경로는 4가지로 분류된다([표 6-2-1]).

표 6-2-1 알레르겐 진입경로

경　　로	알레르겐 원
흡입성 알레르겐	실내의 먼지(진드기), 화분, 진균
식사성 알레르겐	우유, 계란, 어패류, 채소류 등
접촉성 알레르겐	칠, 화장품, 화학약품
약물 알레르겐	페니실린, 아미노피린, 설파제

2) 유전

음식에 반응하는 E형 면역글로블린을 만들어내는 능력은 유전에 따라 다르다. 일반적으로 알레르기에 대한 가족력이 있는 사람은 그렇지 않은 사람보다 알레르기가 있을 확률이 더 높다. 부모가 모두 알레르기인 사람은 부모 한명만 알레르기인 사람보다 알레르기를 일으킬 확률이 더 높아지는 것이다. 알레르기를 일으키기 쉬운 신체를 특이체질이라고 하며 일종의 유전성으로 알려지고 있다. 알레르기 체질은 유전적 소질이 강한 사람일수록 발병률이 높고, 발병연령도 낮아 영유아기에 주로 발병한다.

3) 신경성 원인

알레르기 반응은 자율신경과 밀접한 관계가 있으며, 특히 부교감신경의 긴장이 쉽게 항진하는 사람 또는 자율신경이 불안정한 사람에게서 식사성 알레르기가 잘 일어난다. 또한 스트레스는 알레르기의 유발과 밀접한 관계가 있다.

4) 알레르기 식품

모든 식품은 알레르겐으로 작용할 가능성이 있으며, 특히 동물성 단백질에는 알레르겐이 강한 식품이 많다. 알레르겐이 되는 물질은 대개 질소를 가지고 있으며 단백질이 분해되어 중독현상으로 과민증이 일어난다. 성인의 경우 알레르기 유발 음식이 많으며, 어린이의 경우 계란, 우유, 땅콩, 토마토, 딸기 같은 과일 등에 의해 잘 생긴다. 아이들은 음식 알레르기가 있어도 잘 자라지만 성인들은 그렇지 않다. 또한 아이들은 땅콩, 생선, 새우보다 우유나 콩 등에 의해 알레르기가 잘 생긴다. 어떤 음식에 심각한 알레르기가 있다면 그 음식과 관련된 다른 음식들도 피해야 하고, 새우에 알레르기가 있으면 게, 랍스터, 대하 등도 먹으면 안 된다.

2.3 알레르기의 증상

복잡한 소화과정이 식사성 알레르기가 발생하는 시간, 장소 그리고 특이한 증상에 영향을 주는데, 보통의 경우 이러한 증상은 음식을 먹은 지 수분 안에 일어나는데 처음엔 입 주위의 가려움증이나 삼키는 것과 숨쉬는 것에 불편함을 느끼는 경우가 많다. 위와 장에서 소화되는 동안 메스꺼움, 구토, 설사, 복통이 시작되고, 이러한 위장관 증상은 음식 불내성과 혼동되기 쉽다. 알레르겐이 흡수되어 혈액으로 들어가서 피부에 이르게 되면 구진과 습진 같은 것을 야기하고 폐에 도달하면 천식을 유발한다. 알레르겐이 혈액을 따라다니면서 기운이 없고 혈압이 급격히 떨어지는 과민증이 올 수도 있다. 이런 과민반응은 입 주위기 따끔거리거나 복부가 불편한 약한 증상으로 시작될 때도 있고 심각한 경우까지 갈 수 있다. 이러한 경우 빨리 치료하지 않으면 저혈압이나 호흡곤란으로 사망하기도 한다.

영아나 아이들에서도 식사성 알레르기에 의한 증상이 생길 수 있는데, 우유나 콩으로 만든 유아용 조유에 대한 알레르기도 있을 수 있고, 이러한 알레르기는 구진이나 천식은 일으키지 않을 수도 있으나 복통, 혈변, 성장장애가 일어날 수 있다. 영아기 질환 중 생후 한 달 이내에 나타나는 영아 산통의 증상은 울거나 밤에 잠을 안자는 것인데, 이것의 정확한 원인은 아직 잘 알려져 있지 않다. 그 중 우유나 유아용 조유에 대한 알레르기가 어느 정도를 차지할 것으로 생각된다.

2.4 알레르기의 진단

식사성 알레르기를 진단하기 위해서는 어떤 음식에 대해서 과민반응이 있는지를 확인하고 환자에 대한 과거력, 식사기록, 제거식사 등은 근거로 진단을 내릴 수 있으며, 확진을 위해서는 피부검사, 혈액검사, 음식 부하검사를 해야 한다. 알레르기의 진단에 있어 병력은 진단에 큰 도움을 주므로 현재병력, 과거병력, 가족력을 물어보고, 증상이 계절적으로 나타나는지, 지속적으로 나타나는지, 특정식품과 관계가 있는지 등을 조사해야 한다. 다음 단계는 의심되는 음식을 제거하면서 반응을 관찰하고 제거했던 음식을 다시 식사했을 때에 반응이 나타나면 확진이 가능하다.

2.5 영양치료

부모가 식사성 알레르기가 있는 경우 아기는 음식물 알레르기를 가질 확률이 높기 때문에 예방에 주의해야 한다. 생후 6~12개월 사이에 우유나 콩에 알레르기가 생기는 것을 막기 위해서 모유가 권장되는데 모유는 아기에게서 이물질이 될 수 있는 단백질을 우유나 콩보다 덜 가지고 있다. 그러므로 식사성 알레르기가 생길만한 아기에게 모유를 통한 영양공급은 중요하다. 어떤 아이들은 특정한 음식에 매우 민감한데, 이런 경우 모유를 주는 어머니도 그 음식을 피하는 것이 좋다. 아기가 적어도 6개월이 되기 전까지 고형식을 먹이는 것을 피하면 알레르기를 일으키는 음식에 노출되는 것을 지연시킬 수가 있고, 모유를 주는 것은 식사성 알레르기가 나타나는 것을 지연시켜서 알레르기가 없는 기간을 늘려준다.

면역계를 강화함으로써 알레르기 증상을 완화시키는 방법도 있는데, 건강한 신체는 항원에 저항 할 수 있지만 필요한 영양소 중 하나라도 부족하면 세포 투과성이 높아져 항원이 신체 내로 침투하기 쉬워지기 때문에 자연식 위주의 균형 있는 식사를 하도록 한다. 특히 비타민B_6는 천연의 항히스타민으로 외부물질을 해독하는 과정을 돕기 때문에 추천 식품으로는 맥주효모, 당근, 생선, 시금치, 해바라기씨 등에 많다. 또한 섬유질을 충분히 섭취하는 것이 좋은데, 알레르기 원인이 되는 금속이나 독성물질 제거에 도움이 되기 때문이다.

2.6 약물치료

심한 알레르기가 있는 사람, 자신의 알레르기를 아는 사람은 표식이나 메모 등을 가지고 있어야 하고 에피네프린을 가지고 다녀야 하며, 반응이 일어나면 자기가 주사를 할 줄 알아야 하고, 빨리 응급구조대를 부르거나 병원으로 가야한다. 그 외에 동반되는 증상의 치료를 위해 몇 가지 약물이 사용되는데, 히스타민의 위장 관계 증상, 두드러기, 재채기, 콧물 같은 것을 조절할 수가 있고, 기관지 확장제가 천식을 완화시킨다. 이러한 약물의 부주의로 알레르기가 있는 음식을 먹고 나서 증상이 나타나는 경우 복용하지만, 이러한 약물은 예방효과를 가지고 있지는 않다.

3. 식품과 위생

3.1 개 요

인간생활의 3대 기본요소인 의/식/주 중에서 특히 식생활이란 인체의 생명 및 건강과 가장 밀접한 관계가 있으므로 식품위생이 갖는 의의는 대단히 크다. 식품위생관리의 3대 접근요소는 식품의 안전성/완전무결성/건강성의 확보에 있지만 그 중에서도 식품의 안전성이 가장 중요한 요소이며, 아무리 많은 영양소가 포함되어 있어도 안전성이 없는 식품이란 식품으로서의 가치가 없다. 근래 많이 사용되는 보건 3대악이란 말은 부정식품/부정의료/부정의약품을 지칭하는데, 특히 유해식품, 유해색소, 유해식품첨가물, 부정식품, 불량가공식품, 불량 식기구 포장·용기 등과 부정식품의 유통이 없도록 관리하는 문제는 식품의 안전성 및 건강성 확보를 위해 가장 중요한 식품위생의 과제이다.

영국과 WHO에서 흔히 사용하는 Food Hygiene 란 건강장애를 일으키는 원인 추구에 중점을 두고 있으며, 미국에서는 Food Sanitation & Food Control를 사용하는데 이는 시설/설비/기구/기계 등을 위생적으로 관리하는데 중점을 두고 있다.

우리나라 식품위생법에 의하면, "식품위생이란 식품, 식품첨가물, 기구 또는 용기/포장을 대상으로 하는 음식에 관한 위생을 말한다"라고 정의를 내렸다. 세계보건기구의 환경위생전문위원회가 정의한 바에 의하면 "식품위생이란 식품의 재배, 생산, 제조로부터 유통과정과 인간이 섭취하는 과정까지의 모든 단계에 걸쳐 식품의 안전성, 건강성 및 완전무결성을 확보하기 위한 모든 수단을 말한다"라고 하였다.

따라서 식품위생관리상 검토되어야 할 중요 문제들은, 식품을 통한 병원미생물(전염병)의 감염, 식중독, 식품을 통한 기생충 질환의 감염, 식품의 오염(폐수, 농약, 방사능 등)에서 오는 피해, 식품보존방법의 부적합, 식품위생 행정활동, 부정식품의 단속 및 유통관리이다.

3.2 식품과 전염병

인간이 섭생하는 식품 중에는 많은 종류의 미생물이 서식하고 있지만 이들의 대부분은 조리과정에서 제거되거나, 일부 섭생은 되더라도 대부분 위액의 위산에 의해 사멸되며, 위산에 저항성이 있는 미생물들도 장내세균들에 의해서 제거되거나 자연 배설된다. 그러나 일부 병원성 세균이나 식중독 원인균에 의해서 발병하게 된다.

1) 전염성 질환

식품으로 인해서 전파될 수 있는 전염병으로서는 경구전염병과 인축공통전염병을 들 수 있으며, 중요한 경구전염병 중 세균성인 것으로서는 이질, 장티푸스, 파라티푸스, 콜레라 등이 대표적인 것이며, virus성 전염병으로는 소아마비(polio), 전염성 설사증, 유행성 간염 등으로 나눌 수 있다.

2) 경구전염병 대책

경구전염병 예방대책을 요약하면 다음과 같다.

(1) 감염원 대책

환자의 조기발견, 조기격리가 필요하며, 특히 음식물 취급자(식품업소나 식당의 종업원, 조리사 등)의 정기적 건강진단 및 검변 등이 중요하다.

(2) 감염경로 대책

수도 및 우물물의 위생적 관리와 소독, 하수 및 변소의 위생적 관리, 식육 및 우유의 위생적 관리, 식품취급자의 신체청결, 식기구 및 용기의 소독, 위생해충 및 쥐의 구제가 필요하다.

(3) 숙주 대책

건강관리와 위생적 식생활을 하여야 하며, 예방접종이 가능한 것은 예방접종의 실시가 필요하다.

3.3 인축공통전염병

식품을 통한 전염병 중에는 사람과 동물에게 같이 감염되는 전염병이 있는데, 이를 인축공통전염병(zoonosis)이라 하며, 사람과 동물이 같은 병원체에 의하여 발생되는 질병 또는 감염상태를 말한다. 식품위생상 문제가 되는 것은 식용동물에 발병되는 인축공통전염병으로 이환동물의 고기나 젖을 섭취함으로써 사람이 감염되거나 이환동물의 처리, 조리, 가공 중에 감염되는 전염병이다. 주요한 인축공통전염병은 [표 6-3-1]과 같으며 예방법으로는 가축의 건강관리와 이환동물을 조기 발견하여 도살 혹은 격리, 소독, 예방접종 등으로 가축 사이의 전염을 방지하고, 이환동물이 식품으로 취급되어 판매 또는 수입되는 것도 방지(이환된 동물의 유제품도 같은 조치), 도살장, 우유처리장에서 검사를 철저히 하는 방법 등이다.

[표 6-3-1] 주요한 인축공통전염병

병 명	이환되는 가축명	병 원 체
탄저(炭疽, Anthrax)	포유동물(주로 소, 말, 양)	탄저균(*Bacillus anthrax*)
야토병(野兎炳, Tularemia)	산토끼, 양	야토병균(*Francisella tularensis*)
결핵(結核, Tuberculosis)	소, 산양	결핵균(*Mycobacterium tuberculosis*)
파상열(波狀熱, Brucellosis)	소, 돼지, 산양, 말, 산토끼, 개, 닭	*Brucella melitensis, Brucella suis, Brucella abortus*
살모넬라증(Salmonellosis)	각종 온혈동물	*Salmonella galinanum, Salmonella pullorum, Salmonella abortus*
돈단독(豚丹毒, Swine erysipeloid)	돼지	돈단독균(*Erysipelothrix rhusiopathiae*)
Q열(Q-fever)	쥐, 소, 양	Coxiella burnetii(*Rickettsia burnetii*)

3.4 식품과 기생충질환

1) 기생충질환의 종류와 예방대책

식품을 통하여 감염되는 기생충은 동물성 식품을 경유하는 것과 채소 및 기타 식품을 경유하는 것으로 구분할 수 있다([표 6-3-2]).

표 6-3-2 기생충질환의 종류와 예방대책

분류	기생충과 식품군별 종류	예방대책
수육	–쇠고기: 무구조충 –돼지고기: 유구조충, 선모충	수육을 완전히 익혀 먹도록 하는 것과 도축장에서는 위생검사를 철저히 실시하는 것이 중요하다.
민물고기	–담수산게, 참게, 가재: 페디스토마 –담수어(참붕어 등): 간디스토마 –은어, 숭어: 요코가와흡충, 이형흡충	생선회는 되도록 금하고 조리 후 도마, 칼, 식기류를 청결히 해야 하며 생수 음용을 금한다.
바다생선	–대구, 생태, 고등어, 오징어, 조기: 아니사키스증	
채소	회충, 구충, 편충, 동양모양선충, 유구낭충증, 이질아메바, 람블편모충	채소는 흐르는 물에 5회 이상 충분히 세척하고 화학비료로 재배한 것만 생식, 그리고 분변관리, 파리구제 등의 대책이 필요하다.

2) 기생충에 의한 피해

영양물질의 탈취, 흡혈 등의 피해가 있으며, 간디스토마에 의한 담도 주위조직의 이상 증식이나 담즙분비 장애, 유독물질의 분비로 오는 장애, 이질아메바에 의한 간농양, 폐농양 등이 있으며, 유구낭충에 의한 뇌, 피하, 안구 등의 낭충증으로 오는 장애등이다.

3.5 식중독이란?

1) 식중독의 정의

식중독(food poisoning)이란 식용에 적합하지 않은 음식물의 섭취가 원인이 되어 발생하는 건강장애 가운데 일종의 급성 위장장애 현상으로 일반적으로 자연유독물, 유해화학물질 및 세균 등이 음식물에 첨가되거나 오염되어 경구적으로 섭취됨으로써 발생하는 질병으로 위장 및 신경 장애 등 생리적 이상을 초래하는 현상을 말한다.

2) 식중독의 발생 특성

우리나라의 식중독 발생현황을 보면 발생건수는 매년 20~40건이 보고되며 주로 여름철에 집중적으로 발생하고, 발생건수의 연도별 변화도 크지 않다. 환자수는 매년 400~1,000명 정도이고 이중 사망자수는 5~20명으로 매년 큰 변화가 없으며 치명률도 연도별 큰 차이를 나타내지 않고 있다. 식중독 발생의 역학적 특성을 보면 급격히 집단적으로 발생하며, 발생지역이 국한되어 있고, 월별로 보면 고온다습한 7~9월 중에 많고, 연령적 특성이 없으며, 성별로는 남자가 많다는 특성이 있다.

3) 식중독의 분류

일반적으로 식중독은 그 발생 원인에 따라 세 가지로 분류하고 있다([표 6-3-3]).

▌표 6-3-3▐ 식중독의 분류

구분	종류
세균성 식중독	① 감염형(Salmonella, 장염 Vibrio, Welchii균, 병원성 대장균 ② 독소형(포도상구균, Botulinus균, Bacillus cereus) ③ 기타(장구균 식중독, allergy 식중독)
화학성 식중독	① 고의 또는 오용에 의한 중독(불량 첨가물, 농약류, 독극물류) ② 제조, 가공 과정에 혼입되는 유해물질(유해성 금속류, 열매체) ③ 기구, 용기 및 포장재에 기인하는 유해물질(유해금속류, formaldehyde, phenol) ④ 제조, 가공 및 유통 중 생성되는 유해물질(nitrosamine류, 지질과산화물)
자연독 식중독	① 식물성 자연독(solanine, cicutoxin, aconitine, 청산배당체, 버섯 독성분) ② 동물성 자연독(Tetrodotoxin, Venerupin, Saxitoxin) ③ Mycotoxin(황변미, 맥각, Fusarium 독소균, Aflatoxin)

(1) 세균성 식중독

세균성 식중독(細菌性食中毒)은 그 발병기작에 의하여 감염형, 독소형 및 기타형으로 분류된다. 이들 중에서 식품과 함께 다량의 생균이 섭취되었을 때 발병하는 식중독은 감염형이라 하고, 식중독균이 식품 중에 생산해 놓은 독소를 섭취함으로써 발병하는 것을 독소형이라 하며, 식품의 부패산물에 의한 allergy상 식중독과 발병기작이 감염형인지 독소형인지 확정되지 못한 것을 기타형이라 하여 구분하고 있다.

① 세균성 식중독의 발생과 주요증상

감염형 세균성 식중독의 발병에는 다량의 생균 섭취가 있어야 하며 경구전염병과는 달리 직접 접촉에 의하여 전염되는 경우는 극히 드물다. 특징으로는 잠복기가 독소형에 비하여 길고, 발열을 포함하여 급성 위장염 증상을 나타내는 경우가 대부분이다.

독소형 세균성 식중독은 원인세균이 식품 중에 생산해 놓은 독소의 섭취에 의하여 발병하며, 섭취시의 균의 생사에는 관계없이 독소에 의해서만 발병하고, 증상은 잠복기가 비교적 짧고 독소의 종류에 따라 급성 위장염이나 신경독 증세를 나타낸다. 기타 식중독은 장구균이나 *Proteus morganii* 등에 의하여 발생하는 경우가 많다.

② 세균성 식중독의 예방법

원인균의 종류에 따라 효과적인 예방대책은 조금씩 다르나 일반적으로는 다음과 같은 방법이 널리 사용되고 있다.

- 조리장과 식품저장소 등을 청결하게 유지한다.
- 위생동물이나 가금, 가축류의 조리장 출입을 막는다.
- 식품취급자의 건강에 주의한다(정기 검변, 화농성 환자의 식품 취급 금지).
- 가열하여 섭취할 수 있는 식품은 섭취 직전에 충분히 가열한다(이 방법만으로도 포도상구균 식중독을 제외하고는 모두 예방할 수 있다).
- 조리된 식품의 저장 시 온도조절이 확실한 냉장고에 저장한다.
- 조리담당자는 조리작업 직전에 손을 닦고 소독하는 습관을 가진다.
- 생선 등을 취급한 도마, 칼 및 행주 등의 조리용 기구는 충분히 소독한다.

(2) 화학성 식중독

과학기술과 산업의 발전에 따라 여러 가지 화학물질이 합성되고 또 광범위하게 사용됨에 따라 식품에 직접 사용되거나 또는 혼입되어 이들에 의해 건강장애를 일으킬 위험이 증가되고 있다. 화학성 식중독(化學性食中毒)을 일으키는 원인물질은 다음과 같은 4가지로 분류할 수 있다([표 6-3-4]).

표 6-3-4 화학적 식중독의 분류

원인 분류	유해물질
고의 또는 오용에 기인	유해성 식품첨가물, 농약류, 독극물류
제조, 가공 과정에서 혼입	유해성 금속류, 열매체
기구, 용기, 포장재에 기인	유해성 금속류, formaldehyde, phenol
제조, 가공, 보존 및 유통 중에 생성	nitrosamine류, 지질 과산화물류, 변이원성(발암성) 물질

① 고의 또는 오용에 기인하는 유해, 유독물질

위생에 관한 지식의 부족으로 유해, 유독한 물질을 잘못 사용하거나 고의적으로 사용하여 일어나는 급, 만성장애가 있다.

가. 식품첨가물

위생적으로 유해성이 있어 식품첨가물로 사용이 허용되지 않는 물질을 식품에 첨가하거나, 사용이 허용된 식품첨가물이라도 순도가 낮아 유해 불순물이 섞인 것을 사용 또는 사용 기준 이상으로 과량을 사용할 때 식중독 등 건강장애가 발생한다. 과거에 식품에 사용되어 식중독 등을 일으켰던 유해 식품첨가물 중 중요한 것은 다음과 같다.

ㄱ) 인공착색료(색소)

- 물질명: auramine, rhodamin B, p-nitroanilline, silk scarlet, methyl violet, butter yellow, sudan Ⅲ 등을 비롯한 tar 색소
- 사용식품: 과자, 면류, 카레, 어묵, 젓갈류, 마가린, 고춧가루
- 건강장애: 간장장애, 신장장애, 혈액 및 신경계 장애, 발암성

ㄴ) 보존료(방부제)

- 물질명: 붕산, 붕사, formaldehyde, urotropin, 불소화합물, β-naphtol, 승홍, 로단초산에틸에스테르
- 사용식품: 육류 및 어류 가공품, 유가공품, 주류, 과자류, 간장
- 건강장애: 소화불량, 식욕감퇴, 심장쇠약, 장점막침해, 반상치

ㄷ) 유해 표백제

-물질명 : rongalit, NCl_3
-사용식품 : 물엿, 연근, 어묵, 면류, 도라지나물, 밀가루
-건강장애 : 소화장애, 심장쇠약, 구역질, 구토, 히스테리

ㄹ) 유해 감미료

- 물질명: dulcin, cyclamate, p-nitro-*o*-toluidine, ethyleneglycol, perillartine
- 사용식품: 과자류, 빙과류, 각종 조미식품, 청량음료
- 건강장애: 혈액독, 황달, 소화기장애, 신장 및 신경 장애, 간종양 및 발암성

ㅁ) 기 타

- 산성 백토, bentonite, kaolin, 탄산칼슘, 탄산마그네슘 등은 흡착제나 양조용제로 식품에 사용이 허용된 식품첨가물이나 곡분, 설탕, 어분, 향신료 등이 증량제로 사용되어 과량 섭취하면 위장염 증상을 일으키는 경우도 있다.

나. 농약류

농약류 중에서 특히 잔류성이 강한 유기염소제(DDT, r-BHC, aldrin 등), 수은제, 금속제 농약류 등이 식품에 혼입되어 금속중독증상과 신경증상 등의 급성 중독을 나타내는 일이 있는 외에도 일부는 만성 중독으로 발암성(간종양 등)이 발생할 수도 있다.

다. 폐수에 기인하는 유기수은과 카드뮴(Cd) 중독

중금속류가 함유된 폐수로 오염된 어패류와 곡류 등의 섭취로 만성 중독이 발생한 경우가 있다. 유기수은 중독으로 "미나마타(minamata)병"과 카드뮴(Cd)에 의한 "이타이이타이(itaiitai)병"은 대표적인 공해질병으로 잘 알려져 있다.

라. 방사성 물질

식품과 관련성이 큰 중요한 방사성 물질은 Sr^{90}, Cs^{137}, I^{131} 등이며 핵종에 따라 각각 독특한 장애를 가져온다.

마. methyl alcohol

연료나 공업용으로 사용되는 methyl alcohol을 ethyl alcohol로 잘못 알고 술에 사용하여 중독사고가 일어난 일이 자주 있다. 중독량은 개인차가 크지만 대개 5~10ml이고 치사량은 30~100ml이다. 중독증상은 두통, 현기증, 복통, 설사 등을 일으키고 특히 시신경장애를 일으켜 눈이 침침해지고 실명(失明)하는 경우가 많으며 중증인 때에는 마취상태에 빠지고 호흡장애나 심장쇠약을 거쳐 사망하게 된다. 만성 중독인 때에는 두통, 흉통, 신경통 등을 나타낸다.

바. 비소화합물과 DDT 및 hexogen

살충제나 살서제로 사용되는 이러한 물질을 밀가루나 베이킹파우더로 잘못 알고 사용하여 중독을 일으키는 경우가 있으므로 이러한 물질의 보관시에 주의를 요한다.

② 제조, 가공 과정에서 혼입되는 유해, 유독물질

순도가 불량하여 불순물이 함유된 첨가물을 사용하거나 또는 식품 제조시설의 관리 소홀로 열매체(PCB)와 같은 유독물질이 식품에 혼입되고 이 식품을 섭취함에 의하여 발생하는 식중독이 있다.

가. 간장과 우유의 비소 중독사고

불순물로서 비소가 다량 함유된 식품첨가물을 사용하여 식중독을 일으킨 사고가 있었다. 아미노산간장을 제조하는 과정에서 중화제로 사용된 탄산나트륨에 다량의 비소가 함유되었고, 또 분유의 유질안정제로 사용된 제2인산나트륨에 다량의 비소가 함유되어 집단식중독을 일으켜 많은 사상자를 발생한 경우가 일본에서 있었다.

나. 미강유 중독사고

식용유인 미강유의 정제시에 탈취공정에서 파이프의 파손으로 인하여 가열매체로 사용하던 polychlorobiphenyl(PCB)이 혼입되어 식중독을 일으켰던 사건이 일본에서 발생하였다. 중독증상으로는 여드름 모양의 피부발진, 손바닥의 발한, 털구멍의 흑점, 손톱의 반색, 소양감, 눈꼽 증가, 안면부종 등의 눈과 피부 증상 이외에도 전신 증상으로 손발이 저리고 탈력감, 관절통이 생기고 심해지면 간경변, 간종양을 일으키기도 한다.

▌표 6-3-5▐ 재료에 따른 유독물질과 특성

구분	재료	독성물질	중독증상
금속 제품	기구, 용기류	녹청	구역질, 구토, 복통, 설사, 발한, 경련, 사망
	기구, 용기류	아연	구역질, 구토, 복통, 설사, 두통, 경련, 권태감
	기구, 용기류	카드뮴	구역질, 구토, 복통, 설사, 만성 중독-이타이이타이병
	기구, 용기류	안티몬	구역질, 구토, 복통, 설사, 경련, 허탈, 호흡곤란, 심장마비
	기구, 용기류	납	구역질, 구토, 복통, 설사, 혈압강하, 체온저하, 쇼크, 관절통
	통조림	주석	구역질, 구토, 복통, 설사
도자기 제품	도자기, 법랑 제품, 옹기류	납, 크롬, 카드뮴, 안티몬, 바륨	상기 금속제품 참조
유리 제품	컵, 식기류	비소, 납, 붕산	구토, 복통, 설사, 허탈
종이 제품	파라핀지, 표백지	benzopyrene 형광 표백제	발암성
플라스틱 제품	열가소성 플라스틱	가소제(프탈산에스테르류), 안정제	최기형성, 생식장애
	열경화성 플라스틱	단량체, phenol, formalin	소화 장애, 심장 쇠약, 최기형성

③ 기구, 용기, 포장재에 기인하는 유해, 유독물질

음식물의 조리, 가공, 보존, 운반 등에 사용되는 기구나 용기, 포장 재료로부터 유해 · 유독한 물질이 식품 중에 용출, 이행되면 식중독을 일으키게 된다. 따라서 우리나라에서는 기구, 용기 및 포장 재료의 규격과 기준이 각각 식품위생법으로 정하여져 있다.

④ 제조, 가공, 조리 및 유통 중에 생성되는 유해, 유독물질

원래의 식품 중에는 유독한 물질이 없었으나 제조, 가공, 조리 또는 유통 중에 식

품의 성분이 변화하거나 성분간의 반응에 의하여 유독한 물질이 생성되는 것이다.

가. 지질 과산화물과 그 분해생성물

지질성 식품이나 지질을 사용하여 조리한 식품 중에서 주로 지질의 산화에 의하여 생성된 aldehyde류가 원인이 되어 발생하며 급성 중독증상으로는 구역질, 구토, 설사, 권태감 등이 나타나고, 만성 중독증상으로는 동맥경화, 노화촉진 등으로 발전한다.

나. N-nitrosamine

동물성 식품의 가공시에 발색제로 사용되는 아질산염은 식품 중의 제2급 아민과 반응하여 발암성(간) 물질인 nitrosamine을 생성한다. 대표적인 독성물질로 dimethylnitrosamine(DMNA)이 잘 알려져 있다.

다. 가열식품 중에 생성되는 변이원성 물질

육류 및 어패류와 같이 단백질의 함량이 많은 식품을 고온으로 조리할 때 benzo[α]-pyrene을 비롯한 여러 가지의 아미노산이나 단백질의 열분해 물질이 생성되며 이 중에 발암성이 있는 유독성분이 많다. 이 발암성 물질은 단백질의 함량이 많은 식품을 300~400℃로 처리할 때 많이 생성된다.

(3) 자연독 식중독

자연의 동, 식물 중에는 천연적으로 유독성분을 함유하고 있는 경우가 많으며, 이와 같은 유독물질을 함유한 동식물을 섭취함으로써 발생하는 식중독을 자연독 식중독이라 하고, 우리나라에서는 이 자연독 식중독이 그 발생률은 낮으나 치명률이 높은 식중독으로 나타난다. 또 mycotoxin(진균독)이라 하여 곡류와 같은 식품에 특수한 곰팡이가 발육하면서 독소를 생산하고 이를 섭취함으로써 식중독을 일으키는 일이 많은데 편의상 이 경우도 자연독에 포함시키는 경우가 많다.

① 식물성 자연독

가. 독버섯류

우리나라에서 발생하는 식중독 중에서 사망자수가 가장 많은 식중독이다. 독버섯에는 화경버섯, 외대버섯, 미치광이버섯, 알광대버섯, 무당버섯, 독우산버섯, 깔대기버섯, 파리버섯 등 그 종류가 대단히 많으며, 중독증상은 함유되어 있는 독소의 종류와 양에 따라 위장형, 콜레라형, 뇌증형 중독증상 등 각각 달리 나타난다.

독버섯의 독성분에는 muscarine, muscaridine, neurine, phaline, amanitatoxin, agaric acid(agaricin), pilztoxin, psilocybin 등이 알려져 있다.

나. 감자

감자의 유독성분은 solanine이란 배당체이며 특히 발아부위와 녹색 부분에 주로 함유(0.2~0.4%)되어 있어 이를 제거하지 않으면 식중독이 발생하게 된다. 중독증상은 복통, 설사, 구토, 현기증, 졸음, 가벼운 의식장애 등이다.

다. cyan(청산) 배당체

미숙한 매실(청매)이나 살구씨 등에 청산 배당체인 amygdalin, 오색두(버마콩)에 phaseolunatin, 수수 속에 dhurrin이 각각 함유되어 있어 중독이 발생한다. 중독증상은 두통, 소화불량, 구토, 설사, 복통, 호흡곤란, 경련 등이 나타나고 중증인 경우에는 호흡중추의 마비로 사망하게 된다.

라. 독미나리

cicutoxin이 많이 함유되어 있어 복통, 구토, 현기증, 경련을 일으키고 중증인 경우에는 의식불명, 호흡마비로 사망하게 된다.

마. 피마자

피마자에는 ricin, ricinine, allergen 등의 유독성분이 함유되어 있어 복통, 구토, 설사와 allergy 증세를 나타낸다.

바. 목화씨

목화씨에는 gossypol이 함유되어 있으며 식용유 제조시 제거되지 않으면 출혈성 신장염 등의 중독증상이 나타난다.

사. 기 타

고사리에는 발암성 물질인 ptaquiloside, 독보리 temuline, 벚꽃 aconitine, 미치광이풀 hyoscyamine과 atropine, 꽃무릇 lycorine이 함유되어 있어 중독을 일으키며 그 외에도 많은 자연독 식품이 존재한다.

② 동물성 자연독

가. 복어 중독

복어의 중독성분은 tetrodotoxin으로서 복어의 간장, 난소 등에 가장 많이 함유되어 계절적인 변화도 나타난다. 독소성분은 내열성이며 중독증상은 섭취 후 30분 전

후에 마비를 일으키는 것으로 심한 경우 8시간 이내에 사망한다.

나. 마비성 조개 중독

검은조개, 섭조개(홍합류), 대합조개가 주원인이 되며, 이 조개독은 조개의 천연 독소가 아니라 조개의 먹이사슬과 관련되어 조개 체내에 축적된다고 한다. 독소는 saxitoxin을 비롯한 10여 종의 guanidyl 유도체이고 중독증상은 주로 마비이며 심한 경우에는 호흡마비로 사망하게 된다.

다. venerupin 중독

모시조개(바지락), 굴 등에 의해 발생되며, 이 또한 먹이사슬과 관련되어 축적되는 venerupin 독소에 의하여 지역적으로 또는 계절적으로 식중독이 발생한다. 중독증상으로는 초기에는 전신권태, 구역질, 구토, 변비, 두통, 황달과 함께 배, 목, 다리 등의 피하에 출혈반점이 생기고, 중증일 때에는 피하출혈, 토혈, 혈변, 혼수, 사망에 이른다.

라. 기타 동물성 자연독

어패류, 말고동, 독갈치, ciguatera 등 해산 어패류에서도 자연독이 널리 알려져 있다.

③ mycotoxins(진균독, 곰팡이독)

Mycotoxin은 특정한 곰팡이가 생산하는 유독성 대사생성물로서 사람을 비롯한 고등동물에게 특수한 질병이나 생리작용을 일으키는 물질이며 현재까지 100여 종류가 알려져 있다. 이 물질들의 장애는 다양하여 동물에게 간경변이나 간종양을 일으키는 간장독, 급만성의 신장장애를 일으키는 신장독, 뇌나 중추신경계에 장애를 일으키는 신경독, 피부염 특히 안면습진을 일으키는 광과민성 피부염 물질을 비롯하여 심장독, 위장독, 조혈조직 장애물질, 발정 유발물질 등 여러 가지의 증상을 나타낸다.

가. aflatoxin

*Asp. flavus*와 *Asp. parasiticus*가 생산하는 간장독으로서 13종의 동족체가 알려져 있으며 발암성이 강한 물질이다. 우리나라 남부지방의 메주에서도 검출된 바 있다.

나. 황변미 중독

추수 후 건조가 불충분한 때에 특히 *Penicillium*속의 곰팡이가 발육하여 황변미가 생성되며 발육하는 균은 3가지가 알려져 있다.

- Toxicarium 황변미: *Penicillium citreoviride*가 원인균으로서 citreoviridin을 생산하여 중독을 일으킨다. 이 독소는 신경독으로서 마비, 호흡장애, 혈액순환 이상, 경련을 일으키고 더욱 진행되면 호흡마비를 일으켜 사망하게 된다. 만성 중독으로는 빈혈이 일어난다.
- Islandia 황변미: *Penicillium citreoviride*가 원인균으로서 이 균이 생산하는 독소는 luteoskyrin, cyclochlorotin 및 islanditoxin이다. 이 독소들은 간장독으로서 간경변, 간암을 일으킨다.
- 태국 황변미: *Penicillium citrinium* 원인균이며 신장독인 citrinin이 생성된다. 중독증상은 신장을 비대시킴으로써 세뇨관장애를 일으켜 물의 재흡수를 저해한다.

다. 맥각(깜부기)중독

보리를 비롯한 맥류에 맥각류인 *Claviceps purpurea*가 기생하여 맥각(ergot)이라 하는 균핵을 만드는데 이것이 혼입된 곡물을 섭취하면 중독이 발생한다. 맥각의 유독 생리물질은 alkaloid로서 교감신경 차단작용이 있는 ergotamine과 ergotoxin, 자궁수축작용이 있는 ergometrine류 등이며 곡류에 맥각이 0.25% 이상 함유되면 유독하고 7% 이상이면 치명적이라 한다. 중독증상은 경련형과 괴저형으로 구분되며 치명률이 높다.

3.6 식품의 변질과 보존

1) 식품의 부패와 변패

식품보존의 의의는 두 가지 관점에서 생각할 수 있는데 즉, 경제적 관점(economic view points)에서는 식품의 질 저하를 방지하여 식량손실을 방지하며, 공중보건적 관점(public health view points)에서는 식품의 변질을 방지하여 각종 질병, 위해 및 사고를 예방하는 데 있다. 식품의 고유성분이 어떤 원인에 의해서 변하는 것을 변질(spoilage)이라 하고, 미생물에 의하여 질소를 함유한 단백질이 혐기성 분해되어 아미노산이 되고, 다시 분해되어 아민이나 암모니아가 생성되어 악취와 유독물질을 생성하게 되는데, 이러한 변질을 부패(putrefaction)라 한다. 또한 질소 성분을 함유하지 않은 유기화합물로서 당질이나 지질도 미생물에 의해 변질되는데 이와 같은 변질을 변패(deterioration),

그리고 지질이 산화되어 변질된 것을 산패(rancidity)라 한다.

2) 자기소화와 부패중독

어류의 부패과정을 보면 사후에는 사후강직이 오고, 그 후 자신이 가지고 있는 각종 효소에 의하여 분해 작용이 일어나 근육이 연화되는데, 이런 현상을 자기소화(自己消化: autolysis)라 한다. 자기소화의 속도는 저온에서는 늦어지기 때문에 냉장을 하면 변질을 지연시킬 수 있다. 그러나 자기소화가 끝나면 부패가 진행되는데, 부패 초기에는 호기성균의 번식으로 변색이나 부패취를 발생하고, 이어 혐기성균의 번식으로 완전히 부패가 이루어진다. 이렇게 부패한 식품을 섭취하면 균의 대사물에 포함되어 있는 유해성 아민에 의해 부패성 식중독을 일으킨다. 부패에 관여하는 혐기성 균속에는 *Clostridium*속이 있고, 호기성 세균속에는 *Pseudomonas*속, *Flavobacter*속, *Bacillus*속, *Serratia*속 등 많은 종류의 미생물이 있다.

3) 식품보존법

식품의 변질을 방지하기 위한 각종 보존법이 있는데, 주원인은 미생물에 있으므로 미생물의 번식을 억제할 수 있는 조건으로 만들거나 미생물을 살균하여 보존한다. 미생물의 번식과 관계되는 요소는 온도, 습도, 영양분, pH 등이 가장 중요하다. 식품보존법은 식품의 변질을 방지하여 보존성을 높이기 위함이며 식품이 물리적, 화학적 변화를 받지 않도록 하는 것이다. 그 방법으로는 물리적 보존법, 화학적 보존법 및 이의 병용처리법 등으로 구분할 수 있다.

(1) 물리적 보존법

① 가열살균법

가열살균법은 일종의 물리적 소독법으로서 음식물 중의 미생물을 사멸시킴으로써 보존하는 방법이지만, 식품 중의 효소를 파괴하여 자기소화작용을 저지함으로써 변질을 막는 방법이기도 하다. 보통 세균은 70℃에서 30분 가열로 사멸하지만 포자형성균은 120℃에서 20분 정도 가열해야 한다. 그러나 음식물의 종류에 따라서 가열처리로 음식물 고유의 향미, 비타민, 영양가 등을 손상시킬 수 있으므로 주의를 요한다.

② 냉장법

냉장법이란 미생물 번식의 지연 또는 억제, 자기소화의 지연 또는 정지를 시도하는 방법으로, 식품의 발육이나 신진대사의 작용을 저온에서 지연 또는 정지시키며 효소의 화학적 작용을 늦추기 위한 방법이다. 냉장법은 0~10℃ 사이의 저장을 말하며 일반식품의 단기간 저장에 널리 응용되나 장기간 보존은 불가능하다. 10℃ 이하의 움저장법(과일, 채소류), 1~4℃의 냉장법(채소, 과일, 육류), 급냉법(식육, 어패류) 등의 방법이 있다. 그러나 호냉세균은 냉장온도에서도 발육할 수 있어 냉장만으로 완전할 수는 없으며, 장기간의 냉장은 결국 음식물을 변질시키게 되므로 냉장에 대한 과신은 금물이다.

③ 냉동법

냉동(-15~-18℃)은 식품을 동결시키기 때문에 식품에 변화를 주는 단점이 있으나 장기간 보존이 가능하며 수육, 어육, 난류, 채소, 과일 등 광범위하게 응용된다. 식품을 변패시키는 미생물은 대부분 -5℃ 이하에서 번식하지 못하나 식품을 냉동시켜도 균이 죽는 것은 아니며, 다시 상온에 두면 냉동 중 파괴되었던 식품조직에서 액이 분리되어 나온다. 이 액을 drip이라 하여 drip이 많을수록 영양가, 빛깔, 맛의 손실이 많아 품질이 저하되고, 식품은 곧 부패되기 시작한다.

④ 건조법 · 탈수법

식품 중의 수분을 감소시켜 세균의 발육을 저지시키거나 사멸시켜 식품을 보존하는 방법이다. 일반적으로 세균은 수분함유량이 15% 이하에서는 번식하지 못하나 곰팡이는 13% 이하에서도 비교적 잘 번식한다. 따라서 식품을 건조시켜 저장하려면 곰팡이의 생육이 불가능한 정도까지 건조시켜야 완전하다고 할 수 있다. 그러나 지나친 습도의 제거나 완전 탈수는 변질을 방지할 수는 있지만 음식물로서의 가치를 손상시키므로 주의를 요한다.

⑤ 자외선 및 방사선의 이용

전자는 자외선의 살균작용을 이용하는 방법으로 식품의 품질에 거의 영향을 미치지 않는 장점이 있으나 식품의 내부까지 살균할 수 없는 단점이 있다. 후자는 방사선 동위원소의 방사선을 식품에 조사하여 미생물을 살균하는 방법인데 우리나라에서는 현재 안전성에 관하여 신중히 검토되고 있으며 다른 나라에서는 부분적으로 허가되고 있다. 자외선 살균작용의 유효파장은 2,500~2,700Å 사이에 이루어지며, 식품을 다량 장기 보전하기 위해서 방사선을 처리하기도 한다.

⑥ 기 타

통조림법, 병조림법, 밀봉법 등이 있다.

(2) 화학적 보존법

① 방부제 첨가법

방부제는 허용된 첨가물을 쓰도록 하여야 하며, 그 사용량도 허용량을 지켜야 하며 방부제는 독성이 없고, 미량으로 효과가 있어야 하며, 무미/무취여야 하고 식품에 어떤 변화를 일으키지 않는 것이어야 한다.

② 소금·설탕 절임법

음식물에 소금이나 설탕을 고농도로 첨가하면 미생물의 발육을 억제할 수 있는데, 탈수작용과 염소이온의 직립적 작용 등에 의해 보존되는 방법이다. 일반적으로 10~20%의 소금, 40~50%의 설탕절임법이 이용되지만 식염내성균도 있으므로 절대적인 보존법이라 할 수는 없다.

(3) 물리적, 화학적 보존법

① 훈연법

주로 육류, 어류의 보존법으로 이용되는데, 대부분 소금 절임에 의한 탈수작용이나 가열처리 후에 훈연으로 그슬려서 저장성을 주는 방법이다. 훈제(활엽수가 좋다)를 불완전하게 연소시킴으로써 훈연 속의 살균물질인 aldehyde, alcohol, phenol 등이 육조직 중에 침입하여 미생물의 발육을 억제하고 또한 훈연에 의한 건조가 식품의 저장성을 높인다. 근래에는 훈연액을 만들어 햄, 베이컨, 조개 등에 사용하기도 한다. 훈연법에는 냉훈법(25~35℃에서 1~3주간 처리), 온훈법(50~70℃에서 2~12시간 처리), 열훈법(120~140℃에서 2~4시간 처리)이 있다.

② 기 타

그 밖에도 조미료의 첨가나 산의 첨가방법 등이 이용되며, 유산균의 이용으로 치즈, 발효유 등의 형태로 보존하는 생물학적인 보존방법도 있다.

3.7 식품의 위생관리

1) 식품위생행정의 목적

식품위생행정은 식품위생의 보급과 향상을 도모함으로써 국민의 식생활을 청결하고 안전하게 하여 식품섭취로 인한 여러 가지 위해를 방지함과 동시에 식생활을 쾌적하게 하는 데 목적이 있다.

2) 식품위생법규

식품위생행정은 식품위생법에 의거하여 실시되고 있는데 우리나라에서는 식품위생법이 1962년 1월 20일 법률 제1007호로 제정 공포되었다. 그 후 여러 차례 개정을 하여 현재는 13장 102조 부칙으로 구성되어 있으며, 각 조에 관한 세부적인 규정은 식품위생법 시행령과 시행규칙에서 각각 구체적으로 규정하고 있다.

3) 식품위생행정의 구체적인 시책

- 식생활의 안전 확보를 위한 식품, 식품첨가물, 기구, 용기 및 포장 등의 규격기준의 제정과 적용
- 식품첨가물로 사용되는 화학적 합성품의 지정과 식품첨가물공전의 작성
- 제품 검사제도의 실시
- 표시제의 실시
- 영업의 허가제도 및 식품취급시설의 시설기준의 제정과 그 적용
- 식품위생관리인 제도
- 식품위생감시의 실시
- 수입식품의 위생검사제도
- 식중독의 예방과 발생시의 조치
- 식품 관계 종사자들에 대한 건강관리 및 작업방법 감시
- 위생교육 실시

4. 환경 문제

4.1 내분비계 장애물질의 정의 및 특성

내분비계는 생명체 내부기관의 상호교신에서 화학적 전달자(chemical massenger)로 작용하며 신체의 성장과 발달 등의 신체 기능을 통제하고 조절하는 역할을 하고 있다. 내분비계의 작용들은 극소량으로도 생물학적 효력을 촉발시키는 강력한 생물학적 활성 물질인 호르몬에 의하여 이루어진다. 호르몬은 내분비선으로부터 생산, 방출되어 혈류를 통해 체내를 순환하며 표적 세포와 기관에 도달해서 다양한 기능을 활성화시키고 조절한다. 분비된 내분비계의 호르몬은 세포들의 수용체(receptors)와 결합하여 신체 기능을 유지하기 위한 다양한 역할을 수행한다. 따라서 호르몬에 이상이 생기면 신체 기능에 장애가 생기며, 심하면 사망에 이르기도 한다.

내분기계 장애물질(endocrine disrupting chemicals, endocrine disruptors)이란 외부로부터 체내에 들어와 본래 필요에 따라 체내에서 만들어지는 호르몬과 같은 작용을 하거나, 이러한 호르몬의 작용을 방해하여 정상 호르몬의 작용을 교란시키는 물질을 말한다. 1996년 영국에서 개최된 EU/WHO/OECD 회의에서는 내분비계 장애물질을 '내분비계 기능을 변화시켜 정상적인 개체나 그의 자손에게 건강 장애를 유발하는 외인물질'로 정의하였다. 또 미국 환경보호부(EPA)에서는 '항상성(homeostasis) 유지와 발달과정 조절을 담당하는 체내 자연 호르몬의 생산, 방출, 이동, 대사, 결합, 작용, 혹은 배설을 간섭하는 체외물질'로 정의하고 있다. 환경 호르몬이란 용어는 환경에 배출된 화학물질이 생체 내로 유입되어 호르몬처럼 작용한다는 의미로 붙여진 이름이다.

내분비계 장애물질로 알려진 것 가운데 대표적인 것으로 디에틸스틸베스테롤(Diethylstillbesterol: DES)을 들 수 있다. 디에틸스틸베스테롤은 강력한 합성 여성 호르몬인데 1948년부터 1972년까지 유산 방지의 목적으로 임신부에게 널리 투여되었다. 그러나 이 약을 복용한 임신부들로부터 태어난 여아에게서 사춘기에 희귀한 질암(膣癌)이 다수 발생하고 성기 기형이 다수 발생한다는 것이 밝혀졌다.

내분비계 장애물질의 다수가 환경오염 물질인데 이런 물질로는 다이옥신, PCB, 농약 등 합성화학물질들이며, 그외 에스트로겐 기능을 하는 약물이나 식물성 에스트로겐 등도 포함된다. 이러한 물질들은 화학적 구조가 호르몬과 비슷하여 생물체에 흡수될 경우 정상적인 호르몬의 기능을 혼란시킴으로써 성기의 기형, 생식기능의 저하, 생물체 행동의 변화, 암 등을 유발할 수 있다는 의혹을 받고 있다.

산업시설에 의해 배출된 내분비계 장애물질은 먼저 대기, 수질, 토양 등 환경을 오염시키고 그 오염물질이 어류, 축산물, 조류 등 생물체에 축적된 다음 최종적으로 사람이 소비하는 음식물을 통하여 인체 내로 들어오게 된다. 이와 같은 먹이사슬을 통해 농축된 내분비계 장애물질이 사람에게 들어오게 되는데, 내분비계 장애물질은 자연 호르몬과는 달리 쉽게 분해되지 않고 지속적으로 존재하여 축척되는 특성을 가지고 있다. 내분비계 장애물질의 작용과 문제점은 아직 확실히 밝혀지지 않은 상태이지만 새로운 물질들이 계속 내분비계 장애물질로 밝혀지고 있다. 내분비계 장애물질은 호르몬의 정상적인 역할 수행을 방해함으로써 신체기능에 이상을 가져오며 다음 세대에도 그 영향이 발현될 수 있다.

4.2 내분비계 장애물질의 작용 및 위해성

1) 생태계에 미치는 영향

내분비계 장애물질의 작용은 아직까지 명확하게 밝혀지지 않았으며, 현재까지 밝혀진 위해성은 극히 일부분으로 여겨지고 있다. 야생동물에 관한 연구는 내분비계 장애물질이 동물의 생식과 발달에 심각한 장해를 일으킨다는 사실을 밝히는 데 많은 도움이 되었다. 알려진 내분비계 장애물질이 동물에게 고농도로 노출 되었을 때 성장 억제, 생식 이상 등 동물 생태계에 나타난 현상은 매우 많으나 그중 가장 우려되는 피해는 정자 수의 감소와 수컷의 암컷화 현상으로 이는 생태계의 균형을 파괴하게 된다. 즉, 화학물질이 생체 내 생식 호르몬 수용체와 결합한 뒤 생식 호르몬처럼 작용해 수컷의 정소를 축소하고 정자 수를 감소시키거나 암컷의 난소에 기형을 유발한다. 극단적인 경우 수컷이 암컷화하여 암수의 균형이 파괴되고 종의 소멸까지도 일어날 수 있다고 보고 있다.

이런 현상은 세계 곳곳에서 그 사례가 보고되고 있는데, 1980년 미국 플로리다 주의 아포프카(Apopka)호에서는 서식하는 악어들의 알의 수가 매우 적었고 부화율도 비정상적으로 낮았으며 부화된 새끼들도 10일 이내에 죽었을 뿐만 아니라 수컷 악어의 암컷화 현상도 관찰되었다. 이러한 현상은 근처 화학회사로부터 DDE와 디코폴이라는 살충제가 호수로 흘러들어와 일어난 것으로 분석되었다. 생태계에 영향을 미치는 또 다른 오염물질인 트리부틸주석(tributyltin: TBT)은 선박의 방수용 페인트, 목재 보존재로 사용되고 있는 물질로 낮은 농도에서도 여러 종류의 대표적 수중 유기체인 유충, 게, 황어, 새우 등에 심각한 독성을 유발하는 것으로 밝혀졌다. 영국에서도 1980년대 후반에 암수 구분이 어려운 물고기들이 다량 발견되었는데 합성세제와 유화제 성분인 비이온성 계면활성제의 분해물인 알킬페놀이 그 원인 물질로 밝혀졌다. 오대호에 서식하는 연어에서 갑상선 비대증이 관찰된 것도 오대호내의 내분비계 장애물질 오염 때문이라는 보고가 있었다. 이와 같이 내분비계 장애물질의 영향은 야생동물의 암컷화, 수정률 감소, 부화률 감소, 호르몬 이상 분비 등 생태계 위험을 초래하는 결과로 나타나고 있다.

2) 인체에 미치는 영향

내분비계 장애물질이 인체에 미치는 영향에 관한 증거는 정자 수 감소, 성기 기형의 증가, 호르몬 관련 암의 증가 등을 들 수 있다. 1992년 영국의 의학 잡지인 〈British Medical Journal〉의 논문에 의하면 남성의 정자 수가 1940년에 비해 1990년에는 45%가 감소했다고 보고되었고, 그외 다수의 논문에서도 유사한 결과가 보고되었는데 연구자들은 내분비 장애물질의 하나인 환경 에스트로겐이 그 원인일 수 있음을 지적하였다.

50년 전 미국 여성이 유방암에 걸릴 확률은 20명당 한 명꼴이었으나 오늘날에는 8명에 한 명꼴로 증가한 것도 내분비계 장애물질과 연관이 있을 것으로 추정하고 있다. 또한 환경 에스트로겐 가운데 하나인 DDT와 PCB에 노출된 여성은 유방암에 걸릴 확률이 높다는 연구결과도 보고되었다. 캐나다 퀘백 주 북부의 이누이족의 어린이들이 면역력이 떨어져 호흡계 질환과 중이염이 심한 것으로 나타났는데, 조사 결과 타지역에 비해 모유에 PCB의 농도가 7~10배 높은 것으로 밝혀졌다. 그외 전립선암과 고환암의 증가, 불임과 기형아의 증가, 면역기능의 약화, 주의력 결핍 및 학습장애 어린이의 증가 등 밝혀지지 않은 증상들이 환경오염 물질 중 내분비계 장애물질에 의한 것이라는 주장들이 제시되었다.

내분비계 장애물질은 다른 화학물질보다 저농도에서도 생체에 영향을 줄 수 있는

데, 먹이사슬을 통해 내분비계 장애물질이 농축되어 인간에게 유입되기 때문에 그 위험성은 더 크다고 할 수 있다. 내분비계 장애물질의 작용 단계를 다섯 단계로 나눈다([표 6-4-1]).

▌표 6-4-1▐ 내분비계 장애물질의 작용 단계

<table>
<tr><th>호르몬 작용 단계</th><th>내분비 장애물질의 작용 예</th></tr>
<tr><td>1. 호르몬 합성</td><td rowspan="3">뇌하수체에서의 호르몬 합성 저해
스틸렌다이머, 트리머</td></tr>
<tr><td>2. 내분비선에서 호르몬 방출</td></tr>
<tr><td>3. 표적 장기로 혈액을 통해 이동</td></tr>
<tr><td>4. 호르몬 수용체의 인식, 결합 및 활성화</td><td>유사작용: PCBs, 노닐페놀, 비스페놀, 프탈레이트 에스테르
봉쇄작용: DDE, vinclozolin</td></tr>
<tr><td>5. DNA에 작용하여 기능단백 생성 또는 세포분열을 조절하는 신호 발생</td><td>다이옥신류
유기주석화합물(TBT, TPT)</td></tr>
</table>

4.3 내분비계 장애물질의 종류 및 식품안전성

1) 내분비계 장애물질의 종류

내분비계 장애물질의 작용이 아직 명확하게 밝혀지지 않은 상황이므로 나라마다 규제하는 물질의 종류가 다르다. 세계야생생물보호기금(World Wildlife Fund: WWF)에서는 내분비계 장애물질로 67종을 선정하였는데 여기에는 다이옥신 등 유기염소물질 6종, 농약류 44종, 펜타~노닐 페놀(penta~nonyl phenol)류, 프탈레이트(phthalate)류 등 8종, 수은 등 중금속 3종, 기타 비스페놀(bisphenol), 스틸렌 다이머(styrene dimer), 스틸렌 트리머(styrene trimer), 벤조피렌(benzopyrene)이 포함되어 있다.

우리나라는 세계야생생물보호기금에서 정한 내분비계 장애물질 67종을 내분비계 장애 추정물질로 선정하고, 이 가운데 국내에서 사용되지 않는 물질 16종을 제외한 51종 중 42종은 유해화학물질관리법 등 관련법에 의해 사용 금지하거나 취급제한 등의 규제를 하고 있다. 또한 펜타~노닐류, 비스페놀 A, 디에틸핵실프탈레이트(DEHP), 디부틸벤질프탈레이트(BBP) 등 4종을 관찰물질로 지정하고 제조량, 수입량 및 용도 등을 신고하도록 하여 관리하고 있으며, 디부틸프탈레이트 등 나머지 5종에 대하여도 유해성에 대한 연구를 계속 수행하고 있다([표 6-4-2]).

표 6-4-1 우리나라에서 선정한 내분비계 장애물질의 종류

국내사용 금지 물질(20종)	
농약(15종)	aldicarb(살충제), DBCP(살충제), DDT(살충제), beta-HCH(살충제), lindane(살충제), PCP(방부제, 살균제), toxaphene(살충제), Maneb(살충제), Zineb(살균제), chlordane(살충제), dieldrin(살충제), heptachlor(살충제), 2,4,5-T(제초제), nitrofen(제초제), amitrole(제초제)
산업용 화학물질(2종)	PCPs(변압기 절연유), PBBs(난연제)
부산물/대사물 (3종)	DDE(DDT 대사물), h-epoxide(heptachlor 대사물), oxychlordane(chlordane 대사물)
취급제한 등 규제되고 있는 물질(27종)	
농약(19종)	endosulfan(살충제), ethlparathion(살충제), trifluralin(제초제), 2,4-D(제초제), carbaryl(살충제), cypemethrin(살충제), dicofol(살충제), fenvalerate(살충제), malathion(살충제), methomyl(살충제), ziram(살균제, 가황촉진제, 안료, 도료, 잉크 첨가제), alachlor(제초제), benomyl(살균제), esfenvalerate(살충제), mancozeb(살균제), metiram(살균제), metribuzin(제초제), vinclozolin(살균제), permethrin(살충제)
산업용 화학물질(2종)	tributyltin oxide(방오제), 4-nitrotoluene(합성중간체)
부산물/대사물(2종)	dioxins/furans(소각시설 부산물)
관찰물질 지정 (4종)	alkyl(c=5~9) phenol(합성중간체, 안료, 도료, 잉크 첨가제), bisphenol A(합성수지), DEHP(가소제), BBP(가소제)
미규제물질(20종)	
자료수집, 검토 중(5종)	benzophenone(생산출발물질/중간체, 안료, 도료, 잉크 첨가제), DBP(가소제), DCHP(가소제), DEP(가소제), diethylhexyl adipate(가소제)
부산물/대사물 (4종)	benzo(a)pyrene(불순물, 부산물), octachlorostyrene(대사물, 부산물), styrene dimers/trimers(불순물, 부산물)
국내에서 유통된 사례가 없는 물질(11종)	농약(6종): hexachlorobenzene(살균제, 합성중간체), atrazine(제초제), kepone(살충제), methoxychlor(살충제), mirex(살충제), transnonachlor(살충제)
국내에서 유통된 사례가 없는 물질(11종)	산업용 화학물질(5종): DHP(가소제), DprP(가소제), DPP(가소제), 2,4-Dichlorophenol(원료중간체), n-butylbenzene(합성중간체)

2) 다이옥신

(1) 다이옥신의 종류 및 독성

다이옥신(dioxin)은 고리가 세 개인 방향족 화합물에 염소가 여러 개 붙어 있는 화합물로 가운데 고리에 산소원자가 두 개인 다이옥신계 화합물(polychlorinate-dibenzo-p-dioxin: PCDD)과 산소원자가 하나인 퓨란계 화합물(polychlorinate-dibenzofuran: PCDF)을 통칭하는 것으로 다이옥신류(dioxins)라고 부른다. 치환된 염소의 개수 및 위치에 따라 PCDDs는 75개의 동족체를 가지고, PCDFs는 135개의 동족체를 가지고 있어 총 다이옥신

류는 210개의 이성체를 가지고 있다. 다이옥신류의 이성체 중에서 2,3,7,8 위치에 염소가 치환된 것을 2,3,7,8-치환이성체라고 부르는데 이들은 생물체에 대한 독성이 강하며 이들 중 독성이 가장 강한 것은 2,3,7,8-테트라클로로디벤조파라다이옥신(tetrachlorodibenzo-p-dioxin: TCDD)이다.

다이옥신은 dibenzo-p-dioxin을 염소화하여 합성되며 2,4,5-T의 부산물로 강력한 제초제로 사용되었다. 다이옥신은 염화비닐이나 염화비닐리덴과 같은 석유화학 제품을 제조하거나 소각할 때, 염소를 함유하고 있는 제품을 소각하는 과정에서도 발생한다. 염소가 들어 있는 물질을 소각할 때 소각 온도가 낮으면 불완전 연소에 의해 염화벤젠이 형성되며 다이옥신이 다량 발생한다. 따라서 공업지역, 유해 폐기물 폐유 처리장, 쓰레기 소각장과 같은 곳에서는 다이옥신의 농도가 높게 나타나고 있다. 다이옥신은 물에 거의 용해되지 않으며, 흡착성이 강해 쉽게 분리되지 않고, 고온(700℃)에서도 잘 파괴되지 않으며, 미생물에 의한 분해도 되지 않는 화합물로 매우 안정된 구조를 가지고 있다. 이러한 다이옥신의 안정성으로 인해 이들은 자연 환경에서 지속적으로 존대하면서 생물체에 유입되어 수용체와 결합하고 생물체로부터 잘 배출되지 않는다. 월남전 당시 고엽제(枯葉劑)로 사용되었던 다이옥신류인 에이전트 오렌지(agent orange)는 토양을 오염시키고 이로 인해 참전 군인들이 장애를 겪음으로써 사회적인 큰 문제가 되고 있다. 또한 다이옥신은 먹이사슬을 따라 계속 축적되므로 먹이사슬의 최종단계인 인간은 다이옥신이 고농도로 농축된 식품을 섭취하게 된다.

다이옥신에 의한 장애로는 생식기능장애, 발달장애 등이 있으며, 면역 억제, 불임, 기형, 발육장애, 갑상선 질환, 림프기관의 위축과 발암물질로서 폐암, 간암, 임파선암, 혈액암, 골수증 등도 유발할 수 있다. 이외에 다이옥신은 동물실험에서 자궁내막염을 유발하는 것으로 나타났다.

2,3,7,8-TCDD는 매우 강력한 독성물질로 복어독보다 100배 이상의 강한 독성을 가지고 있다. 숫쥐에 대한 LD_{50}은 0.022mg/kg이고, 암쥐는 0.045mg/kg으로 보고되었다. 2,3,7,8-TCDD는 동물의 종에 따라 독성이 매우 다양하게 나타나는데 예를 들면 기니아 피크에 대해서는 LD_{50}이 1ug/kg이지만 원숭이에 대해서는 70ug/kg, 햄스터에 대해서는 5,000ug/kg으로 나타난다. 독성 증상도 동물의 종에 따라 다르게 나타나는데 사람에게는 염소 좌창이 잘 나타나나 기니아 피그, 생쥐 등에서는 이 증상

이 나타나지 않는다.

(2) 식품 중 다이옥신 오염 현황

다이옥신은 세계 각국의 육류, 어류, 패류, 등 여러 종류의 식품에서 검출되었다는 보고들이 있다. 다이옥신이 인체에 유입되는 경로는 대기, 물, 토양, 식품 등을 들 수 있으며 대부분이 식품을 통하여 유입되고 대기나 물을 통한 유입은 매우 적다. 사람은 매일 약 0.1~0.2ng의 다이옥신을 섭취하며, 다이옥신의 96~99%는 음식물을 통해 섭취하는데 1~3% 정도는 공기흡입에 의해 섭취하는 것으로 나타나고 있다(http://ene.uos.ac.kr/~waste/stop.htm). 우리나라 사람들은 다이옥신의 90%를 음식을 통해 섭취하고 있으므로 식품의 다이옥신 오염은 매우 중요한 문제이다.

우리나라 대기 중 총 다이옥신류 농도는 0.012~1.496pg TEQ/Nm^3 정도이며, 대도시나 공업기역이 중소도시, 시골보다 다소 높다. 다이옥신은 물에 대해 난용성이므로 주로 토양의 표면에 잔류하는 경향이 높으며, 일반적인 반감기는 수십 년 정도로 알려져 있다. 비오염지역은 다이옥신의 농도가 10pg TEQ/g 이하로 나타나나, 쓰레기 소각장 등 다이옥신류 배출시설이 있는 주변지역 토양에서는 다이옥신이 100~8,000pg TEQ/g의 고농도로 검출된다. 토양에 함유된 다이옥신은 식품오염에 영향을 줄 수 있다. 수중 다이옥신 농도는 매우 낮으나 먹이사슬에 의해 수중 생물체 내에 다이옥신이 농축된다.

우리나라 국민 다소비 식품 21종 70개 사료를 대상으로 다이옥신과 co-planar PCBs의 1일 추정 노출량을 모니터링한 결과이다([표 6-4-3]).

표 6-4-3 다이옥신과 co-plannar PCBs 에 대한 1일 추정 노출량

노출경로/급원	오염수준 (pg TEQ/g)		식품섭취량 (g/day)	1일 추정 노출량 (pg TEQ/day)
	범위	평균		
Beef	0.004~0.184	0.050	26.2	1.3
Pork	0.011~1.59	0.364	27.7	10.1
Chicken	0.004~0.009	0.006	9.0	0.1
Egg	0.007~0.021	0.013	21.9	0.3
Milk	0.001~0.005	0.002	71.0	0.1
Cheese	0.007~0.095	0.045	0.8	0.0
Butter	0.092~0.158	0.125	0.1	0.0
Rice	0.003~0.005	0.004	246.1	1.0
Mackerel	0.581~1.524	0.905	6.1	5.5

Hair tail	1.720~19.441	10.110	2.6	26.3
Erl	0.645~11.042	4.271	0.8	3.4
Alaska pollack	0.081~0.390	0.101	6.5	0.7
Yellow crocker	0.417~0.529	0.484	4.3	2.1
Flatfish	0.008~1.288	0.437	1.2	0.5
Spanish mackerel	1.351~4.076	2.477	1.0	2.5
Pacific saury	0.017~1.635	1.037	0.8	0.8
Whip-arm octopus	0.011~0.191	0.094	0.9	0.1
Crab	0.045~1.021	0.575	2.9	1.7
Oyster	0.046~0.081	0.064	1.0	0.0
Oriental hatd clam	0.010~0.090	0.038	3.4	0.1
shrimp	0.001~0.022	0.014	0.8	0.0
합계			435.1	56.6

식품의약안전청에서 국민 다소비 식품의 다이옥신 함량을 검출한 결과 육류에 0.002~0.280pg TEQ/g(평균 0.065pg TEQ/g), 어패류에 0.001~2.939pg TEQ/g(평균 0.416pg TEQ/g), 난류에 0.001~0.050pg TEQ/g(평균 0.024pg TEQ/g), 두류 및 곡류에 0.001~0.026pg TEQ/g(평균 0.004pg TEQ/g) 함유되어 있는 것으로 나타났다. 다이옥신 잔류 농도는 식품별로 차이를 보인다([표 6-4-4]). 육류의 다이옥신 농도가 곡류에 비해 높으며, 어패류의 다이옥신 농도가 육류에 비해 높은 것으로 나타나고 있다.

▌표 6-4-4▐ 식품별 다이옥신 농도(pg TEQ/g)

종	류	최고~최저	평균
곡류	쌀	0.001~0.007	0.002
	콩	0.001~0.026	0.010
	수입콩	0.001~0.005	0.002
육류	국산 쇠고기	0.053~0.280	0.132
	국산 돼지고기	0.011~0.148	0.058
	수입 쇠고기	0.005~0.032	0.026
난류	계란	0.001~0.050	0.024
어류	갈치	0.022~2.939	1.452
	고등어	0.025~1.388	0.858
	조기	0.011~0.083	0.043
패류	홍합	0.001~1.226	0.374
	굴	0.002~0.274	0.147
	꼬막	0.001~0.123	0.028
	바지락	0.001~0.019	0.008

한편 우리나라 사람들이 식품에서 다이옥신을 섭취하는 비율은 [표 6-4-5]와 같으며, 외국의 경우는 [표 6-4-6]과 같다.

표 6-4-5 한국인의 식품별 다이옥신 섭취 비율(%)

식물성 식품					동물성 식품			
채소류	곡류	두류	과실류	기타	어패류	육류	난류	우유류
21.5	13.2	4.1	2.9	1.1	53.3	2.2	0.8	0.6

표 6-4-6 외국인의 식품별 다이옥신 1일 섭취량(pg TEQ/day)및 섭취량(비율)

식품	일본	독일	네덜란드	캐나다	이탈리아
육류, 유제품, 난류	17.5(10.0%)	65.4(32.3%)	22.4(19.0%)	61.2(43.7%)	42.5(34.0%)
유제품류	18.0(10.3%)	70.0(34.5%)	42.5(36.0%)	31.5(22.5%)	35.0(28.0%)
어패류	105.5(60.3%)	56.9(28.0%)	30.7(26.0%)	16.9(12.1%)	7.5(6.0%)
기타	34.0(19.7%)	10.8(5.3%)	22.4(19.0%)	30.4(21.7%)	40.0(32.0%)
1일 섭취량	175	203	118	140	125

(3) 다이옥신의 법적 규제

각국에서는 다이옥신의 1일 섭취허용량을 규정하고 있는데 WHO(1998)에서는 1~4pg TEQ/kg 체중/day로 제시하고 있으며 각국 또는 기관의 다이옥신 1일 섭취허용량이다([표 6-4-7]).

표 6-4-7 각국 또는 기관의 다이옥신 1일 섭취허용량

국가 또는 기관	1일 섭취허용량(pg TEQ/kg/day)
한국	4
일본	10
독일	10
캐나다	10
스웨덴	5
이탈리아	1
WHO	1∼4
FDA	0.06

3) 다환 방향족 탄화수소

다환 방향족 탄화수소(polycyclic aromatic hydrocarbon: PAH)는 두 개 이상의 융합된 벤젠

고리를 가진 물질들의 그룹으로서 유기물질의 불완전한 열분해 산물이다. 다환 방향족 탄화수소는 숯불구이, 생선구이, 훈연제품 등에서 발생되는데 탄수화물이나 탄화수소 화합물의 열분해 반응에 의해서 생성된다. 훈연식품에서는 나무를 태울 때 생성된 다환 방향족 탄화수소가 제품에 오염될 수 있다. 다환 방향족 탄화수소는 기름, 석탄을 태우는 과정에서도 배출되며, 담배 연기, 공장의 매연, 자동차의 배기가스 등에서도 검출된다. 다환 방향족 탄화수소는 100여 종이 알려져 있으며 그중 3,4-벤조피렌(3,4-benzopyrene), 1,2-벤조피렌(1,2-benzopyrene), 1,2-벤즈안트라센(1,2-benzanthracene), 벤조플루오란텐(benzofluoranthene), 페릴렌(perylene) 등은 발암 물질로 알려져 있다.

다환 방향족 탄화수소는 소수성 화합물질로서 환경에 지속적으로 존재하는데, 이러한 지속성을 주로 낮은 수용력과 전기화학적 안정성에 기인하며 분자량이 큰 것이 분자량이 작은 것보다 환경에 더 지속적으로 존재한다. 급성노출보다는 만성적인 노출이 더 문제가 되며 신체의 지방조직에 유입되어 신장, 간 등에 축적된다.

벤조피렌(benzo(a)pyrene)은 대기의 다환 방향족 탄화수소 중 5% 이하이지만 독성이 매우 강하다. 벤조피렌은 에폭시화반응(epoxidation)과 수산화반응(hydroxylation)을 거쳐 DNA와 결합하여 발암작용을 일으키는 것으로 추정되고 있다. 벤조피렌은 피부염, 기관지염, 결막염 등을 우발하며 피부접촉 시 홍반과 색소침착이 일어난다.

(1) 식품 중 다환 방향족 탄화수소 오염 현황

다환 방향족 탄화수소 중 벤조피렌은 공기, 물, 토양 등에 널리 분포하여 식품을 오염시킨다. 해조류에 많이 함유되어 있으며 훈제한 어류와 육류에서도 많이 발견된다([표 6-4-8]). 식품에서 벤조피렌은 조리된 밀가루 제품의 경우 4.6ng/kg, 조리된 옥수수 제품의 경우 4.9ng/kg 정도가 함유되어 있다.

표 6-4-8 식물성유지로부터 섭취하는 PAH(polycyclic aromatic hydrocarbon) 양

Concentration of Benzo(a)pyrene(ug/kg)	0.35
Concentration of total PAHs(ug/kg)	3.29
Daily intakes of vegetable oils(g/person/day)	5.7
Daily intakes of Benzo(a)pyrene from vegetable oils(ng)	1.99
Daily intakes of total PAHs from vegetable oils(ng)	18.7

(2) 다환 방향족 탄화수소의 법적 규제

유럽(EEC)에서는 식품 중 벤조피렌(benzo(a)pyrene)의 기준치를 0.03ug/kg으로, 독일에서는 1ug/kg으로 규정하고 있다. 또한 음용수에 대해서는 WHO가 벤조피렌의 기준치를 0.7ug/L로 하고 있으며, 유럽에서는 벤조피렌 등 6종에 대한 기준치를 0.2ug/L로 규정하고 있다.

4) 폴리염화비페닐

(1) 폴리염화비페닐의 종류 및 독성

폴리염화비페닐(polychlorinated biphenyls: PCBs)은 비페닐에 염소가 치환되어 있는 물질로 염소가 1~10개 치환될 수 있으나 주로 염소가 5~6개 치환된 것들의 혼합물로서 100가지 이상의 종류가 있다. 무색 유상, 황색 점성유, 갈색 수지상의 것이 있으며 물에 불용성이고 유기용매에서 용해성이 좋다. 이들은 산, 알칼리, 고온에서 매우 안정하며 증기압이 낮고 절연성이 커서 축전기, 콘덴서, 변압기, 플라스틱 가소제, 접착제 등 공업용으로 많이 사용되어 왔다. 식품용기, 포장재로부터 PCB가 유입될 수 있으며 특히 재생지의 경우 폐지 중 잉크로부터 유래될 수 있다. PCB는 매우 안정한 물질로서 분해 속도가 매우 느리기 때문에 환경에 지속적으로 존재하며 먹이사슬을 통해 농축되는 성질을 갖는다.

PCB는 주로 간장과 신장에 손상을 일으키며 신경계, 내분비계에도 영향을 미칠 뿐만 아니라 소화기암 및 임파계와 조혈조직에 암을 유발한다는 보고도 있다. 급성 독성 증상으로 염소 좌창, 구토, 부종, 황달, 피부의 각질화 등이 유발되며, 만성 독성 증상으로는 간 손상이 일어난다. 쥐(경구)에 대한 LD_{50}=1,010mg/kg, 쥐(정맥주사)에 대한 LD_{50}=358mg/kg, 생쥐(복강주사)에 대한 LD_{50}=2,840mg/kg이다.

(2) 식품 중 폴리염화비페닐 오염 현황

PCB는 식품을 통해 체내에 축적되는데 우리나라에서 식육, 어패류, 난류, 우유 및 유제품을 대상으로 수행된 PCB 함량 모니터링과 식육 및 어패류를 대상으로 한 모니터링에서는 PCB가 식육에서는 검출되지 않았고, 어패류에서는 미량 검출되었으나 유럽 등의 나라와 비교할 때 아주 낮은 수준이었다.

최근 식품의약품안전청 식품평가부에서 수행한 식품 중 PCB로 모니터링을 보면 검출된 평균 PCB 함량이 갈치 0.08105mg/kg, 삼치 0.01841mg/kg, 고등어 0.01676mg/kg, 조기 0.01637mg/kg, 장어 0.01456mg/kg, 꽁치 0.01394mg/kg, 우럭 0.00850mg/kg, 가자미 0.00699mg/kg, 병어 0.00494mg/kg, 넙치 0.00411mg/kg, 명태 0.00126mg/kg, 대구 0.00119mg/kg, 패류 · 갑각류 · 연체류 평균 0.00064~0.00710mg/kg으로 나타나 미국, 일본, 독일의 기준보다 낮은 것으로 평가되었다.

(3) 폴리염화비페닐의 법적 규제

미국의 환경보호청(Environmental Protection Agency: EPA)은 1979년부터 PCB의 사용을 규제하고 있으며, 우리나라는 PCB를 수입하여 사용하다가 1983년에 수입을 금지시켰다. 또한 종이제 또는 가공지제 중 PCB의 재질규격을 10ppm 이하로 관리하고 있다([표 6-4-9]).

표 6-4-9 한국, 미국, 일본의 식품 중 PCB 잔류 허용기준(ppm)

식품	한국	미국	일본
우유(전유)	0.1		0.1
우유(지방 기준)		2.5	
유제품(전량 중)	1.0		1.0
유제품(지방 기준)		2.5	
어패류(가식부)		5	0.5
가금류(지방 기준)		5.0	
육류(전량 중)	1.0		0.5
난류(전량 중)	0.2	0.5	0.2
육아용 분유		0.1	0.3
가축사료		0.5	0.5
식품 포장지	10.0(종이제에 한함)	5.0	5.0

HEALTHY DIETARY

健强食

제7장

미래의 식생활

최근 우리 식생활의 변화 중 가장 두드러진 현상 중의 하나는 전체 식사에서 한국 전통음식과 음식문화가 차지하는 비중은 점차 감소하고 반면 서구화된 식생활의 비중은 더욱 커지고 있다는 점이다. 밥, 국, 김치, 된장 등으로 구성되던 전형적인 우리의 밥상에 식빵, 버터, 햄, 소시지, 피자, 토마토케첩, 각종 서양채소 등 외국의 여러 음식들이 등장하는 경우가 빈번해지고 있다.

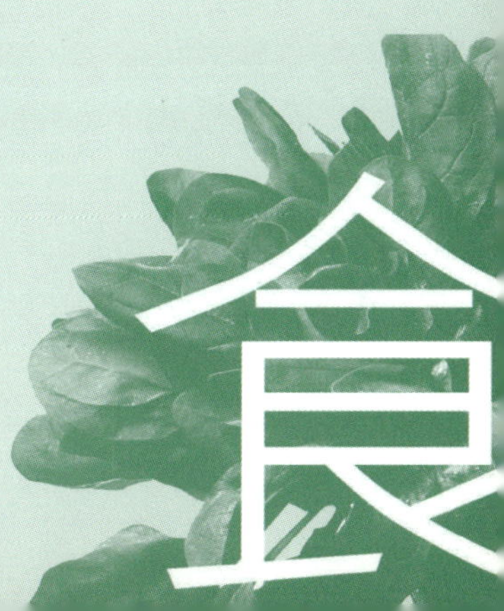

제7장 미래의 식생활

1. 시대 변화에 따른 식생활 문제

1.1 최근 식생활 변화의 특징

한 나라 국민의 식생활은 그 나라의 사회·경제적 구조 변화에 의해 좌우될 뿐만 아니라 국제적 관계의 변화에 의해서도 영향을 받게 되고, 이로 인해서 국민의 식품 소비 구조가 변화하고 영양소 섭취양상도 달라진다.

최근 우리나라의 식생활은 도시화, 핵가족화, 여성의 사회진출 증가, 식품산업의 발달 및 외국과의 교류증대 등에 의해서 크게 변화되고 있다. 몇 가지 주요한 특색은 다음과 같다.

(1) 주식의 변화

일반적으로 한 나라의 국민들이 주식으로 섭취하는 식품은 쉽게 변화되지 않는다. 식생활에서 일어나는 변화는 실제로 주식에서보다는 주변음식에서 일어나는 경우가 대부분이다. 따라서 주식으로 이용되는 식품의 섭취양상의 변화는 그 집단의 식생활 변화를 가장 뚜렷하게 나타내는 요인이 된다. 주식의 변화양상은 주식으로 섭취하는 식품의 섭취빈도나 식생활에서 차지하는 비율의 변화뿐만 아니라, 지금까지의 주식과는 다른 식품이 주식으로 사용되는 빈도와 비율의 변화로서 알 수 있다.

우리나라 사람들의 식생활은 주, 부식의 경계가 뚜렷하게 구분되어 있으며 곡류, 특히 쌀을 위주로 하면서 보리와 밀가루를 같이 이용하는 형태였다. 그러나 최근까지의 식생활 중 주식의 변화에서 두드러진 것은 쌀과 보리의 소비량이 감소되고 특히 보리에 대한 기호도가 현저히 감소된 점과 빵, 라면, 국수 등 밥 이외의 간편식 이용률이 높아졌다는 점이다.

쌀의 소비량은 1960년대 중반부터 증가하여 1970년대 초에는 1인당 연간 135kg 정도이었으나, 그 이후 점차 감소하기 시작하여 1998년에 100kg 이하가 되었으며, 2006년부터 80kg 이하로까지 감소하였다. 보리의 소비량은 1965년에 50kg에 달하던 것이 1970년대 후반(1977년)부터 급격히 감소되어 2007년에는 1인당 연간 1kg 정도를 소비하는데 그치고 있다. 밀가루의 소비량은 1970년대에 들면서 급격히 증가하였으나 1980년대부터 점차 감소하여 현재는 1인당 30kg 정도를 소비하고 있다.

보리는 알곡의 구조적인 특성상 겨층을 완전히 분리하기가 어려워 입에서의 느낌이 부드럽지 못하고 밥을 지었을 때의 색도 좋지 못하며 소화율이 낮기 때문에 기호도가 떨어지는 것이라고 볼 수 있다. 보리의 소비는 계속 감소하고 상대적으로 밀가루의 소비가 증가하고 있으며 이러한 곡물 소비실태로 보아 우리의 주식 유형이 전통적인 쌀과 보리에서 쌀과 밀의 형태로, 즉 쌀, 보리 중심의 입식(粒食) 형태로부터 밀가루 등의 분식(粉食)이 혼합된 형태로 변화해 가고 있음을 알 수 있다.

1970년대부터 급격히 증가한 밀가루의 소비량은 1980년대부터 점차 감소하였으며 현재에 이르러서는 거의 안정되고 있다. 특히 제빵용의 밀가루 사용이 일정한 수준을 유지하고 있어 주식으로 빵을 먹는 가정이 지금보다 더 급속히 증가할 것이라고 생각하기는 어렵다. 그러나 소득이 증대되고 도시화, 핵가족화, 여성의 취업 증가 등의 상황이 세 끼를 모두 밥 위주로 하던 식사 유형에서 빵이나 라면, 국수로의 변화를 유도하고 있는 것도 사실이다.

끼니별로는 아침식사에서의 변화가 가장 많이 두드러진다. 특히 학생이나 직장인의 아침식사 형태는 빵, 김밥, 죽 등의 간단한 식사형태로 변화되고 있으며, 이러한 식사들이 새로운 주식 형태로 자리 잡아 가고 있다. 하루의 세 끼 식사 중 가장 중점을 두는 식사가 저녁으로 변화되어 가고 있는 점도 특징이라 할 수 있다.

쌀의 소비량이 감소한 만큼 보리나 밀의 소비량이 증가하는 것이 아니라 전체 양곡의 소비량이 줄어들고 있음을 알 수 있다. 이는 동물성 식품, 과일, 유제품 등의 소비가 과거보다 증가하였기 때문이라 볼 수 있다.

▌표 7-1-1▐ 1인당 연간 쌀 소비량 증감 추이

(단위 : kg, %)

구 분	1998	1999	2000	2001	2002	2003	2004	2005	2006	2007	2008	2009
소비량	99.2	96.9	93.6	88.9	87.0	83.2	82.0	80.7	78.8	76.9	75.8	74.0
전년대비 증감률	–	−2.3	−3.4	−5.0	−2.1	−4.4	−1.4	−1.6	−2.4	−2.4	−1.4	−2.4

자료: 한국농촌경제연구원, 식품수급표(2008)

(2) 식생활의 서구화와 한국 전통음식의 섭취감소

최근 우리 식생활의 변화 중 가장 두드러진 현상 중의 하나는 전체 식사에서 한국 전통음식과 음식문화가 차지하는 비중은 점차 감소하고 반면 서구화된 식생활의 비중은 더욱 커지고 있다는 점이다. 밥, 국, 김치, 된장 등으로 구성되던 전형적인 우리의 밥상에 식빵, 버터, 햄, 소시지, 피자, 토마토케첩, 각종 서양채소 등 외국의 여러 음식들이 등장하는 경우가 빈번해지고 있다. 대표적인 한국 전통음식인 김치나 된장을 직접 만들어 먹는 가정이 줄어들고, 이러한 음식을 직접 만들 수 있는 사람들의 비율도 감소하고 있는 실정이다. 이러한 현상은 외국과의 농·축·수산물 교류가 증대되어 외국의 다양한 식품, 특히 서양식품들의 구입이 용이해지고, 정보의 발달로 인하여 여러 가지 새로운 요리법들을 쉽게 접할 수 있게 된 때문이라 볼 수 있다.

평소에 많은 사람들이 우리의 음식문화가 우리 자신들에게 얼마나 중요한지에 대하여 잘 인식하지 못하고 식생활을 영위하고 있기 때문에 더욱 쉽게 식생활 양상이 변화하게 되는 것이라고도 볼 수 있다. 한 민족의 식생활 문화는 그들이 살고 있는 지역의 기후, 풍토 등의 자연조건에 따라서 기본틀이 만들어지고 그것이 사회, 환경 조건의 영향을 받으면서 변천과 발전을 거듭하여 형성되는 것으로, 그 민족의 생체 구조나 생리적 특성에 가장 적합하게 발달되어 온 것이라 할 수 있다. 서구화된 식생활은 고열량, 동물성 지방의 과다, 영양불균형 등의 문제점을 가지고 있어서 우리의 생리적 특성에는 맞지 않다. 이러한 식품의 섭취가 증가하면 여러 성인병의 발병률이 높아지고 결국 건강상 좋지 못한 결과를 초래하게 될 것이다.

현재의 식생활의 변화양상에서 특히 주목해야 하는 점은 우리의 전통음식에 대한 여성과 젊은 계층의 낮은 인식문제이다. 여성과 젊은 층은 새로운 음식에 대한 수용도가 비교적 높은 계층으로서 새로운 식문화 형성을 주도하고 현재와 미래의 식문화에 중요한 역할을 담당할 주체이기 때문이다. 주부들이나 대학생들을 대상으로 전

통음식에 대한 지식정도나 식생활에서의 섭취비율, 계승발전에 대한 의견, 발전방향 등을 조사한 결과에 의하면 응답자들 중 연령이 낮을수록 전통음식을 섭취하는 비율이 적었고 실제의 지식정도도 매우 낮은 것으로 나타났다. 주부들의 경우에도 대표적인 전통음식으로는 신선로, 음청류, 떡, 김치, 한과, 구절판 등을 꼽는 정도이고, 실제로 이러한 음식을 조리할 수 있거나 실생활에 응용하는 수는 극히 드물었다. 이러한 전통음식들이 쉽게 전승되지 못하고 우리의 식탁에서 사라져 가는 가장 큰 원인은 전통음식이라고 할 수 있는 우리 음식들의 조리법이 지나치게 복잡하고 손이 많이 가기 때문인 것으로 나타났다.

음식문화는 각 민족에 따라 특수성을 가지는 것이므로 우리 음식문화의 중요성을 더 깊게 이해하고 인식하는 일이 중요하다. 특히 우리의 전통음식을 더욱 발전시켜 나가는 일이 세계 속에서 우리의 독자성을 지키기 위한 좋은 방법이 될 수 있을 것이다.

▌표 7-1-1▐ 연도별 식물성식품과 동물성식품의 에너지 구성비 추이

%

구 분	1983	1985	1990	1995	2000	2002	2004	2006	2008
식물성식품	89.3	88.7	86.1	85.2	85.7	84.1	84.4	84.0	83.3
동물성식품	10.7	11.3	13.9	14.8	14.3	15.9	15.69	16.0	16.7

자료 : 한국농촌경제연구원, 식품수급표(2008)

(3) 식품산업의 발달과 가공식품 이용의 증가

과거 우리 국민의 식생활은 주로 식품의 원재료를 구입하여 가정에서 다듬고 조리하여 먹는 형태가 대부분이었으나 현대에 와서는 가공식품의 이용이 크게 증가하였다. 식품산업의 발달로 가공기술이 발달하여 반조리식품, 조리식품, 인스턴트식품, 레토르트식품, 포장식품 등이 다양하게 시판되어 이용되고 있다. 또한 조리 시간이 짧고 사용이 간편한 전자레인지의 발달도 가공식품의 이용 증가에 크게 영향을 미치게 되었다.

1960년대 이전까지의 우리나라 식품산업은 서구문명의 유입에 의해 빵이나 과자와 같은 일부 서양음식을 생산하는 정도였으나 1960년대 초부터 제분, 제면, 제과업이 발달되면서 라면, 빵, 과자 등의 생산이 증가되었고, 청량음료, 통조림 등이 생산되기 시작하였다. 1970년대 초부터는 제품들의 종류가 더욱 다양해졌으며, 특히 이 시기에 고급화된 유제품들이 출현하였다. 1980년대 이후부터는 경제가 점차 고도

산업사회형의 구조로 이행하고 국민소득이 증대되면서 식생활에 대한 가치관이 변화하고 소비자의 요구도 다양해졌다. 식품산업, 식품서비스산업 등이 더욱 발달하게 되었으며 그 결과 우리 국민들의 식생활 수준도 많이 향상되었다.

최근의 급격한 산업화는 우리의 생활 패턴을 변화시키고 입맛에도 변화를 가져왔으며 점차적으로 식탁에서 가공식품이 차지하는 비율을 증가시키고 있다. 식품산업의 발달로 우리가 접할 수 있는 음식의 종류는 엄청나게 다양해져, 현재 우리나라의 대형 마트에서 판매되고 있는 식품의 종류는 수천 여종에 이르고 있으며, 이들 대부분은 가공의 과정을 거쳤거나 가공식품들이다.

이러한 식품산업 시장의 확대로 다국적 식품기업들의 국내 진출도 증가하게 되었다. 일반적으로 가공식품은 동물성 지방과 소금을 과잉으로 함유하고 있으면서 식이섬유소는 부족하다는 문제점을 가지고 있다. 맥도날드, 코카콜라, 버거킹 등과 같은 대표적 다국적 식품기업의 상품들은 이미 서구 사회에서 Junk food 혹은 Empty food (다른 영양소는 거의 없고 열량만 높은 음식)로 알려져 있으나, 서구의 독특한 이미지와 특색을 가지고 우리 국민의 식탁을 잠식하고 있다. 이러한 음식들은 쉽게 열량 과잉의 문제를 초래하여 여러 가지 건강문제들, 즉 비만으로 인한 성인병 증가 등의 원인이 되고 있다.

▮표 7-1-3▮ 도시가계 월평균 가공식품비 지출 추이

(단위: 원, %)

구 분	1970	1975	1980	1985	1990	1993	1995	1998	98/70 (배)
곡물가공식품	1,263	1,363	1,517	2,118	3,600	3,870	5,100	6,500	5.1
육가공품	164	181	378	2,402	4,800	6,481	7,400	7,300	44.5
유란가공품	479	484	848	710	7,500	8,333	11,000	15,500	32.4
채소가공식품	1,612	1,45	1,152	1,734	2,500	2,828	4,500	4,400	2.7
과실가공식품	64	73	239	251	400	389	600	500	7.8
수산가공식품	3,953	2,208	3,366	5,472	4,700	4,854	3,900	4,900	1.2
유지및조미료	3,142	3,912	4,036	4,416	11,700	12,310	15,700	16,200	5.2
빵및과자류	2,514	3,795	5,845	8,016	12,600	14,509	20,900	15,800	6.3
음료수	544	849	2,500	3,372	7,000	8,506	11,800	9,400	17.3
주류	1,513	2,265	4,535	2,285	3,100	3,376	5,000	4,700	3.1
가공식품 총계 (%/식료품비)	15,246 (129)	16,175 (13.4)	23,416 (16.5)	30,776 (18.9)	44,800 (20.4)	65,456 (27.2)	85,900 (23.6)	85,200 (23.3)	5.6
식료품비 총계	118,516 (100.0)	102,328 (100.0)	148,026 (100.0)	162,771 (100.0)	219,500 (100.0)	241,034 (100.0)	364,100 (100.0)	365,900 (100.0)	3.1

자료: 도시가계연보, 통계청(각 년도)

최근 우리의 식생활 패턴이 전반적으로 편의성과 맛을 더 많이 추구하는 방향으로 변화되고 있고, 미래 식생활의 주 소비층이 될 어린이나 젊은 계층들이 가공식품을 더 많이 이용하고 좋아 한다는 점 등으로 볼 때, 앞으로 가공식품의 이용은 더욱 증가할 것이라고 쉽게 예측할 수 있다. 따라서 가공식품을 이용할 때 발생할 수 있는 여러 가지 위생문제, 열량과잉 문제 등을 가능한 최소화 할 수 있는 방안을 강구하는 일이 더욱 중요한 일이 될 것이다.

(4) 가정 외 식사의 증가

지금까지 식사는 가족생활의 한 상징으로서 가정의 기능 중 가장 큰 비중을 차지하고 있었으며, 대부분 가정의 주방에서 조리하여 가족이 단란하게 모여 앉아 먹는 가정내식의 형태였다. 그러나 주방에서의 가사노동 중 힘든 부분을 점차 외부로 옮기거나 간소화 시키게 되었고, 더 나아가 가정 외에서 제조된 음식을 사서 먹는 소비행동 즉 외식이 증가하게 되었다.

외식(外食)이란 말 그대로 '가정 밖의 식사'를 말한다. 식사가 행해지는 공간이 가정 밖이고 식사가 가정 밖의 사람에 의해서 준비된 경우를 의미하는 것으로, 가정 내의 사람이 준비한 식사라면 가정 밖에서 먹더라도 외식의 범주에는 들지 않는다.

과거의 외식은 대부분 동물성 단백질과 같이 평상시의 식사에서 부족하기 쉬운 영양소의 보충에 목적이 있었다. 현대 사회에서의 외식은 편의성, 신속성, 그리고 개인의 취향을 만족시켜 주는 오락적 기능의 의미까지를 가지게 되어, 외식을 하는 이유도 기분전환, 가족의 단란, 교제목적 등으로 변하게 되었다.

외식은 소득수준과 생활수준의 향상, 소비의식의 변화, 가족형태의 핵가족화, 여성의 사회진출 증가, 레저문화의 발달, 식품산업의 발달, 도시화와 국제화, 자동차의 보급 등 여러 가지 사회, 경제적 조건의 변화에 영향을 받아 점차 증가하고 있으며, 앞으로도 외식의 비율은 더욱 확대될 것으로 전망된다. 우리나라 가계의 식료품비 중 외식비가 차지하는 비율이 1980년에는 4.1%에 불과하였으나 1990년에는 21.6%, 1998년에는 34.2%로 증가하였으며 현재는 이미 50%를 넘어선 실정이다.

우리나라의 외식산업은 한식, 양식, 일식, 중식, 분식점으로 분류할 수 있는 대중음식점을 중심으로 발전해 왔다. 과거 대중음식점 가운데 60~70%를 차지하던 한식점은 최근 10년간 그 비율이 감소하는 추세이며, 특히 1980년대 초 한식점 다음으로 규모가 큰 외식업체이던 중식점도 그 비율이 급격히 감소하였다. 반면 일식, 양식, 분식점의 구성비는 지속적으로 증가하고 있으며, 이중 패스트푸드(fast food)점의 발전이 두드러진 점이라 할 수 있다. 패스트푸드는 생산, 서비스 비용을 최저로 하여 값이 싸고, 한정된 상품을 빠른 시간에 신속하게 제공하며 주로 프랜차이징 시스템(Franchising system)으로 경영된다. 관리운영을 규격화, 시스템화, 매뉴얼화 함으로써 통일된 레시피(recipe)의 개발을 실현시켜 매장마다 똑같은 음식의 질, 서비스, 청결성을 강조함으로써 일반 대중에게 인기를 얻고 있다.

우리나라에서는 일본과 합작한 롯데리아가 1979년 시작된 후 1986년 아시안 게임과 1988년 서울 올림픽을 계기로 단기간에 급속히 파급되어 1990년대 이후 상위 10개의 외식업체 중 4개가 햄버거점이고 2개가 치킨업이 차지할 정도로 발전되었다. 패스트 푸드점의 성장에 뒤이어 국내에 진출한 것이 패밀리 레스토랑(Family Restaurant)이다. 그러나 1990년대 이후 국내 외식산업의 성장률은 1980년대의 20% 선에 훨씬 못 미치는 6~10% 수준에 머무르고 있다. 이는 계속되는 경기부진과 함께 고객의 욕구 변화에 기술 개발과 시스템 개발이 따라 가지 못한 결과라 볼 수 있다.

최근 들어 미국이나 일본의 경우는 과거의 획일성보다는 개성화, 다양화 및 건강을 추구하는 성향을 지닌 외식 소비자의 인구가 증가하고 있고, 캐쥬얼 레스토랑의 성장이 두드러지고 있다. 1인 가구의 증가가 현저해지면서 이들은 과거의 패스트 푸드점이나 패밀리 레스토랑을 이용하지 않고 새로운 형태의 외식산업, 즉 HMR(Home Meal Replacement)로 이동하는 추세이다. 일본의 경우에도 이러한 현상은 유사해서 이 HMR을 가정 내의 식사인 내식(內食)과 외식(外食)의 중간인 중식(中食)으로 표현하고 있다. 이것은 도시락 등 조리가 완료된 제품을 구입해서 가정이나 사무실에서 소비할 수 있는 제품을 의미한다. 이러한 형태의 외식산업은 '식사준비는 가정이나 식당에서'라는 기존관념을 허물고 가정 안에서 부엌을 사라지게 할지도 모른다.

외식산업이 이렇게 빠른 속도록 발전하고 우리의 식생활에서 차지하는 비율이 높아지고 있지만 한편으로는 영양상의 문제점, 위생 및 조리과정의 안정성 문제, 국내 보급형 체인점의 개발 등 여러 가지 문제점을 가지고 있다. 가정내식과는 달리 식사의 내용과 기회의 불규칙성, 육류의 과다 사용, 스낵화 현상, 간편성 등으로 인하여 야기되는 재료나 조리법에서의 한계성 때문에 생길 수 있는 영양섭취의 불균형이 가장 큰 문제점이라 할 수 있다.

생활수준이 향상되고 간편성을 추구하는 소비자의 선택에 따라 외식산업은 앞으로도 계속 발전할 것으로 전망되며, 특히 성장기 학생이나 젊은 층에서 그 이용 빈도가 높아질 것이다. 따라서 외식을 즐기는 사람들이 적절한 칼로리와 영양에 맞는 음식을 선택하여 균형 있는 식사를 할 수 있도록 생산자, 소비자, 보건행정가들의 노력이 절대적으로 필요하다. 외식 업체로서는 우리나라 전통음식을 포함한 다양한 메뉴 개발과 표준 품질관리 시스템 개발이 중요한 과제라고 하겠다.

(5) 건강 지향적인 식생활

과거의 식생활은 전염병과 영양실조에 의한 저영양 시대였다. 점차 소득이 증대되면서 식사의 질이 좋아지고 보건수준이 향상되고 체격이 좋아지는 등 일반적 보건 영양상태가 좋아졌다. 유아 사망률이 낮아지고 평균수명도 계속해서 길어져서 전체 인구에 대한 65세 이상 노인인구의 비율이 1965년 3.1%에서 1985년 4.3%로 증가되었으며, 2008년에는 10.3%에 이르고 있다. 아직도 영양부족에서 오는 문제가 부분적으로 발생하기도 하나, 현대의 보건상의 문제는 영양과잉에서 발생하는 경우가 더 많다고 볼 수 있다.

우리 국민의 식생활은 에너지의 구성비에서 단백질, 지방, 탄수화물의 평균적 섭취가 서구에 비하여 바람직한 형태를 취하여 왔다. 그러나 근래 식생활의 서구화 경향으로 동물성 식품과 지방의 소비가 지속적으로 증가하고 있어, 식이섭취와 관련이 깊은 만성 퇴행성 성인질환의 발생이 증가하고 이러한 질병에 의한 사망률도 늘어나고 있다. 에너지 구성비의 변화와 영양과잉의 문제 뿐 아니라 가공식품의 이용, 외식의 증가, 공해와 스트레스 등의 생활환경의 변화는 더욱 건강에 악영향을 미치고 있다. 식생활이 양적인 면에서 충족되어 외견상의 영양상태가 좋아지기는 했지만 식사내용과 환경의 변화로 실질적으로는 건강한 신체상태를 유지하지 못하는 비율이 증가함으로써 건강에 대한 관심은 더욱 고조되고 있다. 건강전문인들 뿐만 아니라 일반인들도 질병의 치료보다는 건강할 때 건강증진에 힘써서 질병을 예방하는데 더 큰 중점을 두고 있다. 일반인들은 건강증진을 위하여 운동과 식사조절의 방법을 가장 많이 이용하는 것으로 나타났다. 담배나 술을 절제하는 일, 보약 등의 보신, 건강식품을 섭취하는 일까지를 다 포함해서 보면 먹는 것을 통하여 건강관리를 하고 있는 비율이 매우 높다고 할 수 있다.

▌표 7-1-4▐ 일반인의 건강관리 방법의 연도별 비교

(단위: %)

년도	운동	식사조절	담배,술 절제	보약 영양제	목욕 사우나	휴식 수면	종합검진	기타	아무것도 하지 않음
1992	14.3	11.8	2.8	7.8	6.9	–	–	0.5	55.8
1995	18.1	17.4	5.3	7.6	8.3	–	–	0.5	42.7
2003	26.9	12.7	4.1	4.8	4.2	15.4	2.0	0.2	29.6

자료: 사회통계조사, 통계청 (1992,1995,2003)

현재 한국인의 식생활 양상은 바쁜 현대의 생활 속에서 어쩔 수 없이 편의적인 식생활을 추구하는 유형과 그에 대한 반작용으로 건강식품, 자연식품을 이용하는 계층이 동시에 증가하는 이중성을 갖고 있다. 인스턴트식품이나 편의식품과는 반대의 의미를 가지는 건강식품, 자연식품, 무공해식품을 이용하고 비만을 고려한 합리적인 식생활로 여러 가지 성인질환을 예방하려고 노력하는 계층이 점차 늘어나고 있다.

건강식품(health food)이란 '일반인들이 섭취하여 건강을 증진시키기 위한 식품'으로 일반적인 개념으로는 '무공해식품'과 '자연식품'의 총칭으로 볼 수 있다. 이 용어가 처음 사용된 것은 1890년 독일에서부터이며 그 당시에는 식단을 개혁하려는 운동으로써 채식주의가 주체를 이루었다. 그러나 현재 우리가 사용하고 있는 건강식품이라는 용어는 일상적인 식생활에서 사용되는 식품의 의미를 떠나서 건강보조식품으로서의 의미를 더 강하게 갖는다고 할 수 있다.

건강증진에 대한 국민적 욕구가 급증하면서 여러 가지 소위 건강식품, 기능성식품, 보약들이 범람하고 있으며, 그 시장 규모도 다른 나라에 비하여 대단히 커서 연간 수천억 원 이상에 달할 것으로 추산되고 있다.

▌표 7-1-5▐ 식이보충제 복용 경험률 추이

%

구 분	2005	2007	2008
전 체	25.8	33.4	34.1
남 자	22.3	28.4	28.9
여 자	29.3	38.5	39.4

자료 :국민건강 영양조사(2008)

1.2 식생활 변화에 따른 질병패턴의 변화

식이의 섭취는 영양상태를 좌우하게 되고 성장과 체위에 영향을 미치게 되며 한편으로는 질병의 발생과 그 패턴에도 영향을 미친다. 과거 영양섭취가 부족하고 의료수준이 낮았을 때는 성장부진이나 성장지연인 경우가 많았고 사망률도 높았다. 소득이 증대됨에 따라 식사의 질과 보건수준이 향상되어 사망률이 낮아지고 평균수명이 길어졌으며 체격이 좋아지는 등 일반적 보건 영양상태가 좋아졌다. 그러나 체위의 향상이 바로 체력의 증가를 의미하는 것은 아니며, 영양상태의 향상이나 체위의 향상이 국민의 전체적인 건강상태를 좋은 방향으로만 발전시킨 것도 아니다.

식생활이 전반적으로 풍부해지면서 열량과잉의 문제가 대두된다. 성장기 학생들을 대상으로 조사한 결과를 보면 점차 체형이 서구화 되면서 체위가 향상된다는 점에서는 바람직하게 볼 수 있지만, 한편으로는 체중과다나 비만으로 판정되는 인구수도 많아진다는 것을 간과해서는 안 될 것이다. 특히 소아기나 청소년기의 비만은 곧바로 중장년 이후 체중과다나 비만으로 이어지게 될 확률이 높고 과체중은 성인 이후 매우 심각하게 건강을 해칠 수 있다고 보고되고 있기 때문이다.

1960년대 이전까지는 주로 영양불량으로 인한 면역기능의 약화와 불량한 환경위생 등에서 기인되는 질병이 많았으며 의료수준이 낮아 사소한 질병에도 사망하는 경우가 많았고 평균수명도 매우 짧았다. 이 시기의 주된 질병은 전염병, 소화기계 질환, 폐렴 등이었고 기생충 감염도 많았다.

1980년대 이후부터 우리 경제는 지속적으로 성장하여 국민들의 전반적인 생활이 풍요로워졌다. 노인인구, 여성의 취업률, 자동차 보급률, 아파트 보급률의 증가 등 많은 사회적 변동이 있었다. 전면적인 식품 수입개방으로 우리 식생활에서 서구의 식품과 음식들이 큰 비중을 차지하게 되었으며, 식품 및 외식산업 관련 분야도 많이 발전하게 되어 식생활 전반에서 다양화, 고급화, 서구화 경향이 뚜렷하게 나타나게 되었다. 영양상태는 급격히 좋아졌으나 오히려 영양과잉이나 영양소의 불균형 문제가 대두되기 시작하였으며, 특히 칼슘과 비타민 A의 섭취량이 권장량에 미달되는 상황을 보였다.

자동차의 보급이 늘고 주택구조나 생활환경이 편리해져서 활동량은 감소하는데 비하여 영양공급량은 오히려 증가함으로써 국민들의 전체적인 체질량지수(BMI)가 증가하고 전 인구 중 비만인의 비율이 높아지게 되었다. 식생활 양식과 마찬가지로 질병 패턴도 서구화되는 양상을 보여 암, 뇌혈관질환, 심근경색, 당뇨, 고혈압성 질환 등의 유병률이 현저히 증가하였다. 1980년대부터는 각종 암이 사망원인의 2위를 차지하게 되었으며, 짜게 먹는 식습관으로 다른 나라에 비하여 고혈압 유병률도 높아지고 있다. 2000년대에도 이러한 양상은 계속 가속되는 경향을 보여 한국 통계청의 자료(2009년)에 의하면 한국인의 사망원인 질환 중 가장 높은 것은 각종 암(위암, 폐암, 간암 등)과 뇌혈관질환이었다.

표 7-1-6 한국인의 6대 사인(死因)별 순위

순위 \ 년도	1992	1998	2004	2006	2008
1	암	암	암	암	암
2	뇌혈관질환	뇌혈관질환	뇌혈관질환	뇌혈관질환	뇌혈관질환
3	심장질환	심장질환	심장질환	심장질환	심장질환
4	운수사고	운수사고	당뇨병	당뇨병	자살
5	간질환	간질환	자살	자살	당뇨
6	고혈압성질환	당뇨병	간질환	운수사고	만성하기도질환

자료: 사망원인통계연보, 통계청(각년도)

1.3 우리나라 식생활의 문제점

우리나라의 식생활이 갖는 여러 가지 문제점 중에서 당면한 가장 중요한 문제는 일상의 식생활과 경조사 때에 생기는 음식물 쓰레기 문제이며, 핵가족화와 맞벌이 가정의 증가로 인한 청소년과 직장인들의 아침결식도 중대한 문제점이다.

(1) 음식물 쓰레기 문제

① 음식물 쓰레기 발생 및 처리 현황

최근 우리 식생활의 병리현상은 낭비와 과소비이다. 이러한 현상은 매년 증가하고 있는 음식물 쓰레기의 양에서 알 수 있다. 1년에 발생하는 음식물 쓰레기의 양은 480만여 톤이고, 하루에 발생하는 음식물 쓰레기의 양은 13,372톤으로서 8톤 트럭 1,600여대에 달한다. 1인당 1일 음식물 쓰레기 발생량은 0.27kg 정도에 달하며 이것을 돈으로 환산하면 연간 14조 7000억 원이 넘는 액수이다. 우리나라 생활 쓰레기

발생은 1995년 쓰레기 종량제 도입 초반기에는 크게 감소하였으나 최근에는 다시 조금씩 증가하고 있다. 음식물 쓰레기도 그동안 지속적으로 감소하였으나 그 감소 추세가 점점 둔화 되어 2002년부터는 다시 증가하고 있는 실정이다. 특히 생활 폐기물 중에서 음식물 쓰레기가 차지하는 비중은 여전히 23%를 상회하고 있으며, 이는 10%에 불과한 미국에 비하여 매우 높은 비율이다.

음식물 쓰레기는 가정에서 배출하는 음식물 쓰레기와 음식점, 단체급식소, 농수산물 유통시장 등에서 발생하는 음식물 쓰레기로 나눌 수 있다. 발생실태를 배출원별로 보면 일반가정에서 69%, 음식점, 단체급식소, 농수산물 유통시장 등에서 31%가 발생하고 있다. 가정에서 발생하는 음식물 쓰레기는 1995년 1월 1일 '종량제' 실시 이후 가정의 일반 쓰레기와 함께 종량제 봉투에 담아서 혼합 수거되고 있어서 많은 문제점을 야기하여 왔다. 2005년부터 실시된 음식물 쓰레기 분리수거 제도로 음식물 쓰레기를 사료나 퇴비로 재활용하는 비율이 점차 늘어나고 있어 2006년에는 전체 음식물 쓰레기 중 94.2%가 재활용되고 있다(환경부, 2008년 9월).

앞으로 음식물 쓰레기 발생량의 감소 추세는 음식물 쓰레기를 줄이기 위한 새로운 정책개발과 국민들의 식생활 개선을 위한 노력의 정도에 달려 있다고 볼 수 있다. 배출원별로는 외식문화와 유통산업의 발전과 함께 가정보다는 음식점이나 유통업소에서 발생하는 비율이 증가할 것으로 전망된다.

표 7-1-7 음식물 쓰레기류 발생 및 처리현황

(단위 : 톤/일)

구 분	2001	2002	2003	2004	2005	2006
발생량	11,237	11,397	11,398	11,464	12,976.7	13,372.3
매립	3,856 (34.3%)	3,345 (29.3%)	2,836 (24.9%)	1,607 (14.0%)	356.2 (2.7%)	260.8 (2.0%)
소각	1,003 (8.9%)	922 (8.1%)	844 (7.4%)	541 (4.7%)	516.2 (4.0%)	508.6 (3.8%)
재활용	6,378 (56.8%)	7,130 (62.6%)	7,718 (67.7%)	9,316 (81.3%)	12,104.3 (93.3%)	12,602.9 (94.2%)

자료 : 환경부(2008년)

② 음식물 쓰레기의 발생요인

음식물 쓰레기 문제의 해결을 위해서 가정에서 음식물 쓰레기가 과다하게 발생되는 요인을 각 단계별로 알아본다.

• 식품구매 단계에서의 문제점

식품구매 단계에서의 문제점은 주부의 식생활 관리 측면과 식품의 포장단위나 판매단위의 측면에서 생각해 볼 수 있다. 첫째 주부가 식단을 작성하여 식사준비에 필요한 식품을 계획성 있게 정확한 양만 구매하기보다는 필요 이상의 식품을 비계획적으로 구매하여 냉장고에 보관하였다가 버리는 경우가 많다. 둘째 식품의 포장단위나 판매단위가 세분화 되어 있지 않아서 본의 아니게 많은 양을 구입하게 되어 남기는 경우가 있다. 많은 주부들이 식단을 작성하여 거기에 따라서 식품을 구매하게 되면, 음식물 쓰레기의 양을 줄일 수 있다는 인식을 가지고 있으나, 실제로 식단을 작성하여 실천하고 있는 주부는 소수에 불과하다. 또한 재래시장에서는 아직도 식품의 판매단위가 소비자들의 요구를 만족시키지 못하고 있다. 핵가족 형태의 가정에서는 가족 수가 소수이므로 식품이 소량의 단위로 세분화 되어 판매되는 것이 절대적으로 필요하다. 가정에서도 각 식품의 소요량, 저장 가능기간 등을 미리 정확하게 파악하여 필요한 양만을 구매하도록 함으로써 식품의 낭비를 막고 불필요한 쓰레기 발생을 줄여야 한다.

• 조리 단계에서의 문제점

우리나라 식문화의 특징 중 하나는 음식을 푸짐하게 장만하여 이웃과 나누어 먹기를 좋아하는 것이다. 우리나라의 식단은 반찬 수가 많고 양이 많아야 정성껏 차린 것 같이 인식되어 왔으며, 이러한 영향으로 우리나라 주부들은 가족의 식사량에 맞추어 필요량만 조리하는데 익숙하지 못하고 가족 수보다 음식을 많이 만드는 경향이 있다. 또한 각 가정에서는 조리 시 재료의 양을 측정하는데 필요한 계량컵, 계량저울, 계량스푼 등의 도구를 잘 사용하지 않고 있다. 식품을 다듬는 과정에서도 배추의 푸른 잎이나 양파껍질을 여러 겹 벗기거나 과일이나 무 껍질을 지나치게 두껍게 깎아 내는 등으로 불필요하게 재료를 낭비하는 경향이 있다.

가족의 식단을 작성하여 실천하고, 조리 시 계량기 사용을 생활화하며 식품의 폐기율을 줄이도록 노력하여, 가족에게 필요한 음식을 알맞게 조리하는 습관을 길러야 한다.

• 식사 습관의 문제점

바람직한 식사 습관은 상차림을 적절히 하고 자기 몫의 음식을 남기지 않고 다 먹는 것이다. 우리나라의 상차림은 가족 전체의 음식이 한꺼번에 차려지는 공간배열형이다. 개인별로 음식이 나누어지지 않고 여러 사람이 동시에 같은 그릇의 음식을 먹기 때문에 간혹 비위생적인 면이 있을 뿐만 아니라 먹던 음식을 남기게 되는 경우도 많다. 대다수의 주부들은 자녀들에게 음식을 남기지 말고 먹는 습관을 들이도록 교육하고 있지만, 많은 가정에서 잘 실천되지 못하고 있는 실정이다. 음식이 남았을 경우 냉장고에 보관했다가 다시 조리해서 먹는 경우도 있지만 대체로 그냥 버리는 경우가 많아서 음식물 쓰레기가 증가하게 된다. 가능하면 한 식탁에서도 개인별로 음식을 나누어 담거나 그것이 불가능할 때는 개인별 각 접시를 두어 덜어 먹도록 하여 먹다가 남기는 음식이 없도록 하는 일이 중요하다.

• 경조사 때의 과다한 상차림

우리나라에서는 기쁠 때나 슬플 때를 막론하고 사람들이 모이는 행사에는 언제나 음식을 만들어 나누어 먹는 특징이 있다. 이러한 경조사 때에는 음식을 먹을 사람의 수를 정확히 파악하기가 힘들기 때문에 필요 이상으로 음식을 많이 장만하는 경우가 많고, 간혹 이런 때 마련하는 음식으로 자신들을 과시하려는 경향이 있는 사람들도 있어서 자칫하면 버리는 음식이 많아질 수도 있다.

최근에는 결혼식을 끝낸 후의 폐백음식과 피로연 음식, 약혼식, 회갑이나 어른의 생신상 차림 등이 보통 중산층 사람들에게는 부담이 될 정도로 점점 사치스럽게 행해지고 있다. 특히 폐백 음식은 시댁의 어른들에 대한 예의라고 생각하여 정성껏 만들고 있으나, 일부에서는 전문점이나 예식장에 주문하는 경우도 늘고 있어 터무니없이 비싼 가격의 폐백음식을 마련하는 경우도 많다. 이러한 현상은 사회적으로 빈부의 차를 나타내어 계층 간에 위화감을 조성하고 또 시간적, 경제적, 능률적인 면에서 많은 문제점을 발생시키고 있으며 음식물 쓰레기 문제도 가중시키고 있다.

③ 음식물 쓰레기 처리의 대안

음식물 쓰레기는 가능한 한 감량을 하는 것이 최선의 방법이지만 쓰레기 배출단계에서의 철저한 수분제거도 환경오염을 줄이는 한 방안이 된다.

식품의 구매, 조리, 식사, 배출의 각 단계마다에서 음식물 쓰레기의 양을 줄일 수 있는 실질적인 노력을 기울여야 할 것이다. 식품의 구매단계에서는 식단의 작성을 생활화하여 계획성 있는 식품구매가 이루어지도록 하고, 식품의 포장단위를 실수요량에 맞게 개선해 가며, 과다한 상차림이 되지 않도록 하여야 한다. 마지막으로 배출단계에서도 음식물 쓰레기만을 철저히 분리하고 수분을 완전히 제거함으로써 쓰레기의 양을 줄임과 동시에 침출수에 의한 환경오염도 방지하여야 한다.

우리 가정의 식생활이 안고 있는 문제점들이 바로 음식물 쓰레기 발생의 원인이 되고 있으므로 국민들이 이러한 문제점들을 잘 파악하고 고쳐나갈 수 있게 하는 지속적인 홍보와 교육이 필요하다.

(2) 아침결식의 문제

나라마다 하루 세끼 중 어떤 식사에 가장 중점을 두는가는 차이가 있다. 아침식사를 중요시 하지 않는 나라에서는 아침에 잠자리에서 일어나서 바로 음식을 많이 먹으면 밤새 쉬고 있던 위장에 부담을 주므로 아침식사는 가볍게 하거나 거르는 것이 좋다고 생각한다. 그러나 영양학적으로는 저녁식사 후 아침식사까지 장시간 동안 위가 공복으로 있어서 아침식사를 하지 않을 경우 혈당량이 저하되고 중추신경계에 에너지 공급이 잘 될 수 없기 때문에 아침에 반드시 식사를 하는 것이 합리적이다. 아침식사를 하지 않으면 하루의 영양소 권장량을 공급하기 어려우며, 만약 하루에 필요한 영양소를 한꺼번에 많이 섭취하게 되면 여러 끼니로 나누어서 섭취할 때보다 혈액 콜레스테롤과 인지질이 더 많이 증가하게 된다.

아침식사를 충분히 하여야 오전 중의 중요한 활동시간에 쓸 수 있는 에너지를 보충하여 하루를 활기차게 생활할 수 있다고 생각하는 우리 한국인의 식습관은 바람직한 것이다. 그러나 많은 학령기 청소년들과 직장인들이 아침을 결식하고 있는 것이 우리나라의 현실이다. 농경사회에서 산업사회로 사회구조가 바뀌면서 통근에 소요되는 시간이 길어지고 아침 출근시간에 쫓기다 보니 아침식사를 가볍게 하거나 거르는 습관을 가지게 된다. 이러한 경향은 핵가족이거나 취업주부가 있는 맞벌이 가정일 때 더욱 증가되며, 중·고등학교에 다니는 자녀들도 보충수업 등으로 이른 아침에 등교하게 되어 아침식사를 제대로 하기가 어려운 실정이다. 아침식사가 점심식사 때까지의 활동에 필요한 에너지를 공급한다는 사실에 비추어 보면 특히 두뇌활동이 왕성한 청소년과 직장인들의 아침결식은 문제가 될 수 있다. 통근에 걸리는 시간을 단축하거나 등교시간을 조정하는 것이 불가능하여 가정에서 아침식사를 제대로 할 수 없는 형편이라면, 직장이나 학교, 또는 그 근처에서 간편하면서도 질 좋은 아침식사를 할 수 있는 방법을 찾는 일이 필요할 것이다.

▌표 7-1-8▌ 2일간의 끼니별 식사 여부에 따른 결식률 추이(연령층별)

(단위 : %)

구 분		아 침			점 심			저 녁		
		2001	2005	2008	2001	2005	2008	2001	2005	2008
전 체		22.0	21.3	20.9	5.3	4.9	4.7	4.4	4.0	4.3
연령층별	1-2세	–	14.2	6.1	–	5.4	4.0	–	3.2	0.5
	3-5세	10.6	8.3	8.2	2.2	2.6	2.1	1.3	1.8	2.5
	6-11세	13.8	11.2	9.7	2.1	1.7	2.0	1.7	1.5	1.2
	12-18세	32.3	24.7	26.0	4.3	3.7	5.4	5.2	4.1	6.8
	19-29세	46.7	45.4	46.0	7.0	6.7	7.9	7.1	6.7	8.2
	30-49세	22.4	22.6	22.6	5.2	4.8	3.9	3.9	4.1	3.6
	50-64세	9.7	9.6	9.8	5.9	6.2	4.1	4.8	3.5	3.7
	65세이상	4.3	3.9	4.2	7.7	5.3	6.1	4.6	2.4	3.0

자료 : 보건복지부, 국민건강·영양조사(2008)

2. 현대의 새로운 식품들

2.1 저염식품

짠음식의 과잉 섭취는 고혈압, 뇌혈관 장해, 심장병, 신장병 등 순환기계 질환을 유발하는 위험인자로 알려져 있기 때문에 각국은 식염의 섭취를 제한할 것을 권장하고 있다. 성인의 1일 적정 섭취량을 독일은 5~8g, 미국은 5g 이하로 권장하고 있으며 우리나라는 1일 10g 이하의 식염을 섭취하도록 권장하고 있다. 김치, 된장, 고추장 등을 이용한 음식의 섭취가 많은 한국인의 식생활에서는 식염이 과잉으로 섭취되기가 쉽다. 한국인의 경우 특별히 나트륨 섭취를 제한할 필요가 있는 질환을 가진 환자가 아닌 일반 건강한 사람들에 있어서도 저염식사를 하는 식습관을 갖도록 권장하여야 한다.

저염식품에는 간장, 된장 등의 조미료와 그 밖의 일반식품 등이 있으며 여기에는 단순히 식염함량을 줄여서 염도를 낮춘 식품과 식염대용 물질을 넣어준 두가지 종류가 있다. 식염대용의 조미료로는 식염과 맛이 비슷한 KCl이 쓰이고 있다. KCl이 바탕이 된 조미료(무염간장 등)는 처음에는 의료용의 저나트륨 식품으로 사용되기 시작하였으나 최근에는 일반식품에도 KCl이 식염대용으로 많이 사용되고 있다. 저염식품을 사용할 때 염도가 낮다고 하여 사용하는 양 자체가 많아지면 무의미한 일이 되고 만다. 칼륨 등 식염대용품으로 목적을 달성하려고 하는 것보다 기본적인 식생활 방식을 검토하여 항상 싱겁게 먹는 식습관으로 개선하는 것이 필요하다. 또 신기능 저하나 부신피질기능 부전이 있는 환자는 고칼륨 함유 식품류와 조미료를 사용해서는 안 되므로 주의해야 한다.

2.2 저열량식품(무설탕, 저지방식품, 지방대체물질)

설탕과 지방은 과다섭취 시 체중증가와 함께 여러 합병증을 일으킬 수 있는 대표적 에너지 영양소이다. 이들 영양소의 함량을 줄이거나 저칼로리 식품으로 대체함으로써 좋은 건강효과를 기대할 수 있다.

아직 이 영양소들을 완전하게 대체할 수 있는 식품은 개발되어 있지 않지만, 현존하는 제품들을 잘 활용하면 체중조절이나 충치예방의 효과를 거둘 수 있으며, 또한 지방섭취량의 지나친 감소에서 발생할 수 있는 부작용도 줄일 수 있을 것이다.

칼로리원의 대체가 반드시 체중감소를 보장한다고는 할 수 없다. 칼로리원의 대체로 칼로리의 섭취가 적어지면 우리 몸은 적어진 만큼의 칼로리를 다른 음식에서 더 얻으려고 하는 칼로리 보상(calorie compensation)이라는 속성을 가지고 있기 때문이다. 대개 15~20% 정도의 칼로리 보상(calorie compensation) 현상이 일어난다고 예측한다.

(1) 무설탕식품, 저지방식품

식품의 열량을 줄이기 위해서는 당의 함량을 줄이거나 지방함량을 줄이는 경우와 양쪽을 다 줄이는 경우가 있다. 무설탕식품에는 열량이 없는 대체감미료를 사용하게 되는데 주로 많이 사용되는 대체감미료는 올리고당류, coupling sugar, xylose, aspartame 등이다. 탄산음료, 각종 과자류, 일반식품류에 이들 대체감미료가 설탕대신 많이 사용되고 있다. 지방함량을 줄인 저지방식품으로는 각종 유제품, 음료, 아이스크림, 스낵식품 등이 있는데 그 표기는 non-fat, low-fat, reduced fat 등으로 되어 있다.

(2) 지방대체물질(fat replacers)

지방의 과도한 섭취가 각종 성인병의 원인이 된다는 것을 알게 되면서 지방의 섭취를 줄여야 한다는 인식이 확산되어 가고 있다. 소비자들은 건강을 위해서 열량이 낮은 저지방식품을 먹으면서도 지방이 가지는 고유의 조리, 가공 적성과 기호성은 그대로 유지되기를 원하고 있다. 따라서 열량을 줄이면서 향미, 텍스처, 크리밍성 등 지방이 가지고 있는 기능적 특성을 살릴 수 있는 지방대체물질의 개발이 활발하게 연구되고 있다.

지방대체물질은 그 조성에 따라 단백질계, 탄수화물계, 지방계로 나눌 수 있다.

① 단백질계 지방대체물질(protein-based fat substitutes)

단백질계 지방대체물질은 우유, 계란, 유청, 콩, 밀을 소재로 하여 단백질을 미세하고 둥근 입자로 성형하여 미립자 단백질로 만든 것으로 입안에서 지방과 같은 크리밍성과 텍스쳐를 갖도록 개발된 것이다. 고온에서는 변성응고 되어 지방과 같은 특성을 잃게 되므로 튀기기 등에 이용하기는 부적합하다. 그러나 일반적인 조리, 레토르트식품, 유제품, 샐러드드레싱, 냉동 디저트류, 마가린, 요쿠르트, 크림치즈, 치즈스프레드, 사워크림 등 낙농제품의 대체지방으로 사용이 가능하다. 칼로리는 1g 당 1~2㎉ 정도로 적으며 콜레스테롤도 없다.

② 탄수화물계 지방대체물질(carbohydrate-based fat substitutes)

이미 오래전부터 탄수화물계 소재들은 지방 대체물질로 일부 혹은 전체를 대체하여 사용되어 왔다. 이들 대부분은 수용액에서도 점도를 증가시키거나 gel을 형성하여 긴 사슬의 고분자 물질을 만들어 농후제, 유화 안정제, 거품 안정제 등의 기능성을 제공한다. 수분 결합력, 텍스쳐, 입안 느낌, 불투명함 등의 특성을 보임으로써 지방의 기능을 일부 대신해 주기도 한다.

마가린, 프로스팅, 저지방 유제품, 치즈, 냉동 디저트류 등에 사용되고 있고 특히 빵, 케이크류 등에서는 전자파 가열 시 발생되는 경화현상 억제 기능을 목적으로 사용된다. 분말곤약, 카라기난, 대두단백질을 혼합하여 수분과 결합시켜 gel을 형성한 후 이것을 볼로냐 소시지에 첨가하여 TBA값을 낮추어 줌으로써 미생물 억제 효과도 기대할 수 있다

귀리 전분을 효소 처리하여 제조한 오트림(oatrim)과 옥수수 전분을 산 또는 효소법

으로 가수분해 하여 백색 분말이나 농축물로 얻는 말트린(maltrin)이 있다. 이들은 1g당 4㎉를 내며 온화한 맛과 향, 부드러운 입안 느낌을 주는 특징을 가지고 있어 지방대체물질로 광범위하게 사용되고 있다.

③ 지방계 지방대체물질(fat-based fat substitutes)

단백질계와 탄수화물계 지방대체물질이 유지와 같은 텍스쳐나 입안 느낌을 완벽하게 대신할 수 없는데 비하여 지방계 지방대체물질은 외관, 물리적 성질, 촉감 등이 유지와 가장 유사한 효과를 내면서 저칼로리를 달성할 수 있는 특징이 있다. 지방계 지방대체물질은 지방의 구조를 변화시켜 잘 흡수되지 않게 하거나 흡수되어도 신체에 잘 저장되지 않게 한 것이다. 탄수화물계와 단백질계 지방대체물질과는 달리 튀김과 같은 고온에서도 사용하기 쉬워 식용유 및 식품 조리용으로 흔히 사용된다. 지방대체물질로만 사용함으로써 지방섭취가 지나치게 감소하게 되면 필수지방산과 지용성 비타민의 부족이 생길 수도 있다. 우유, 유아식, 고온 튀김용, 마요네즈, 드레싱, 아이스크림, 케이크류 및 식육제품 등에 이용되고 있다.

2.3 펩타이드류 및 단백질

아미노산은 단백질의 구성단위로서 맛과 식품의 물성에 관여하지만 그 자체로서 생체조절기능을 나타내는 경우는 드물다. 그러나 최근 유리아미노산인 타우린과 단백질의 소화에 의해서 생성되는 몇몇 펩타이드류가 혈압을 강하시키거나 혈청 콜레스테롤을 저하시키는 물질들로 밝혀져 새로운 기능성 물질로 많은 관심을 받고 있다.

(1) 유리아미노산

① 타우린(taurine)

타우린은 유리아미노산으로 포유류의 조직 특히 두뇌, 심장근육, 간, 신장 등의 장기와 골격, 근육, 혈구세포 등에 고농도로 존재한다. 오징어, 문어 등의 어패류에 다량 존재하지만 식물성식품에는 존재하지 않는다. 타우린은 유리상태로 존재하는 함유황아미노산의 일종이며, 담즙 중에는 타우로콜산으로 다량 존재하고 있다. 해조류에서 주로 추출되어 왔으나 최근에는 소의 담즙에서 추출하고 있다.

타우린은 콜레스테롤이 혈관 벽에 침착하는 것을 막아 주는 작용을 하므로 혈중 콜레스테롤 저하 및 혈압 안정작용을 하는 물질이다. 간에서 만들어지는 담즙산의 배설을 촉진하는 기능과 췌장에서 생산되는 인슐린의 분비를 촉진하는 기능도 있다.

모유에는 다량의 타우린이 함유되어 있으나 모유 수유를 하지 못하는 신생아용 유아분유에는 반드시 첨가되어야 할 성분이다.

다음은 타우린의 생리효과를 열거한 것이다.

- 혈청 중의 콜레스테롤과 중성지방의 저하효과
- LDL, VLDL의 감소에 의한 동맥경화성 질환 억제효과
- 담즙산 생합성 촉진에 의한 담석 억제효과
- 피로물질인 낙산의 제거효과
- 담즙의 분비를 촉진하고 간의 해독작용 촉진에 의한 간기능 향상효과
- 뇌의 교감신경 억제작용의 결과에 의한 혈압강하와 뇌졸중 예방효과

(2) 펩타이드류

식품 중의 단백질은 소화효소에 의해 아미노산으로 분해되어 흡수되지만 그 일부는 아미노산이 몇 개 결합된 펩타이드의 형태로 소장에서 바로 흡수되기도 한다. 펩타이드의 특징은 아미노산으로 흡수될 때보다 흡수속도가 빠르다는 것이다. 흡수속도가 빨라서 섭취하면 피로가 빨리 풀리므로 운동선수들이 이용하면 신속하게 효과를 볼 수 있다.

① 카제인 포스포펩타이드(casein phosphopeptide, CPP)

CPP는 우유의 주 단백질인 카제인이 트립신에 의해 가수분해 된 산물로 인산기를 많이 가지고 있다. 칼슘의 섭취량을 증가시키는 방법으로는 양적으로나 질적으로 우유를 마시는 것이 가장 좋은 방법이다. 그러나 우유 중의 칼슘은 불용성 상태로 존재하거나 소화관 내에서 인산과 결합하여 불용성의 염을 형성함으로써 흡수가 잘 되지 않는 단점을 가지고 있다. 펩타이드 중 인산 그룹을 함유하고 있는 CPP는 칼슘의 침전을 방지하여 흡수를 촉진시키는 효과를 나타내게 된다. CPP를 함유한 카제인 분해물이 저농도에서 칼슘침전을 저해하는 효과는 다른 단백질 분해물보다 월등히 커서 미량의 CPP로도 칼슘 불용화를 충분히 저지할 수 있다는 것을 알 수 있다. CPP는 칼슘의 흡수를 촉진하는 펩타이드로서 비교적 안정된 물질이므로 조제분유

나 유아식에 이용되고 있으며 음료, 과자, 빵 등의 칼슘 강화식품에도 배합하여 아주 우수한 칼슘 흡수효과를 얻고 있다.

② 글루타치온(glutathion)

글루타치온은 glutamic acid, cystein, glycine으로 이루어진 트리펩타이드(tripeptide)로서 간에서 생성되는 수용성의 가장 강력한 항산화 효소이다. 글루타치온은 체내에 유입되는 독성물질을 중화시켜 담즙으로 배설하고 세포 내 면역시스템을 강화시키는 필수성분으로서 항암, 항노화 효과가 있는 것으로 알려져 있다. 만약 글루타치온을 상실하게 되면 free radical(유리기)의 공격에 대한 우리 몸의 방어능력이 약화됨으로써 다양한 독성물질의 영향으로부터 신체를 보호하지 못하게 될 것이다.

글루타치온이 많이 함유되어 있는 식품은 효모, 소·돼지·닭 등의 간, 고등어 등의 등푸른 생선, 생굴, 조개 등이다.

③ 콩펩타이드

콩펩타이드는 콩에서 단백질을 분리한 뒤 분리한 콩 단백질을 다시 단백질 분해효소로 잘게 쪼갠 것이다. 콩은 밭에서 나는 쇠고기라고 할 정도로 함유 단백질의 아미노산 조성이 우수한 식품이다. 콩 단백질에서 만들어진 콩펩타이드는 콩이나 콩 단백질 자체보다 소화 흡수가 잘되고 콩 알레르기를 일으킬 위험성도 적다. 콩펩타이드가 피로회복, 뇌기능 향상, 근육강화 등의 효과를 가지고 있음이 밝혀짐으로써 여러 가지 기능성 음료에 많이 이용되고 있다.

2.4 새로운 단백질 소재(동물성, 식물성, 미생물단백질소재)

인구 증가에 따른 식량자원의 부족과 기아문제의 해결을 위해서는 유용한 새로운 자원의 이용이 대단히 중요하다. 식량 중에서 가장 중요한 것은 단백질 식량이다. 오늘날 세계 인구의 약 65% 정도가 단백질 섭취부족 상태에 있다고 하므로 단백질 자원의 개발은 시급한 당면 문제로 대두되고 있다. 현재까지 새로운 단백질 자원으로는 동물성, 식물성, 미생물 단백질 소재들이 연구 개발되어 일부 실용화 되고 있다.

(1) 동물성 단백질(animal protein) 소재

어육 농축 단백질(FPC, Fish Protein Concentrate)이 대표적이다. 어류는 대부분이 질소함량이 높고 보존성이 낮으며 일시 다획성인데 비하여 저장시설이 빈약하거나 경제성이 맞지 않아서 상당량이 동물 사료용 어분 등으로 가공되어 사용되고 있다. 이것은 단백질의 유효 이용률 면에서 바람직하지 못하므로 이것을 보다 정제하여 식량화하려는 연구가 본격적으로 진행되고 있다. 상품가치가 별로 없는 생선을 찐 후 압착하여 수분과 지방산을 제거한 것에서 용매를 써서 단백질을 추출한 다음, 용매를 제거하고 농축 건조시켜 분말로 제조한다. 분말 어류 단백질은 단백질뿐만 아니라 무기질 함량도 매우 높은 새로운 단백질 소재이다. 필수아미노산 조성이 우수하여 계란이나 우유에 손색없는 단백질 식품이지만 맛, 색, 냄새가 없는 분말이므로 기호적인 가치가 낮아서 지금까지는 그다지 이용되지 못하고 있다. 어육 농축 단백질의 기호성을 더 좋게 높이는데 대한 연구가 많이 진행되고 있다.

(2) 식물성 단백질(plant proteins) 소재

대두단백질, 밀단백질 등이 있다. 대두는 약 40%의 단백질을 함유하고 있는 고단백 식품이면서 동시에 지방의 함량이 높아서 대두유의 원료로 쓰인다. 대두에서 기름을 짜고 남은 탈지 대두는 단백질 함량이 높은데도 불구하고 대부분 사료로 이용되고 있으므로 이 탈지 대두에서 단백질을 추출하면 여러 가지 가공식품에 폭 넓게 사용할 수 있다. 대두단백질은 보수성, 점착성, flavor 결합성, 유화성, 기포성, 겔 형성과 같은 많은 기능성을 가지므로 여러 가공식품의 물리적 성상 개량제로도 이용되고 축육제품(햄, 소시지, 햄버거 등), 어육제품(어묵) 등의 대용품으로도 이용할 수 있다.

밀단백질은 밀가루에 물을 넣어 반죽할 때 생성되는 글루텐을 분리하여 얻은 것으로 우수한 탄력성과 흡수성에 의해 제품에 탄력을 주고 보수성을 높이는데 쓰이고 있다. 국수의 식감 향상, 빵의 부피감 향상, 햄버거나 어육제품의 품질을 향상시키는 목적으로 사용되고 있다.

(3) 미생물 단백질(microbial proteins) 소재

미생물 단백질이란 인간이 소화시키지 못하는 섬유소나 기타 물질에 미생물을 길러서 미생물체 자체의 단백질을 추출 정제한 것을 말한다. 미생물의 종류나 배지의 종류에 따라서 효모단백질, 곰팡이단백질, 조류단백질, 세균단백질, 석유단백질 등으로 나누며 가장 잘 알려진 조류단백질로는 Chlorella가 있다.

미생물 단백질의 생산은 넓은 토지를 필요로 하지 않으며, 자연적인 기후에도 영향을 받지 않고 연중 생산이 가능하며 그 생산을 인위적으로 조절할 수 있는 장점을 가지고 있다. 미생물 단백질들은 필수아미노산이 풍부한 새로운 단백질원으로 기대를 모으고 있으나 아직까지 실용화 되지는 않고 있다. 이 중 석유단백질은 미량의 발암물질을 포함하고 있다고 밝혀졌다.

2.5 유전자 변형 식품(genetically modified organisms)

(1) 유전자 변형 식품의 정의와 목적

어떤 생물이 유전자 중 유용한 유전자(예: 내한성, 내병충해성, 살충제내성, 제초제내성 등)만을 취하여 그 유전자를 가지고 있지 않은 다른 생물체에 삽입하여 새로운 기능을 지닌 생물을 만드는 것을 유전자 재조합이라고 한다. 유전자 변형 식품(genetically modified organism)이란 유전자 재조합 기술을 이용하여 만든 새로운 농, 축, 수산물 중 인체 및 환경에 대한 안전성이 확인되어 식품 또는 식품첨가물로 이용할 수 있는 것을 말하며 보통 GMO라는 약자로 통용되고 있다.

유전자 변형 식품의 목적은 유전자 재조합에 의한 품종개량을 통하여 식품의 생산성을 향상시키고 아울러 품질을 강화시키는데 있으며, 미래의 식량문제를 해결할 수 있는 대안이라고 하여 "제 2의 녹색혁명"이라고 불리기도 한다.

(2) 유전자 변형 식품의 종류

유전자 변형 식품의 범위는 토마토, 옥수수, 대두, 감자, 유채, 목화 등으로 다양하며, 이를 이용하여 제조할 수 있는 식품까지 생각하면 그 종류와 범위는 매우 넓다. 유전자 변형 농작물을 주원료로 사용하는 식용유, 두부, 장유, 마가린 등의 식품에 부원료로 사용하는 경우까지 포함하면 결국 우리가 사용하는 거의 모든 가공식품에 유전자 변형 농작물이 이용되고 있다고 할 수 있다.

전 세계적으로(2004년) 유전자 변형 식품의 재배면적은 콩(60%), 옥수수(24%), 목화(11%), 유채(5%)를 중심으로 모두 8100ha이며, 상업재배국은 17개국(재배면적 5만ha 이상의 나라)이다. 현재 유전자 변형 식품을 많이 생산하고 있는 국가는 미국, 캐나다, 오스트레일리아, 중국 등이다. 한국에 수입되는 농산물의 절대량은 미국에서 수입되고 있으며, 이 중에서 30~40%가 유전자 변형 농산물로 추정된다.

(3) 유전자 변형 식품의 안전성

원자력의 위험에 대한 논쟁 이래 유전공학을 식품에 적용한 기술만큼 세계적으로 큰 논쟁과 우려를 초래한 기술은 없었다고 해도 과언이 아니다. 유전자 재조합(Genetic Recombination) 기술은 1973년 미국의 과학자 코언(Stanley Cohen)과 보이어(Herbert Boyer)가 포도상구균의 유전자를 대장균에 도입하면서 시작되었다. 미국농무부는 1987년 48종의 농산물 재배실험에 들어가 1994년에는 옥수수, 콩, 감자, 호박 등을 미국식품의약국(FDA)의 승인을 거쳐 상품화하였다.

GMO는 제초제를 덜 쓰고 적은 노동력과 생산비용으로도 많은 수확량을 올릴 수 있기 때문에 기업과 농민에게 모두 경제적 이득을 주고, 사회 전체로 보아서도 식량문제와 환경문제를 해결할 수 있는 잠재력을 가진 기술이다. 유전자 변형 식품이 인체에 알레르기성 반응이나 항생제 내성(耐性) 등을 일으킬 가능성이 있다는 논란이 있지만 여기에 대한 명확한 증거는 아직 없는 실정이다. 그러나 아직도 유전자 변형 식품에 대해서 많은 안전성 문제들이 제기 되고 있는 것은 사실이다. 기존식품이 가지고 있던 유독성분의 증가, 새로운 유독성분의 생성, 미생물에 의한 식품 및 환경의 오염, 알레르기 유발물질의 발현, 영양성분의 변화 및 새로운 품종의 유전적 안전성 등의 문제들이 제기되고 있으므로 이러한 사항들에 대해서는 더욱 많은 연구가 이루어져야 할 것이다.

유전자 변형 농산물을 식품으로 사용하는 데 따른 안전성 관리는 나라마다 다르다. 미국은 유전자 변형 농산물 및 식품을 일반식품과 같게 취급하여 표시를 하지 않고 있다. 유럽에서는 잠재적 위해요인으로부터 안전하다는 증거가 부족하고 환경 생태계의 혼란이 초래될 수 있다는 관점에서 유전자 변형 식품의 판매를 전면 금지하는 나라도 있다. 유럽연합에서는 새로 개발된 식품규정에 따라 유전자 변형 식품의 표시를 의무화하도록 하고 있다. 이러한 차이는 국가 간의 무역마찰로까지 이어지고 있으며 현재 국제적 식품유통에서 뜨거운 논쟁거리로 대두되고 있다.

우리나라에서도 유전자 변형 농산물에 대한 소비자의 선택권을 보장하기 위해

2001년 7월부터 유전자 변형 농산물을 일반 농산물과 구분해서 표시하도록 하고 유전자 변형 농산물을 사용하여 제조한 가공식품에도 그 표시를 의무화할 방침이다.

2.6 방사선 조사식품(Food irradiation)

(1) 식품의 방사선 조사의 배경

20세기 들어 인류가 완전히 정복했다고 생각했던 식품 전염병 병원균이 새로운 변이종으로 나타나면서 방사선 조사식품의 필요성이 대두되었다. 그 동안 안전하다고 믿고 있던 냉장, 냉동식품에 내한성 병원균이 침범해 유해 미생물을 발생시키는 것이 밝혀지고, 이를 방지할 수 있는 새로운 식품저장 기술이 시급히 필요하게 되었다. 방사선 조사방법은 곡류 식품의 살충, 육류 식품의 살균, 감자나 양파 등의 발아 억제와 성숙도 조절을 위하여 사용될 수 있는 첨단 기법으로 개발되게 되었다.

방사선 조사는 1896년 방사능 물질이 발견된 이후 1921년 미국에서 육류의 기생충 오염문제 해결을 위한 방법으로 특허를 얻으면서 최초로 이용되었다. 1961년 벨기에 브뤼셀에서 IAEA, FAO, WHO가 공동으로 식품의 방사선조사위원회를 구성하여 최초 회의를 개최한 이래, 1980년 제네바 회의에서는 식품에 대하여 10KGy(킬로그레이, 1그레이는 식품 1kg당 흡수한 에너지량이 1줄일 때를 말함) 이하의 방사선 조사는 식품의 안전성 및 독성학적 위험에 문제가 없다고 발표하였다. 1992년 WHO에서 방사선 조사식품의 안전성에 대하여 재평가하면서 식품제조 기준에 따라 방사선 조사기법이 준수된다면 방사선 조사식품의 영양적인 면에서나 미생물학적 면에서 문제가 되지 않는다고 발표하였다.

(2) 식품의 방사선 조사의 목적 및 방법

방사선을 식품에 조사하면 발아나 숙성을 억제하여 식품의 품질저하를 막을 수 있고, 식품의 변질 또는 부패를 일으키는 미생물, 곤충, 효소 등을 사멸 또는 불활성화 함으로써 식품의 저장기간을 향상시킬 수 있다. 이 기술은 1950년대 이후 많은 나라에서 광범위한 식품에 도입하였으며, 1980년대 이후에는 닭고기 등의 육류, 생선, 갑각류 등에 주로 존재하는 E.coli, O-157, Listeria, Salmonella, Campylobacter 등의 식중독균을 감소시키는데 이용되어 왔다 우리나라에서는 식품에 대한 방사선 조사의 목적을 살균, 살충, 발아억제, 숙도조절용으로만 인정하고 있으며, 그 사용선원은 Co^{60}(코발트60)의 감마선으로 하고, 최대 조사선량은 10KGy이하로 설정되어 있다.

식품공전에서는 건조버섯, 건조향신료, 인삼(홍삼)제품, 감자, 환자의 무균식 등 13개 식품 품목군에 대하여 방사선 조사를 허용하고 있다. 각 식품마다 조사하는 선량은 다르나 최대 10KGy이하로 조사량이 정하여져 있으며, 기준에 적합하게 조사방법을 준수해야 한다. 일단 방사선을 조사한 식품에 대해서는 재조사할 수 없으며, 조사한 원료를 사용하여 제조한 제품에 재조사를 하여서도 안 된다. 방사선을 조사한 식품은 용기에 넣거나 포장하여 판매하여야 하며, 용기 또는 포장에 직경 5cm 이상 크기의 초록색의 방사선 조사도안을 표시하여야 한다.

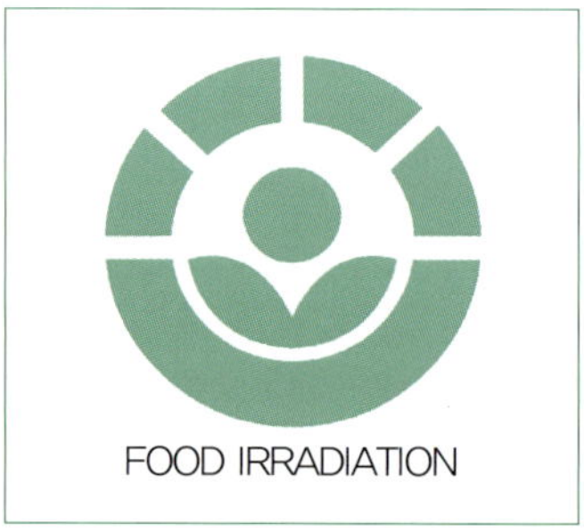

(3) 방사선 조사식품 이용의 우려

방사선은 식품 중의 유해한 미생물을 사멸시켜 식품을 안전하게 할 수는 있으나 식품의 구성성분과 구조에 영향을 주어 새로운 위험요인을 낳을 수 있다고 생각하는 소비자들이 많다. WHO, FAO, IAEA, FDA에서는 방사선 조사식품이 안전하다고 반복하여 보고하고 있으나 한편에서는 그 안전성을 염려하여 식품에 방사선을 조사하는 공정에 반대하는 의견도 많이 있다. 소비자들은 방사선 조사식품에 대한 신뢰할 수 있는 정보를 충분히 제공받지 못하고 있으며, 또한 방사선 조사식품을 쉽게 구별할 수도 없기 때문에 그 안전성에 대하여 더 많은 불안감을 가지게 되는 것이다. 방사선 조사식품의 목적, 원리, 안전성, 구별방법 등에 대한 정보를 소비자들에게 충분히 제공하고 소비자 스스로가 구매 여부를 결정할 수 있게 할 때 소비자들의 신뢰는 더욱 커질 것으로 생각된다.

2.7 사이버밀(Cyber meal)에 의한 주문식

현대 사회에서 가장 영향력 있는 매체인 인터넷은 네티즌의 급속한 증가에 따라 식생활에도 많은 영향을 미치고 있다. 사이버 공간을 통한 식생활 정보의 제공과 이용이 가능하게 되면서 소비자들은 다양한 식생활 정보를 보다 더 쉽게 접할 수 있게 되었다.

사이버밀이란 인터넷을 통한 푸드 서비스(food service) 시스템이다. 이 서비스를 통해 가정에서 식품 재료를 주문해서 배달 받을 수도 있고, 인터넷상에서 음식점을 예약하고 미리 주문까지 할 수 있으며, 소비자의 기호와 취향에 맞는 식단, 식재료, 조리법 등을 제공받을 수 있는 시스템을 말한다. 포괄적인 의미로서 사이버밀이란 '인터넷을 통해 음식 등 먹을 수 있는 모든 것과 부대시설을 구입할 수 있게 하는 시스템'을 말한다.

맞벌이 부부와 독신생활자의 수가 증가하고 취미생활과 여가생활의 필요성이 인식되면서 어떻게 하면 간단히 "食" 문제를 해결할 수 있을까 하는 것이 중요한 관심거리가 되고 있다. 생활수준이 향상되면서 고급화된 식생활에 대한 욕구도 증가하게 되었으며 시대적 요구에 맞추어 등장한 것이 사이버밀이다. 1996년 미국에서 설립된 피자 배달업체인 사이버밀즈사(현 푸드닷컴)에 의해 시작되었던 인터넷과 음식의 만남이 이제 우리의 식생활 속에서도 자리를 잡아가고 있는 것이다.

사이버밀의 가장 큰 매력이라면 다양한 서비스를 저렴하게 제공받을 수 있다는 것이다. 건강 및 요리정보의 제공, 선명한 음식사진 제공, 전문가와의 Q & A, 관련 사이트의 링크 서비스 등 다양한 부가 서비스를 제공하고 있다. 따라서 이를 적절히 활용하면 만족도 높고 풍요로운 식생활이 가능할 것이다. 가상공간에서 이루어지는 사이버밀은 현재 1조원이 넘는 시장을 형성하고 있으며 앞으로 더욱 확대될 것으로 예상되고 있다.

2.8 항체달걀

각종 질병을 일으키는 원인균이 체내로 침입하게 되면 혈액 중에는 이를 물리치기 위한 항체가 만들어진다. 닭에 백신을 주사하면 닭의 혈액 중에 많은 양의 항체가 만들어지고 이 항체가 난황으로 이동하여 농축되어 난황항체(IgY : immunoglobulin in york,

난황특이면역단백질)를 만들게 된다. 이러한 항체를 가진 항체달걀을 사람이나 동물이 섭취함으로써 여러 가지 질병을 예방할 수 있게 된다. 최근 위염, 십이지장궤양, 여드름, 유아설사, 충치원인균 등에 대한 면역단백질을 함유하고 있는 난황항체를 첨가한 건강 기능성 식품이 많은 인기를 얻고 있다.

달걀 1개에서 난황의 양은 10~15㎖ 정도이다. 항체달걀의 난황에는 약 1%의 항체가 함유되어 있으므로 1개의 난황에서는 100~150mg의 항체 즉 난황항체(IgY)를 얻을 수 있다. 난황에서 얻는 항체는 그 양이 매우 많을 뿐 아니라 식품인 달걀에서 얻는 안전한 항체라는 점이 중요하다. 특히 IgY는 포유동물의 혈액에서 생산했던 기존항체보다 생산비용이 저렴하고 대량생산이 가능하며 항체의 분리가 용이하고 식품, 화장품, 약품 등의 소재에 다양하게 이용할 수 있다는 큰 장점을 가지고 있다. 현재 특정 원인균에 대한 항체가 다량 함유된 항체달걀과 난황에서 분리한 항체를 사용한 기능성 음료가 개발 시판되고 있다. 충치원인균인 스트렙토코커스 뮤턴스(streptococcus mutans)에 대한 항체가 유도된 항체달걀, 위염 원인균인 헬리코박터 파이로리에 대한 항체가 유도된 항체달걀, 헬리코박터 파이로리와 E·coli에 대한 두가지 항체가 하나의 달걀에 동시에 유도된 항체달걀 등이 개발되어 있다. 헬리코박터 파이로리에 대한 난황항체와 이 균의 성장을 억제하는 유산균을 이용한 건강기능성 유산균 음료도 시판 중이다. 항체달걀이나 건강기능성 음료는 일반 달걀이나 음료에 비해 가격이 비싸지만 현대인의 건강 지향적 사고에 부합되는 미래 지향적 식품이므로 앞으로 이용 정도가 급속히 증가할 전망이다. 난황항체는 질병예방에는 매우 효과적이지만 질병에 대한 치료효과는 아직 보고되어 있지 않다.

2.9 패스트푸드에서 슬로우푸드로

사람들의 일상적인 생활 패턴과 식생활은 떼놓을 수 없는 불가분의 관계에 있다. 바쁘게 생활하는 도시의 현대인들은 빠르게 제공되며 먹기에도 간편하고 가격이 저렴한 패스트푸드나 냉동식품, 이미 조리된 가공음식들을 많이 이용하게 된다. 패스트푸드는 음식의 질(quality), 서비스(service), 청결성(cleanliness) 등을 강조하는 점에서 현대인들의 요구를 만족시킬 수 있는 여러 가지 장점을 가지고 있다. 농산물이 대량으로 생산되고, 각국이 농산물 수입을 자유화하면서 각 나라마다 사람들이 먹을 수 있는 음식의 종류가 획일화 되는 경향을 띠면서 여러 나라 사람들의 식생활 패턴도 서로 비슷하게 변화되고 있다.

미국문화가 빠르게 전파되어 패스트푸드의 이용이 급격히 증가하면서 우리나라의 전통음식문화도 점점 사라지게 되고 우리의 입맛은 우리도 모르는 사이에 우리 나름의 특징을 잃어 가고 있는 실정이다.

패스트푸드는 신선한 채소와 과일을 충분히 사용하지 못하므로 비타민과 무기질의 섭취는 부족 되기 쉬운 반면, 여러 성인병 발병의 원인으로 지목받고 있는 열량, 포화지방산, 소금의 초과 섭취를 조장하기 쉬운 영양적 문제점을 가지고 있다.

슬로우푸드는 패스트푸드에 대립되는 개념으로 지역의 전통적인 식생활문화나 식재료를 다시 검토하는 운동 또는 그 식품 자체를 가리키는 말이다. 1980년대 중반 로마의 명소인 에스파냐 광장에 맥도날드 가게가 문을 연 후 여기서 제공되는 패스트푸드가 이탈리아의 식생활 문화를 망친다는 위기감에서부터 시작된 것이 슬로우푸드 운동이었다. 슬로우푸드 운동은 패스트푸드로부터 초래될 수 있는 여러 문제점을 막아 보자는 일종의 문화운동이라고 할 수 있다. 음식을 통해 삶의 질을 개선하고 현재 가지고 있는 음식문화의 전통을 계속 이어가며, 전통적인 방식으로 만들어지는 세계 각국의 음식들을 발굴하고 알리는 데 목적을 두고 시작되었다. 바쁜 생활 속에서도 자연에서 얻을 수 있는 음식의 원재료에 대해 다시 한번 생각해 보고 시간과 노력을 들여서 음식을 제대로 만들고, 이렇게 만들어진 음식을 즐길 수 있게 하는 것이 슬로우푸드 운동의 핵심이라고 할 수 있다. 음식과 식재료에 대한 애정과 관심으로 시작된 슬로우푸드 운동은 넓은 의미의 식생활 문화운동이라고 할 수 있다.

슬로우푸드 운동은 구체적으로 다음 3가지 항목을 장려하고 있다.

- 사라져 가는 향토요리나 질적으로 우수한 식품을 지키도록 노력한다.
- 질이 우수한 식품 소재를 제공해 주는 소규모 생산업자를 수호한다.
- 어린이를 포함한 소비자 전체에게 식품, 식생활 교육을 시키도록 한다.